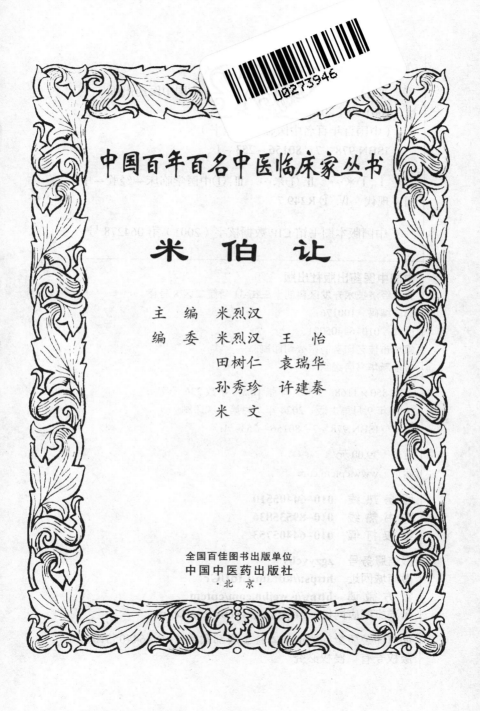

中国百年百名中医临床家丛书

米 伯 让

主　编　米烈汉

编　委　米烈汉　王　怡
　　　　田树仁　袁瑞华
　　　　孙秀珍　许建秦
　　　　米　文

全国百佳图书出版单位
中国中医药出版社
·北 京·

图书在版编目（CIP）数据

米伯让 / 米烈汉主编 . –– 北京：中国中医药出版社，2001.09（2024.7 重印）

（中国百年百名中医临床家丛书）

ISBN 978 – 7 – 80156 – 253 – 1

Ⅰ.①米… Ⅱ.①米… Ⅲ.①中医学临床–经验–中国–现代 Ⅳ.① R249.7

中国版本图书馆 CIP 数据核字（2001）第 064278 号

中国中医药出版社出版

北京经济技术开发区科创十三街 31 号院二区 8 号楼

邮政编码 100176

传真 010–64405721

廊坊市佳艺印务有限公司印刷

各地新华书店经销

开本 850 × 1168 1/32 印张 10.5 字数 236 千字

2001 年 9 月第 1 版 2024 年 7 月第 3 次印刷

书号 ISBN 978 – 7 – 80156 – 253 – 1

定价 39.00 元

网址 www.cptcm.com

服 务 热 线 010–64405510

购 书 热 线 010–89535836

维 权 打 假 010–64405753

微信服务号 zgzyycbs

微商城网址 https://kdt.im/LIdUGr

官 方 微 博 http://e.weibo.com/cptcm

天猫旗舰店网址 https://zgzyycbs.tmall.com

如有印装质量问题请与本社出版部联系（010–64405510）

出版者的话

祖国医学源远流长。昔岐黄、神农,医之源始;汉仲景、华佗,医之圣也。在祖国医学发展的长河中,临床名家辈出,促进了祖国医学的迅猛发展。中国中医药出版社为贯彻卫生部和国家中医药管理局关于继承发扬祖国医药学,继承不泥古、发扬不离宗的精神,在完成了《明清名医全书大成》出版的基础上,又策划了《中国百年百名中医临床家丛书》,以期反映近现代即20世纪,特别是新中国成立50年来中医药发展的历程。我们邀请卫生部张文康部长做本套丛书的主编,卫生部副部长兼国家中医药管理局局长佘靖同志、国家中医药管理局副局长李振吉同志任副主编,他们都欣然同意,并亲自组织几百名中医药专家进行整理。经过几年的艰苦努力,终于在21世纪初正式问世。

顾名思义,《中国百年百名中医临床家丛书》就是要总结在过去的100年历史中,为中医药事业做出过巨大贡献、受到广大群众爱戴的中医临床工作者的丰富经验,把他们的事业发扬光大,让他们优秀的医疗经验代代相传。百年轮回,世纪更替,今天,我们又一次站在世纪之巅,回顾历史,总结经验,为的是更好地发展,更快地创新,使中医药学这座伟大的宝库永远取之不尽、用之不竭,更好地服务于人类,服务于未来。

本套丛书第一批计划出版140种左右,所选医家均系在中医临床方面取得卓越成就,在全国享有崇高威望且具有较高学术造诣的中医临床大家,包括内、外、妇、儿、骨伤、针灸等各科的代表人物。

本套丛书以每位医家独立成册，每册按医家小传、专病论治、诊余漫话、年谱四部分进行编写。其中，医家小传简要介绍医家的生平及成才之路；专病论治意在以病统论、以论统案、以案统话，即将与某病相关的精彩医论、医案、医话加以系统整理，便于临床学习与借鉴；诊余漫话则系读书体会、札记，也可以是习医心得，等等；年谱部分则反映了名医一生中的重大事件或转折点。

　　本套丛书有两个特点是值得一提的：其一是文前部分，我们尽最大可能收集了医家的照片，包括一些珍贵的生活照、诊疗照，以及医家手迹、名家题字等，这些材料具有极高的文献价值，是历史的真实反映；其二，本套丛书始终强调，必须把笔墨的重点放在医家最擅长治疗的病种上面，而且要大篇幅详细介绍，把医家在用药、用方上的特点予以详尽淋漓地展示，务求写出临床真正有效的内容，也就是说，不是医家擅长的病种大可不写，而且要写出"干货"来，不要让人感觉什么都能治，什么都治不好。

　　有了以上两大特点，我们相信，《中国百年百名中医临床家丛书》会受到广大中医工作者的青睐，更会对中医事业的发展起到巨大的推动作用。同时，通过对百余位中医临床医家经验的总结，也使近百年中医药学的发展历程清晰地展现在人们面前，因此，本套丛书不仅具有较高的临床参考价值和学术价值，同时还具有前所未有的文献价值，这也是我们组织编写这套丛书的初衷所在。

中国中医药出版社

2000 年 10 月 28 日

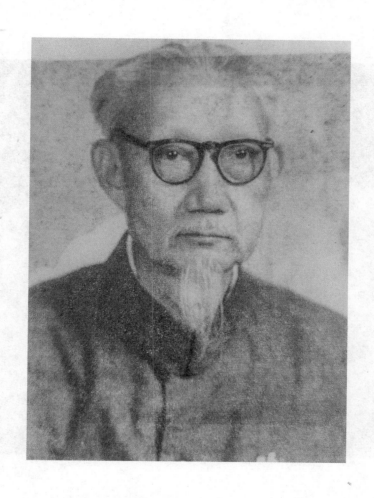

米伯让先生

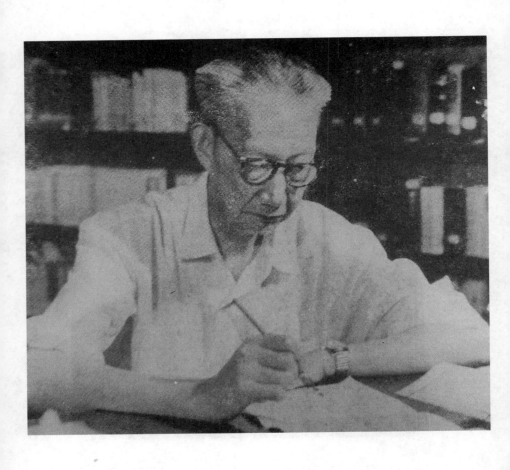

米伯让先生在学习

贺米伯让研究员从医 60 周年

刘炳凡

古本伤寒发掘难，渊源经学继长安。
精研十病三春暖，深入千村一片丹。
博涉群科图破壁，弘扬特色在攻关。
心耘墨织传仁术，化雨医风颂楚南。

（载于研讨会论文集中）

内容提要

本书包括医家小传、专病论治、诊余漫话及年谱四部分。

书中"专病论治"收录了米伯让研究员有关钩端螺旋体病、流行性出血热、克山病、传染性肝炎、流行性乙型脑炎、大骨节病、肾炎、肾病综合征及痄夏 9 种病症，从病因病机、辨证论治、病案举例、预防护理等方面进行系统论述。这些诊治经验均来源于实践，在 20 世纪 60～70 年代产生了很大的影响，体现了他对传染病、地方病和疑难病症采用中医药治疗的学术特色。"诊余漫话"介绍米伯让研究员医学论文 16 篇，涉及《内经》《伤寒杂病论》理论探讨及中药计量改革、文献医史整理、中医建议等方面，内容丰富，观点新颖。

本书力求客观地反映米伯让研究员从事中医药研究的独特临床经验和学术见解，具有较高的临床、学术及文献价值，是广大中医药工作者重要的参阅书籍。

目 录

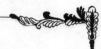

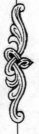

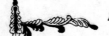

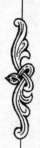

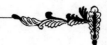

医家小传

　　米伯让，祖籍陕西泾阳县，1919年4月5日生于甘肃省张掖县。古丝绸路上驼铃悠悠，以儒商自恃的父亲秉贞为儿起名锡礼，表字和亭。锡礼5岁即入私塾，不久，考入张掖高等小学校。少年锡礼既读经史子集，又接触新学新思想，救国济世之志萌于胸臆，13岁说服父亲入张掖医学宫学医。目睹社会疮痍、吸食鸦片成风，又加入理善劝戒烟酒会。1936年母殁，扶柩东归。治丧毕，独自出游上海、南京，自谋生业，以广见闻。越明年，父病，多方求医无效，闻"断指入药"可挽，遂赤背跪拜，以厨刀断左手食指入药，诚愚孝也。不久，父即告亡，锡礼痛心疾首，拣拾旧医书，拜三原大医李新甫门下，愤然踏上学医之路。

　　1939年继母又病，迁居西安，边求医边自修中医，有时回泾阳到清麓正谊书院随张果斋名儒研读经史。此时，受孔子"天下为公"思想影响，读《礼记》中"泰伯让国"故事，深受启发，整理泾阳部分祖田、祖业予乡间邻里，自更

名为"伯让"，布衣蓝衫，在乡间行医。1941年秋在西安书肆幸得名医黄竹斋《伤寒杂病论集注》，用心攻读，释疑解困，继而思慕先生，经父故交考古学家陈子怡引荐，赴长安拜竹斋先生。黄竹斋，博学多识，针灸奇异，敬医爱国，名噪海内外。因不满当局腐败，隐居终南山下。伯让得识先生，深受先生术业人格思想之熏陶，毅然变卖了西安家产，拜先生为师，潜心医学。"当年忿世时，同隐林陵村。矢志作华胄，忧国又忧民。"（米伯让：《哭师黄竹斋先生》诗）他把忧国忧民的忿怨化成研习中华医学、解难救世的行动，悉心跟随先生习医，陪先生遍踏太白诸峰，寻药山林寒溪，调查秦岭中药资源的蕴藏与分布；在竹斋先生的引领下饱览深研了中国医学典籍，在协助先生整理校印《伤寒杂病论会通》《难经会通》《道德经会通》等书过程中，受到先生治学精神的感召，得益匪浅。此期间，他还应聘长安一中校医兼生理卫生科教员，与先生一起筹办陕西中医专科学校，参与先生实施"学术救国"，办学社，研究国学，绍介西学和医学革新主张等多种社会活动，陪同先生拜谒来陕的国学泰斗章太炎。在这些活动中米伯让扩展了眼界，增长了学问，开阔了思路，在学术研究上得到了极大的锻炼和提高。

中华人民共和国成立后，中医学受到前所未有的重视。隐居山乡的米伯让按捺不住兴奋喜悦之情，积极响应政府号召，服务社会，服务人民。他常去农村行医，抗美援朝斗争中，在泾阳县坚持每月初一、十五义诊，为前线筹款捐献。1954年应聘于西北医学院，与黄竹斋先生共同主持创办西北医学院中医科，成为新中国中医入西医院校承担教学医疗任务的少数先行者之一。在医学院10多年间，他一方面勤于教学，一方面积极办好面向社会的中医科，使教学与实践

相结合。在校领导的关心支持下，举办了三期西医脱产学习中医班。1959年克山病在陕北流行，他主动请缨，带领医疗小组奔赴黄龙、黄陵疫区，探索运用中医药防治克山病，在实践中总结撰写了《中医对克山病的认识和防治》一文，在全国第一次克山病会议宣读交流，被视为克山病抢救工作的一个重要辅助疗法。1963年钩端螺旋体病在汉中地区流行，危害人民健康，严重地妨碍了山区生产建设。他坚持请求组织批准，带领医疗队深入陕南山乡疫区，克服种种困难和障碍，用中医药防治方法，收治657例，治愈率为99%，疗效显著，打破了世俗认为中医不能治疗急性传染病的偏见。这件事在全国医药界引起极大反响，《光明日报》《健康报》《人民日报》均做了专题采访与报道，受到卫生部的重视与表扬。1964年周至县终南山地区流行性出血热发病十分严重，它像瘟疫般在很短几天内可让一家或一个村的人在高烧出血中死亡，恐怖的阴云几乎笼罩着整个终南山麓。时任西安医学院第二附属医院中医科主任的米伯让将自己的安危置之度外，率医疗队立即奔赴疫区，一边对症治疗，一边仔细观察该病发热期将退时出现休克期的转化特点，提出治疗发热期和预防休克期的中医主方，并提出"温毒发瘀夹肾虚病"的病名，探寻治疗预防的良方良药。这个病据说是随三线建设大工厂搬迁从东北传来，一种名曰黑线鼠的老鼠是始作俑者，在东北不死人，而在陕西却在一个时期造成极大的恐慌，成为周恩来总理关注、卫生部编号的传染病。这个病虽然还未能根治和绝迹，但在陕西医药界，特别是像米伯让这样一批急人民病痛如己痛的中医药专家和医务工作者的锲而不舍的研究诊治下，已大大地控制了它的发病率和死亡率，使渭水以南多发地区的人民消除了恐怖，获得了一定的

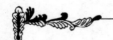

生命保障。在数十年的中医药生涯中，米伯让就是这样不顾个人的安危，以维护人民群众的健康卫生事业为己任，知难而进，向严重危害人民健康的传染病、地方病顽强地开战。虽晚年卧病床榻，但他的心一直在为祖国中医药事业的发展操劳，他手中的中医药戈矛一直在前沿阵地上闪闪发光。

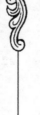

米伯让是一位多才多艺的学者，他有广泛的知识和兴趣爱好，在社会、科技、文艺界均有许多朋友。他曾与来陕的著名数学家华罗庚探讨中医的"优选法"并为之诊病；在为来陕的陈毅副总理诊病时与之讨论过古典诗词和陈毅元帅自己的诗；与剧作家、秦腔艺术家范紫东共同研究过秦腔的发音与唱腔的改革，闲暇时还自娱自唱；与史学家武伯伦探讨《扁鹊仓公列传》中有关医学方面的问题，并为武先生回答阐释"牡疝"之疑……由于他在古典文学上有一定造诣，所以对祖国中医医典的研讨整理兴趣很大。他经常诵读经典医著原文，曾工整地手书《黄帝内经》《神农本草经》《难经》《温病条辨》《伤寒杂病论》，主持点校重印了白云阁藏本《伤寒杂病论》《伤寒杂病论会通》等8种，撰写了《黄竹斋先生传略》。他十分重视《周易》的研究，认为"不知易不可言医"。他也非常重视精华糟粕的辨识与取弃，在医史文献研究上他主张"仗义直言持真理，科学求实毋自欺"，强调文献研究与临床相结合。他一生都注意自己的道德修养，把良好的医德作为一个医务人员的最高追求，上法孙思邈，下取现代文明。他曾长期与许多西医学者、专家进行多种疾病、医药的研究，配合默契，精诚团结，礼让为先，没有门户之见。他十分重视对中医药界后来者的培养，与中青年中医药人才保持良好的联系，循循善诱，有问必答，传道授业，无私无畏。

米伯让是享受国务院特殊津贴专家，曾多次荣获省、全国卫生先进工作者称号。历任西安医学院中医教研室主任，陕西省中医研究所所长，陕西省中医药研究院院长、名誉院长，省五届人大代表，省劳动模范，全国医学科学大会代表，中国科协第二届全国大会代表，中华全国中医学会第一届常务理事，卫生部医学科学委员会委员，陕西省地方志编委，中国医学百科全书编委，国家科委中医中药委员等职务称衔。但他把这些都看作国家、社会和人民对自己的要求与鞭策，毫不自溢骄傲。满招损，谦受益，米伯让就是这样在学习探索服务国家和人民的道路上走完了 81 年的人生，2000 年 2 月 8 日在纷飞的瑞雪中停止了心脏的跳动。他把自己的医学专长和经验教训，留给了后辈，把躯体和生命给了新世纪的春天。

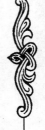

　　　　陕西省文联副主席
　　　　陕西省文化厅副厅长　　韩望愈

　　　　　　　　2000 年 12 月 20 日

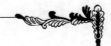

专病论治

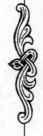

钩端螺旋体病

钩端螺旋体病是西医病名，中医学文献无此病名记载。它是一种自然疫源性急性传染病。米老通过对本病的防治实践，结合当地中医防治经验以及参阅国内中医文献报道，认为本病属于中医学"温病时疫"范畴，因陕西省发病高峰在8～10月，故名"秋温时疫"。

一、病因病机初探

钩端螺旋体病是由致病性的钩端螺旋体侵入人体所致的急性传染病。钩端螺旋体是本病的致病病源。中医学认为本病是由于夏秋湿热蕴蒸，促使温气流行所致的外感急性传染病。其成因分为外因和内因。外因主要是指：①杂气流行：杂气，非风、寒、暑、湿、燥、火天地四时错行之六气，而

7

是六气之外的一种致病因素，即方土疫疠之毒气，或称疫气、疠气。此气袭人，为病各种，故又称为杂气。杂气流行于气交之中，人触之即可生病。明代吴又可在《温疫论》中说："杂气者，方土之气也。盖其气从地而起，有是气必有是病。"又说："气者物之变也，物者气之化也。"说明气是物质反应的现象。前人受当时历史条件和科学技术水平的限制，未能认识钩端螺旋体是本病的病源，而认为本病是由杂气流行所致。这是前人对温病疫源的概括认识，其说是有唯物观点的。《伤寒杂病论》说："是以一岁之中长幼之病，多相似者，此则时行之气也。……更遇温气，变为温疫。"说明温气或称疫气、杂气，这个气的名词概念是包括了钩端螺旋体这一病源在内的概括名称。从杂气看，就不是钩端螺旋体一种病源体的问题，而是多种病源的概括。但此病源学说，对每一具体的热性病来说，则失之于笼统。②夏秋暑湿气候的偏胜或饮食不节、过度劳碌、情志刺激等均属外因的范畴。内因，主要是指人体先天禀赋不足或后天因素，导致机体阴阳平衡失调，肝肺虚损，营卫失和，因之抗御卫外能力降低，温邪易于乘虚而袭，伏于人体，分布三焦，待气温反常或饮食劳倦的诱发即可形成本病。此即《内经》所说："正气存内，邪不可干"，"邪之所凑，其气必虚"。

中医根据发病季节、致病原因、临床证型，运用中医学理论作指导，认为本病的成因主要是由于新感引动伏邪。盛夏人体感受酷暑炎热，耗伤元气，杂气乘虚而袭，伏于人体，分布三焦。若正不胜邪即时发病者名暑温；至夏秋季节为新邪所诱发而成病，证似暑温者称伏暑；如夏秋湿热蕴蒸，人体肺胃不足而出现湿温见证者称为湿温。因之，前人曾认为暑温、伏暑、湿温，证本一源，前后互参，不可偏

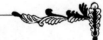

执。临床不同证型的形成与人体素质、先天禀赋或后天失调所造成体质的阴阳偏胜以及杂气侵入人体部位、损害程度深浅等多种因素有关。

温燥，非秋令之燥，乃由于自身肺胃燥气偏盛，感受温邪，易于伤津化燥，灼伤肺络而咯血的一种表现，故名温燥。

温黄，乃温邪侵害肝胆，湿热郁积脾胃，致使胆汁溢于皮肤，身目皆黄的黄疸证候。

温毒，症状表现多种，如项颊肿痛或颜面丹毒，此为热毒郁于少阳经化火而成。

暑痉，乃高热耗阴，引起肝风内动，或湿浊蒙闭心包所致之证。该证型在病程中可出现血压下降，主要是由于邪热内炽，耗伤阴液，致使心肾气阴受累，正气迅速衰退。

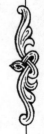

二、辨证论治

钩端螺旋体是本病的致病原，当它侵害人体，机体发生全身性病理改变时，由于患者体质因素、生活环境、病邪侵犯部位深浅的不同，因之机体反应的证候也就随之不同。本病临床表现极为复杂。因之，我们要用不同的方法去解决不同的矛盾，达到同病异治的效果，不能机械地拘守一方一药，这就是我们应用中医学对本病辨证论治获取疗效的指导思想。

治疗必须重视本病的内因作用和调动病人及医务人员的积极性。在治疗中，首先要充分调动病人的内因作用，消除恐惧情绪，增强战胜疾病的信心。在用药治疗上要有扶正抗邪的思想，在治疗本病外因的同时要注意照顾内因。钩端螺旋体是外因，中医学认为杂气（或称疫气、疠气）、六淫

亦属外因范畴。但本病的构成，没有内因的存在是不能成立的，因之，内因是本病的主要因素。如果单纯从外因着眼而忽视内因的治疗，难以收到预期的效果。同时，医务人员要以白求恩同志为榜样，加强对患者的高度责任感，耐心争取病人与医护人员合作，共同对敌，严密观察病情变化，谨守病机，精心辨证，予以合理的药物治疗和护理，才能提高本病的治愈率。

防治本病，必须认真贯彻执行"预防为主"的卫生工作方针，宣传开展群众性爱国卫生运动，消灭病源，并要求做到防中有治，治中有防。防中有治，就是抓三早——早发现、早治疗、早休息，抓好三早是降低本病死亡率、提高治愈率的关键。据此，我们采取了深入疫区、送医上门、设家庭病房、巡回医疗的方式进行防治工作。治中有防，如病在卫分或气分，必须注意贯穿中医学治疗热性病"存津液，保胃气"和"扶正抗邪"的中心思想和宝贵经验，以预防本病向营分、血分重证发展。我们所治病例中，温燥证（肺出血型）只占 30 例。此类病人是为少见病例，能否运用以上治疗方法起到预防性的治疗作用，有待进一步研讨。此外，我们所治 657 例患者中，住院治疗者 65 例，死亡 7 例，其中送医院抢救者 6 例，均系忽略"三早"贻误时机，初诊时病情已危重。这使我们深深体会到必须处处牢记"预防为主"的思想。

现将本病的辨证论治、护理分述于下：

（一）伏暑证

主症：头痛，身痛，恶寒，发热，面赤，心烦口渴，微汗或无汗，舌苔薄白，舌质边尖红，脉濡数。以证似暑热病

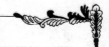

为特征。

1. 卫分证

要点在于恶寒显著，发热而不壮（体温多在39℃以下），无汗或微汗，口微渴，脉浮数但不洪大，舌苔薄白而润。

治法：辛凉解表，透热解毒。

方用银翘散加减主治，轻证用银翘解毒丸。每服10克，1日3次，开水冲服。若咳嗽咯痰，胸闷气急者，用桑菊饮治之（方见温燥证）。

银翘散：银花17.5～35克　连翘17.5～35克　薄荷10.5克　竹叶10.5克　芥穗7克　淡豆豉10.5克　牛蒡子10.5克　桔梗10.5克　生甘草10.5克　鲜苇根17.5～35克

加水煎2次，约400毫升，1日分2次，早晚饭前温服。如病不解而无气分或营分证者，不必过虑，多因病重药轻之故，可日予2剂，分4次服，一般不要随意更改，2～3日即愈。

加减法：

（1）如卫分证未罢而口渴，汗出，体温逐渐上升者，此为卫分兼见气分证。于上方加生石膏14～28克，知母14克。气分证悉具，按气分证治。

（2）如舌绛暮热，烦躁不安，此为邪初入营，卫分兼见营分证。上方加生地28克，元参17.5克，麦冬21克保津液。再不解，或小便少者加焦栀10.5克，黄芩10.5克，知母10.5克，以其苦寒与麦冬之甘寒，合而化阴以治热淫所胜。如营分证悉具，按营分证治。

（3）如见轻微鼻衄或斑疹散在隐隐者，此卫分兼见血分证。上方去芥穗、淡豆豉，加大青叶17.5克，丹皮17.5克，玉竹10.5克，侧柏炭35克。并用鲜白茅根140克，先煮去

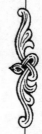

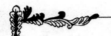

渣，以汤煎药。血分证悉具，按血分证治。

（4）如兼见腹泻，小便少者，此为湿热合邪之证，加滑石21克，通草10.5克，苡仁17.5克清热利湿。

（5）渴甚者，加天花粉17.5～35克，生津止渴。

（6）咳者，加杏仁10.5克以利肺气。

（7）颈项强痛者，加葛根14～28克解肌生津。

（8）胸膈闷者，加藿香、郁金各10.5克护膻中，以防邪传心包。

（9）项肿咽痛者加马勃、元参各10.5克。银翘散应用于治疗热性病的初期较为广泛，对本病初起，只要能掌握本方之加减，随证灵活运用，即可收到满意效果，并能预防气营兼证之病情发展。

2. 气分证

主症：大多卫分证未罢而伏热即起（体温急骤上升，多在39～40℃），大汗，口渴引饮，大便秘，小便黄少，神狂面赤，舌苔薄白略黄或黄干，舌质红，脉洪大而数。以但恶热不恶寒，脉洪大为要点。

治法：大清气热，养阴解毒。

方用白虎增液汤加银花、连翘、白茅根壮水制火，预防出血。

白虎增液汤加银花、连翘、白茅根：生石膏28～70克　知母14～28克　生甘草10.5克　生大米17.5克　生地35克　元参35克　麦冬28克　银花17.5～35克　连翘17.5～35克　鲜白茅根140克

加水先煎白茅根，去渣，以汤煎药，煎出600毫升，1日分3次温服。若病不减，可继服1～2剂，或1日2剂，酌情服用，病势即减。

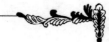

加减法：

（1）若舌质深红，暮热更甚，烦躁不安，此为气分兼见营分证。宜用气营双清法，于上方加焦栀14克，黄芩10.5克，丹皮17.5克，杭白芍17.5克。一般连服1～2剂，病势即退。

（2）若热结胃肠，腹痛胀满，大便二三日不下，或谵语者，此为阳明腑实证。治宜增液通下法，上方加芒硝、大黄各10.5克，以大便通利为度。或用增液承气汤每日1剂，日服3次，大便仍未通者，继服1剂，以通利为度。若舌苔黄厚，腹痛胀满不减，大便燥结，谵语，烦躁更甚者，如有紫雪丹，即可配服1粒，并针刺中脘、合谷、内关、足三里等穴，即可缓解。如无紫雪丹，可根据病情轻重，酌加芒硝、生大黄用量，或再加枳实17.5克，厚朴14克，以达导滞通便、清泄积热之作用。

增液承气汤：生地35克　麦冬28克　元参35克　生大黄10.5克　芒硝10.5克

加水先煎诸药2次，去渣，再下芒硝微沸即可，约400毫升。1日分2次温服，每隔6小时1次。

3. 营分、血分证

病在营分，要点是舌质红绛，脉数或大而数，烦躁不眠，日以继夜，高热持续不退，或朝凉暮热，或斑疹隐隐，严重者神昏谵语。

病入血分，多有营分症状，继有衄血、咯血，或便血，或大便黑而易解，或便秘，或斑疹外透等症。严重者，有谵语，发狂妄见，肢体震颤，或痉挛昏厥，舌质深绛乏津或紫晦，舌苔黄干或焦黑，甚或无苔，脉数大或促。但这些症状

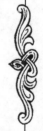

不一定全部出现，总之有两三种症状同时出现，对病在血分的诊断就可成立。

治法：营分证具，宜清营透气，凉血解毒，方用清营汤。病入血分，宜凉血散血，泻火解毒，方用清瘟败毒饮。神昏谵语，二便不通者，配服紫雪丹。肢体震颤，痉挛昏厥者，配服至宝丹，严重者配服安宫牛黄丸或用大补阴精、息风解痉之大定风珠治之。

方药：

（1）清营汤：犀角10.5克　生地35克　元参35克　麦冬28克　黄连10.5克　丹参17.5克　竹叶10.5克　银花17.5克　连翘17.5克

每剂用白茅根140克，加水先煎去渣，次下犀角煎半小时，再入诸药，煎两次约400毫升，1日分2次温服。

（2）清瘟败毒饮：犀角10.5克　生地35克　赤芍17.5克　丹皮17.5克　生石膏70克　知母28克　桔梗10.5克　焦栀14克　黄连10.5克　黄芩10.5克　甘草10.5克　连翘17.5克　元参17.5克　竹叶10.5克

加水先煎犀角半小时，次下诸药，煎3次，煎出800毫升，1日夜分4次温服。

加减法：

①大便闭者，加生大黄10.5克。

②出现黄疸者，加茵陈35克，滑石21克。

（3）大定风珠：生甘草35克　生地35克　生杭芍28克　麦冬28克　阿胶10.5克　火麻仁10.5克　生龟板35克　生鳖甲35克　生牡蛎35克　五味子10.5克　鸡子黄2枚

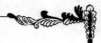

加水先煎诸药 3 次，去渣，共煎出约 800 毫升，再下阿胶溶化，晾温，再将鸡子黄投入药中搅匀，1 日夜分 4 次温服。

（4）紫雪丹、至宝丹、安宫牛黄丸，可视病情轻重随症配服。每次 1 粒，温开水化服，1 日 2～3 次。

以上诸方均为营血重危证候必用之方。我们在实际工作中因考虑犀角价昂货缺，多年来应用白虎增液汤随症变化加味治疗，对本病气分兼见营分、血分证同样取得清气凉营、清营凉血之效。本病温燥证（肺出血型）衄血、咯血，本属血分证治，我们分析其转化机理，应用肃肺气、清胃热、养阴润燥、降逆化痰之清燥救肺汤，加重石膏、生地用量，配伍元参、瓜蒌、贝母，效果尚满意。营、血分辨证施治所列诸方，如清营汤、清瘟败毒饮、大定风珠，我们治疗本病温燥证（肺出血型）时没有采用，但对营血重危证候，用清燥救肺汤效果不著时即可采用。

（二）湿温证

1. 主症

病虽急起，其势较缓，午后方热，状若阴虚，但身热不扬（体温常在 38℃左右），头疼，头昏，恶寒，身重疼痛，口腻食差，口干不欲饮，胸闷，腹胀便溏，神倦少气，乏力，面黄少泽，舌苔白或黄腻，舌心苔厚浊，舌质红或正常，脉濡缓或濡数。

2. 治法

宣肺化浊，清热利湿。

方用三仁汤，每日 1 剂，服 3～6 剂。

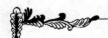

三仁汤：生薏仁 21 克　白蔻仁 7 克　杏仁 17.5 克　姜半夏 17.5 克　厚朴 10.5 克　白通草 10.5 克　滑石 21 克　竹叶 10.5 克

加水煎两次约 400 毫升，1 日分 2 次，早晚饭前温服。

3. 加减法

（1）若热重于湿者，宜辛开苦降法，于三仁汤中加黄连、黄芩各 10.5 克。

（2）若卫分证显著者，可用银翘散加滑石 21 克，通草 10.5 克，生薏仁 17.5 克。

此证病例为数不多，病势虽缓，但在治疗上不如伏暑证收效迅速，体温常在 38℃左右，一般迁延至 5 ～ 6 日方愈，个别患者病程可迁延至 10 天左右。但亦未见 1 例恶化。

（三）温燥证

1. 主症

本证初起与伏暑相同，但病程中以咳嗽、咯痰不利、胸闷气急、二三日出现痰中带血或咯血、鼻衄为主要表现。舌苔薄白略黄，舌质红，脉数大。

2. 治法

病初治疗与伏暑相同，按卫、气分辨证论治。如病在卫分，一旦兼见咳嗽、咯痰不利、胸闷气急，或痰中带有轻微血丝者，即宜用辛凉解表、透热解毒、宣肺化痰、宁嗽止咳之桑菊饮加浙贝母、瓜蒌、知母、黄芩、焦栀、侧柏炭、鲜白茅根。日服 1 ～ 2 剂，连服 2 ～ 3 天。

3. 加减法

（1）重证，咯血频数或完全血痰，或兼鼻衄，高热不

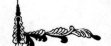

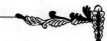

退，躁扰不安，宜用肃肺化痰、清热降逆、养阴润燥、宁嗽止血法。方用清燥救肺汤加生地、元参、瓜蒌、贝母，每日1剂或日服2剂，连服2～3天病势即退。

（2）如初接诊本证患者，见呼吸急促，血出如涌为危急重证，宜急用清热凉血、泻火解毒之清瘟败毒饮，调服三七粉10.5克，顿服，进行抢救。

（3）如见气短、自汗、颊红、脉细数等亡阴症状，可急用参麦饮加龙骨、牡蛎，益气救阴固脱。

在治疗过程中，护理也是非常重要的。必须嘱咐患者绝对安静卧床休息，切忌随意搬动，耐心对患者做好思想工作，解除恐惧情绪。饮食宜淡味流食，如大米汤、藕汁、藕粉、橘汁、梨汁、甘蔗汁、白茅根汤之类，每次少量徐饮，不宜过多，坚硬厚味及辛辣之品绝对禁忌。

4. 方药

（1）加味桑菊饮：桑叶10.5克　菊花10.5克　薄荷10.5克　连翘17.5克　桔梗10.5克　杏仁10.5克　生甘草10.5克　苇根35克　浙贝母10.5克　瓜蒌14克　知母14克　黄芩10.5克　焦栀10.5克　侧柏炭35克　鲜白茅根70克

加水煎两次约600毫升，1日分3次温服。

（2）清燥救肺汤加味：桑叶10.5克　枇杷叶10.5克　杏仁10.5克　生石膏70～140克　火麻仁10.5克　阿胶10.5克　沙参10.5克　麦冬28克　生地35克　元参35克　瓜蒌14克　浙贝母14克

加水煎出600毫升，1日分3次温服。

（3）清瘟败毒饮：方药组成见伏暑证血分证治。

（4）参麦饮加龙骨、牡蛎：红人参17.5克　麦冬35克

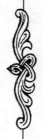

五味子 10.5 克　生龙骨 35 克　生牡蛎 35 克

加水先煎人参 20 分钟，后下诸药，煎出约 400 毫升，分 2 次温服。

（四）温毒证

1. 主症

病初与伏暑证相同，症见耳颊肿痛，或头面红肿，或颌下、咽喉疼痛，舌苔薄黄，脉浮数。

2. 治法

疏风透邪，泄火解毒。轻证用银翘散加马勃 10.5 克，元参 17.5 克，板蓝根 17.5 克。重证用普济消毒饮，每日 1 剂，一般 5～6 日可愈。外用如意金黄散、青黛粉或生大黄粉，用茶水或温开水调成稀糊状，涂患部，药干再涂，以愈为度。

3. 方药

（1）银翘散加味：方药组成见伏暑卫分证治。

（2）普济消毒饮加减：连翘 17.5～35 克　银花 17.5～35 克　薄荷 10.5 克　芥穗 10.5 克　牛蒡子 10.5 克　板蓝根 17.5 克　马勃 10.5 克　元参 17.5 克　僵蚕 10.5 克　升麻 7 克　柴胡 7 克　黄连 10.5 克　黄芩 10.5 克　桔梗 10.5 克　生甘草 10.5 克

加水煎出 400 毫升，1 日分 2 次温服。

（3）如意金黄散（中成药方）：每用 17.5～35 克，茶水调涂患部，用量可按病之部位大小酌情增减。

（4）青黛 35 克：研细末，茶水调涂患部。

（5）生大黄 35 克：用法同上。

后 3 种为外涂药，根据条件，采用任何一种均可。

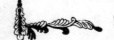

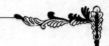

（五）温黄证

1. 主症

皮肤、两目发黄，小便色深黄为其特征。本证有热重于湿、湿重于热，或兼见营血之区别。热重于湿者，口干，潮热，大便秘结，小便深黄而少，脉滑数有力，舌苔黄厚。湿重于热者，口干不欲饮，无潮热，时有畏寒，大便稀溏，小便色黄不深，舌苔白腻或略黄，脉濡缓。兼见营血症状者，多由阳明热盛，燥极化火所致，皮肤重度发黄，高热持续不退，各处皮肤有散在出血现象，或鼻衄，舌苔黄厚而燥，或焦黑，舌质红绛，脉数大有力。

2. 治法

一般热重于湿者，宜清热利胆，通便解毒，可用茵陈蒿汤加银花、连翘、白茅根、枳实、郁金、滑石。如持续高热不退，可用白虎增液汤加茵陈、焦栀、黄芩、大黄。每日1剂，服至热降黄退为度，一般10～14天可愈。如兼见营血症状者，可用清瘟败毒饮加茵陈、生大黄，每日1剂，随症加减，服至热降、黄退、血止为度，一般6～10天可愈，亦有个别病例病程至3～4周黄疸始退净。湿重于热者，宜助阳健脾，利胆除湿，可用茵陈五苓散为主，随症加减，或用三仁汤加茵陈70克治之，每日1剂，服至黄退，症状消失为度。一般1～2周可愈，个别延至3周。

3. 方药

（1）加味茵陈蒿汤：茵陈蒿 70 克　焦栀 14 克　生大黄 10.5 克　连翘 17.5 克　银花 17.5 克　枳实 10.5 克　郁金 14 克　滑石 21 克　鲜白茅根 70 克

加水先煎茵陈，后下诸药煎两次约 600 毫升，1 日分 3

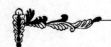

次温服。

（2）白虎增液汤（方药组成见伏暑气分证治）加茵陈蒿70克，焦栀14克，黄芩10.5克，生大黄10.5克。煎法服法同上。

（3）清瘟败毒饮（方药组成见伏暑营血证治）加茵陈70克，生大黄70克。

加水煎出800毫升，1日夜分4次温服。

（4）茵陈五苓散：茵陈蒿70克　桂枝10.5克　白术10.5克　茯苓17.5克　猪苓10.5克　泽泻10.5克

加水煎约400毫升，1日分2次温服。

（5）三仁汤（方药组成见湿温证治）加茵陈蒿70克。

煎法、服法同上。

3. 加减法

腹胀胃脘不适者，加厚朴、陈皮各10.5克；食欲不振者，加神曲、麦芽、山楂各10.5克；恶心欲呕者，加姜半夏、生姜各10.5克；胸闷者，加藿香、郁金各10.5克。

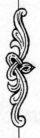

（六）暑痉证

1. 主症

本证以急骤发热、头项强痛、四肢抽搐、呕吐、神昏等症状为特征。临床辨证有热伤心营、肝风内动和湿浊遏热、蒙闭心包。若发热初起即现营分症状，持续高热，烦躁不安，头痛剧烈，颈项强直，甚则痉挛昏厥，舌质红绛乏津，少苔或无苔，脉多弦数或细数。此为热伤心营、肝风内动之证。病初若先身热不扬，头项强痛，昏迷嗜睡，呕吐腹泻，四肢逆冷，甚则痉挛昏厥，舌苔白腻或略黄，舌质多红，脉弦缓或濡数，此为湿浊遏热蒙闭心包证。

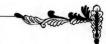

2. 治法

（1）热伤心营、肝风内动证：急宜清营凉血，息风解毒。初起用清营汤或羚羊钩藤汤加减，重者用清瘟败毒饮。随症轻重配服至宝丹、安宫牛黄丸，二便不通者配服紫雪丹，以达清心开窍、息风解痉之作用。

（2）湿浊遏热、蒙闭心包证：治宜芳香化浊，和中除湿，解毒开窍，方用藿香正气散（汤）或菖蒲郁金汤，配服苏合香丸。

3. 方药

（1）清营汤：方药组成见伏暑营血证治。

（2）羚羊钩藤汤加减：羚羊角 7 克　钩藤 28 克　生地 14 克　桔梗 10.5 克　桑寄生 14 克　生杭芍 14 克　当归 10.5 克　阿胶 10.5 克　沙参 10.5 克　麦冬 14 克　茯神 14 克　生龙骨 14 克　生牡蛎 14 克

加水先煎羚羊角半小时，后下诸药，煎两次，约 400 毫升，1 日分 2～3 次温服。

（3）至宝丹：中成药，每服 1 粒，1 日 2～3 次，开水冲化服。

（4）安宫牛黄丸：中成药，服法同上。

（5）紫雪丹：中成药，每服 1 粒，1 日 1～2 次，开水冲化服。

（6）藿香正气散（汤）：藿香 10.5 克　苏叶 10.5 克　白芷 10.5 克　大腹皮 10.5 克　茯苓 14 克　白术 10.5 克　陈皮 10.5 克　厚朴 10.5 克　姜半夏 10.5 克　桔梗 10.5 克　生姜 10.5 克　炙甘草 10.5 克　大枣 2 枚

加水煎 2 次约 400 毫升，1 日分 2 次温服。

（7）菖蒲郁金汤加减：石菖蒲 17.5 克　广郁金 14 克

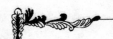

焦栀 10.5 克　连翘 17.5 克　银花 17.5 克　菊花 17.5 克　滑石 21 克　竹叶 10.5 克　丹皮 10.5 克　牛蒡子 10.5 克　竹茹 10.5 克　姜汁 10.5 克

加水煎 2 次约 400 毫升，1 日分 2 次温服。

（8）苏合香丸：中成药，每服 1 粒，每日 1～2 次，开水冲化服。

本证所用方药用量，小儿减半，若 1 岁婴儿用全方 1/3 量即可，1 日分 3～4 次服用，必要时配合西药治疗。在勉县所治 11 例暑痉证患儿，后经病原学与血清学检查的 9 例中，有 6 例乙脑，2 例为乙脑与钩体混合感染，1 例为钩端螺旋体病。可见，中药不但对钩体病有效，对乙脑亦有效。

4. 恢复期病人的处理

体温明显下降之后，表证已罢，里热大退，余热未清，症见轻微潮热，手足心热，乏力，微汗，饮食未复，法当清热和胃，益气生津，可用竹叶石膏汤调理之。咳者，加杏仁、桔梗各 10.5 克；食纳差者，加焦山楂、神曲、麦芽各 10.5 克；腹胀者，加枳实 10.5 克，陈皮 10.5 克；大便未解者，加元参 28 克，生地 17.5 克；燥粪结滞者加生大黄 10.5 克。

竹叶石膏汤：竹叶 10.5 克　生石膏 14～28 克　姜半夏 10.5 克　人参 10.5 克　麦冬 17.5 克　炙甘草 10.5 克　生大米 17.5 克

加水煎 2 次约 400 毫升，1 日分 2 次，早晚饭前温服，每日 1 剂，连服 1～3 剂。

5. 病中病后护理

配合该病的治疗，护理工作亦是非常重要的。早休息能防止病情变化，促使疾病早日痊愈。咯血病人或危重病人必

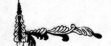

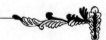

须保持安静，切不可随意搬动。饮食宜清淡、多汁、柔软，少量徐用，如大米粥、生藕汁、生梨汁、甘蔗汁等配合药物，以达到"存津液，保胃气"之目的。禁食辛辣、黏腻、坚硬之品，忌过饮、过饱。尤其对于营血重证，必须密切观察病情变化，耐心解释安慰，消除患者对本病的恐惧情绪，培养病人与疾病作斗争的信心。病后调养，仍不可大意，病后初愈更应注意预防食复、劳复、房劳复。

三、疗效观察

1. 治愈标准

（1）发热者体温降至正常后，继续观察3日无变化者。

（2）临床症状及体征基本消失。

（3）血清暗视野检查阳性者，治疗后2～4周复查应转为阴性。

2. 体温统计及退热情况

据1963～1967年在西安医学院中医防治组和中医研究所防治组551例体温统计，体温高于37℃以上者495例，39℃以上者208例，40℃以上者44例，最高为41.1℃。经治疗后，退热时间最短1日，最长14日，平均退热时间为2.6天。（见表1、表2）

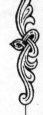

表1　511例钩体病患者体温统计

体温（℃）	36～37	37.1～37.9	38～38.9	39～39.9	40以上	合计
例数	59	119	168	164	44	551
%	10.2	21.6	30.4	29.8	8.0	100

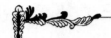

表2　485例钩体病患者退热日数统计

日	1	2	3	4	5	6	7	8	9	10	合计
例	200	100	68	34	31	22	14	8	6	2	485
%	41.3	30.6	14.0	7.0	6.4	4.5	2.9	1.7	1.2	0.4	100

3. 症状及体征消失情况

绝大部分患者的症状和体征随着体温的下降而逐渐消失，一般在体温正常后 2～3 日内恢复正常，仅有部分病人有轻度疲倦乏力感觉，或有淋巴结轻度肿大。

4. 病程

最短 1 日，最长 20 日，约 80% 病例在 4～6 日内痊愈。

5. 血清暗视野复查结果

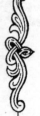

病初治疗前做血清暗视野检查阳性者 50 例，于治疗后复查，除 1 例外均阴转。该例于第 4 周仍为阳性，具体持续多少时间始阴转不清楚，1 年后复查为阴性。

6. 治愈率与病死率

1963～1968 年共接治钩体病患者 657 例，死亡 7 例，其余均治愈。治愈率为 99.92%，病死率为 0.08%。

7. 死亡病例分析

死亡 7 例均符合诊断标准。6 例经血清暗视野检查，5 例为阳性，其中 1 例曾作血清凝溶试验为阳性。1 例曾作尸解，就肉眼所见符合本病诊断。

（1）病死与年龄的关系：暑痉证（脑膜脑炎型）死亡 4 例中，年龄最小者为 8 个月，最大者为 4 岁。其中 2 例患营养不良症。

（2）病死与延误诊治时间的关系：1 例发病后第 6 日入院；1 例高热、昏迷、抽风 3 日后入院；2 例于昏迷、抽风

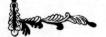

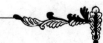

10 小时入院治疗。死亡距入院时间，最短者 2.5 小时，最长者 61 小时，经中西药抢救无效而死亡。结合文献报告，误诊与不误诊的病死率分别为 15.5% 与 8%。说明早期正确诊断、合理治疗对预后有很大的影响。

（3）病死与合并其他疾病的关系：暑痉证（脑膜脑炎型）死亡 4 例中，1 例肝大 4 厘米，脾大 1 厘米，营养不良，发育迟缓，2.5 岁仍不会走路，入院时患儿已呈昏迷，抽搐，呼吸循环衰竭。该地区同时有乙脑流行，这 4 例尚难排除与乙脑的混合感染。1 例属温燥证（肺出血型），并发急性心肌炎、心力衰竭和胸膜炎。1 例伏暑证（流感伤寒型），并发出血性肺炎及心肌炎。1 例原有精神病，得伏暑重证，经治疗曾一度病情好转，后因家属配合护理不好合并肺炎死亡。由上可见，钩体病若合并其他疾患，无疑会加重病情，是促使病死的重要原因。

四、病案举例

1. 伏暑卫分证例

患者汤某，男性，12 岁，学生。

初诊（10 月 6 日）：半日前突感冷热，头痛，体痛，小腿肌疼，出少许汗，口渴，饮食不振，二便正常，面色潮红，眼结膜充血，苔薄白，脉浮数，体温 39℃。

辨证：伏暑卫分证。

治法：辛凉透邪解毒。方用银翘散。

二诊（10 月 7 日）：服上方 1 剂后，发烧头痛减轻，饮食增进，余症消退，苔薄白，脉数，体温 37.2℃。予竹叶石膏汤以清热生津，益气和胃。

三诊（10 月 8 日）：脉静身和，体温 37℃。

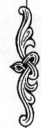

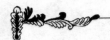
2. 伏暑化燥，热伤肺络证例（钩体病肺出血型）

患者谢某，女性，31岁，农民。

初诊：畏寒发热3日。3日前参加秋收，经常赤足涉水，病初头额昏痛，胸胁胀满，继之发冷发烧，头项强痛，目赤，鼻煽，气粗，口苦咽痛，渴欲饮水，咳嗽吐痰带有血丝，胸腹灼热，汗泄不畅，心烦失眠，食则恶心呕吐，大便稀，日1次，小便赤。两肺散在湿性啰音，腓肠肌压痛明显，体温39.2℃，脉浮滑而数，舌质红，苔薄白微黄。血培养钩端螺旋体阳性。证属伏暑卫分重证，治宜辛凉解表、清热凉血之剂，方用银翘散加焦栀、黄芩、丹皮、生地，1剂。

二诊：服药后脉证无大变化，痰中又带血丝，体温38.6℃，于上方加阿胶14克，1剂。

三诊：患者未服上方。体温37.9℃，热势稍减，但咳嗽加重，频频咳血痰，兼见鼻衄。此乃伏暑化燥，热伤肺络证。遂改用清燥救肺汤加玄参、丹皮、白芍、焦栀、黄芩、瓜蒌、贝母，日服2剂。

四诊：服上方两剂后血止，一般症状减退，体温38.2℃，继用原方3剂以巩固疗效。

五诊：热退，脉静，精神饮食好转，体温37.2℃，继予竹叶石膏汤1剂调理而愈。

3. 伏暑气分腑实轻证例

患者谢某，男性，22岁，农民。

初诊：恶寒，发热，头身痛，鼻干口苦，微渴，腹胀纳差，大便秘，尿黄，脉浮数，苔薄白，舌质边尖红，体温38.6℃。

辨证：伏暑气分腑实轻证。

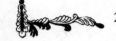

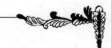

治法：辛凉解表，清热解毒。

方用银翘散加生石膏 28 克，鲜白茅根 70 克，1 剂。

二诊：体温 40.2℃，胸腹满，心烦，少腹胀，2 日未解大便，苔转薄黄，脉洪。表未解，热已入里，腑实将成。宜清热解毒，增液通下，方用白虎增液汤加银花、连翘，1 剂。

生石膏 70 克　知母 21 克　粳米 17.5 克　甘草 10.5 克　玄参 35 克　生地 35 克　麦冬 17.5 克　银花 35 克　连翘 35 克

三诊：服上方后，大便一次，体温下降至 37.5℃，口干苦，微渴，苔黄。继服原方，小制其剂。

四诊：体温 36.8℃，苔转白，脉转缓，口微干，余热未尽，竹叶石膏汤善后而愈。

4. 伏暑卫分兼见阳明腑实轻证例（钩体病流感伤寒型）

患者麻某，男性，18 岁，工人，住院号 9070。

初诊：突然寒战高烧，头痛，全身痛，微汗，口干，渴不欲饮，大便秘，小便短赤，苔薄白，舌质红，脉象浮滑而数。体温 39.7℃，面潮红，结合膜充血，腓肠肌压痛。血清暗视野显微镜检查，查到钩端螺旋体 11 条／滴。血培养钩端螺旋体阳性。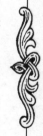

辨证：伏暑卫分兼见阳明腑实轻证。

治法：辛凉解表兼清气热。

方用银翘散加生石膏 28 克，知母 14 克，鲜白茅根 70 克，1 剂。

二诊：服药后热退，头及身痛大见减轻，但在 10 余小时后体温又上升至 38.9℃，尿短赤，大便 1 次，便干，脉滑数，苔薄白。宜清热解毒，增液通下，服银翘增液汤

1剂。

三诊：热退身凉，口仍干渴，大便未解，脉细数，舌尖红。继服银翘增液汤加生大黄10.5克，芒硝14克。1剂。

四诊：服上方解稀大便2次，口干渴消失，仅腿困乏力。服竹叶石膏汤善后调理，经观察3天后，痊愈出院。第3周来复查，患者无任何不适。

5. 温燥气营两燔证例

患者马某，女性，16岁，农民。

初诊：自述发寒热3日，延医治疗，病情仍日渐加重。现在高热，大汗，烦渴，头痛，腰腿痛，心烦，不欲食，鼻衄，日咯血十余小口，气喘，便秘，尿黄少，体温41.1℃，神狂面赤，脉滑数，苔黄，舌心苔燥。

辨证：温燥气营两燔证。

治法：气营双清。

方用白虎汤合银翘散去荆芥、淡豆豉，加生地、麦冬，重用鲜白茅根，1剂（注：用白虎汤合银翘散减味，不如白虎汤加银花、连翘，药味精炼，层次分明）。

二诊：病势未衰，体温39.8℃，依原方再进2剂，每4小时服半剂，日进2剂。

三诊：上午体温下降至37.8℃，午后复升至38.9℃，心烦略轻，但咳嗽，多次小量咯血，肺底出现湿啰音，大便为黑色稀水，内夹粪块。乃伏暑化燥，灼伤肺络，治以凉血润燥止咳，方用清燥救肺汤加知母、黄芩，重用鲜白茅根250克（先煎去渣，代汤煎诸药）。

四诊：服上剂后，诸症大减，血痰减少，汗复出，体温37.5℃，依原方不变加瓜蒌14克，川贝母10.5克。

五诊：吐蛔虫3条，鼻衄1次，略思进稀粥，脉转缓，

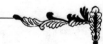

苔白厚而干，肺底清晰，体温 37.4℃。以竹叶石膏汤加橘红，2 剂而愈。

6. 温黄气营两燔证

患者尧某，男性，11 岁。

初诊：发冷，头痛，身痛 5 日。现有身热，大汗，腹胀，胸胁胀痛，巩膜及全身皮肤呈橘黄色，尿深黄，体温 38.3℃，脉象滑数，苔黄干，质微绛。

辨证：温黄气营两燔证。

治法：清气利湿，凉营解毒。方用茵陈蒿汤合白虎汤加减。

茵陈蒿 35 克　焦栀 10.5 克　生大黄 10.5 克　生石膏 70 克　知母 21 克　生大米 17.5 克　生甘草 10.5 克　生地 35 克　麦冬 14 克　元参 35 克　白茅根 140 克

二诊：服 1 剂，体温 37.3℃，诸证大减，黄染稍退。自觉身热，胁痛，苔略黄，脉滑数，继予原方 1 剂，生石膏减至 35 克。

三诊：体温正常，巩膜轻度黄染，尿黄，胁肋已不胀满，脉滑数，苔薄白。方用茵陈四苓汤，连服两剂以清利湿热。

四诊：除巩膜、皮肤尚有轻度黄染外，无自觉不适，继用原方加焦栀 10.5 克，滑石 21 克，3 剂。

五诊：脉静身和，黄染诸证消退。以竹叶石膏汤 1 剂善后而愈。

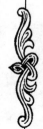

7. 温黄阳明燥热证例（钩体病黄疸出血型）

患者李某，男性，33 岁，已婚，农民。

初诊：主诉发热寒战，头痛肌痛 5 天，巩膜及全身皮肤黄染 4 天。现症：头痛，项强，壮热，大汗，大渴，目眩，

鼻干，衄血，口干咽痛，全身肌肉痛，大小腿肌肉痛，大便呈酱红色，尿深黄，舌苔白腻，舌质红，脉滑数，体温39.1℃。微生物学检查：血清暗视野显微镜检钩端螺旋体阳性。凝溶试验阳性（效价1∶400）。

辨证：温黄阳明燥热证。

治法：清热利湿。

以茵陈白虎汤加银花35克，连翘35克，通草7克。白茅根煎汤，再煎诸药成400毫升，分2次服，每隔3小时1次。睡前观之，脉证同前，体温上升至40.3℃。继用原方，生石膏、知母量稍加大，煎服法仍同上。

二诊：头痛项强，壮热，大汗，大渴，全身肌痛均减轻，舌苔薄白稍黄，舌质红，脉浮滑数，体温38℃。继用原方2剂，每4小时服半剂。当天体温退至正常，诸证悉减，自觉一身轻快，但仍乏力。

三诊：头痛项强，全身肌痛，出汗口渴均消失，巩膜及皮肤黄染大减，但仍头昏，自觉胸部微痛，吐少量白痰，食少，大便有沫，舌苔薄黄乏津，舌质红，脉和缓，体温36.8℃。继用原方，生石膏改用17.5克，加元参17.5克，麦冬14克，生地14克，1剂，白茅根煎汤熬药400毫升，分2次服。

四诊：自觉无特殊不适，饮食增进，二便通畅，精神好转，全身皮肤黄染消失，巩膜微黄，球结合膜轻度充血，舌苔薄白，舌质红苔润，脉缓，体温37.1℃。继服上方1剂，另予竹叶石膏汤2剂，回家休养。

20天后随访时，患者已参加劳动3天。

8. 温毒热郁化火，蕴结少阳经络证例

患者许某，女性，13岁，住院号27。

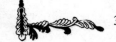

初诊：述耳下肿痛，发烧，一身痛已 3 天。3 天前右耳下及颈部疼痛，恶寒发热，服中药 1 剂未效，即来就诊。现症：头痛，发烧，右耳下肿至颈部及后颈窝，疼痛剧烈，汗多，口渴喜饮，咽痛，咳嗽，身痛，大小腿疼，大便秘，尿少，脉滑数，舌尖红，苔黄。体温 39.9℃，面潮红，结合膜充血，腓肠肌压痛。微生物学检查：血清暗视野镜检钩端螺旋体阳性。

辨证：温毒热郁化火，蕴结少阳经络证。

治法：清热解毒，疏风散邪。

方用普济消毒饮去陈皮加双花 70 克，蝉蜕 17.5 克，2 剂。加水煎出约 800 毫升，分 4 次服，4 小时 1 次。

二诊：仍高烧，颈及耳下肿痛，彻夜未眠。检查：右耳下及颈部肿痛，触痛显著，向后延至后颈窝，前至耳前，上至耳尖平行处；锁骨窝淋巴结肿大，有明显压痛。体温 39.6℃，脉滑数有力，舌尖红苔黄。继前方加蒲公英 35 克，紫花地丁 35 克，2 剂，加水煎出约 800 毫升，分 4 次服。外用梅花点舌丹 2 粒，凉开水化开敷患处，1 日数次。

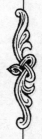

三诊：右耳下肿的范围开始缩小，界限变清楚，有压痛，触之有弹性感。汗多，大便稀，尿深黄，体温 38.8℃，脉滑数，舌红。继服上方 2 剂，日 1 剂，每剂分 4 次服。

四诊：耳下肿痛基本减退，体温正常。前晚便蛔虫 1 条，有阵发性腹痛，每痛伴头汗出，四肢发凉，出现荨麻疹，肝可触及，有压痛，脉弦紧。前证基本好转，继发诱起蛔厥证。按蛔厥证给予椒梅汤随症加味，3 剂，排出蛔虫 10 余条后腹痛消失。

五诊：前证悉退。感困倦，口微干，饮食增进。余热未尽，予竹叶石膏汤 2 剂善后。

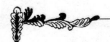

10日后随访，患者参加劳动。

9. 温病暑痉卫分兼气营重证例（钩端螺旋体病）

杨某，女，5岁，住院号16。

初诊：因发热头痛5天，失语昏迷3天，于1966年10月10日急诊入院。家长代诉起病时微恶寒，继之发热头痛，嗜睡，渐进入昏迷。时手足抽搐，牙关紧闭，但有哭声，口干，大便正常，小便黄。现症：苔薄黄，舌质红，脉滑数。颈部有抵抗感，布氏征阳性，克氏征阳性，体温39.3℃。脑脊液无色透明，糖2.75毫摩尔/升，白细胞计数36个/立方毫米。血清暗视野检查找到钩端螺旋体8条/滴。

辨证：温病暑痉卫分兼气营重证。

治法：清热解毒，清营凉血，息风开窍。

方用银翘白虎增液汤加钩藤24.5克，白僵蚕10.5克，1剂。处方：

银花35克　连翘35克　生石膏70克　麦冬28克　粳米17.5克　生甘草10.5克　鲜苇根140克　生地35克　元参35克　知母14克　钩藤24.5克　白僵蚕10.5克

加水煎取400毫升，分4次服。配服安宫牛黄丸2丸，每4小时服半丸。

二诊：病势稍减，但仍昏迷，便蛔虫6条，小便黄，苔薄黄，舌质红，脉细数，体温38℃。方用至宝丹2丸，每4小时服半丸。

三诊：时昏时睡，不语，口干欲饮，二便正常。苔薄白略黄，舌质红，脉细数，体温36.8℃。治宜增液凉血，芳香开窍。方用增液汤加郁金14克，石菖蒲17.5克，钩藤24.5克，僵蚕10.5克，1剂。处方：

生地35克　麦冬28克　元参35克　郁金14克　石菖

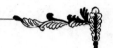

蒲 17.5 克　钩藤 24.5 克　僵蚕 10.5 克

四诊：仍嗜睡，口干欲饮，能进食，二便正常，苔薄白，舌质红，脉细数，体温 36.4℃。原方药继服 1 剂。

五诊：诸症俱消退，腹微胀，苔薄白，舌质红，脉细弱，体温 36℃。仍用原方药 1 剂。

六诊：诸症全消，无任何不适。舌苔正常，脉细弱，体温 36.8℃，病愈。带上方药 2 剂善后调理，出院。

【按语】温病暑痉以急骤发热、头项强痛、四肢抽搐、神昏、呕吐等症状为特征。本例初诊断为暑痉卫分兼气营重证，方用银翘增液汤加钩藤、僵蚕，配服安宫牛黄丸。米老认为银花、连翘因其有清热解毒透邪出表之作用，合增液汤则更具清营透气、凉血解毒之效；加钩藤、僵蚕息风；配服安宫牛黄丸清心开窍，息风解痉。二诊时病势稍减，但仍昏迷，遂改服至宝丹开窍解痉。三诊时已转为时昏时睡，不语，故予增液汤加郁金、菖蒲等凉血息风，芳香开窍解语。考虑犀角价昂货缺，米老多年来少用清营汤原方，而常用增液汤加银花、连翘，同样取得清营凉血之效。本案例未用清营汤而意实含之，安宫牛黄丸、至宝丹递进，善用增液汤加味，是其特点。

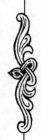

五、小结

钩端螺旋体病是一种自然疫源性急性传染病。米老于1963—1968 年亲自深入疫区，认为本病属于中医学"温病时疫"之范畴。6 年中，米老主治钩体病患者 657 例，治愈率为 99.92%。归纳出了钩体病的中医证型有伏暑、湿温、温燥、温毒、温黄、暑痉 6 种类型，提出了一套完整有效的中医防治方案。像这样对一种急性热性病进行中医防治研究，

历时之久、规模之大、例数之多、疗效之佳，中华人民共和国成立以来在中医界是罕见的。通过以上所举病案，反映了657例的治疗思想，归纳有以下几点：

1. 中医治疗钩体病必须始终贯彻"存津液，保胃气"和"扶正抗邪"这一中心思想。"存津液，保胃气"和"扶正抗邪"是中医学治疗热性病的宝贵经验，也是米老治疗钩体病的中心思想。这个宝贵经验首见于《伤寒论》，历代有所发挥，至明、清温病学说创立，更把它提高到重要地位。清·喻嘉言论述津液在生理病理上的重要意义说："胃藏津液，水谷之海，内充脏腑，外灌形骸。津多脉盛，津少脉衰，津结病至，津竭祸来。""存津液，保胃气"这一原则，随着热性病病机的变化，在方剂的选择、配伍方面也具体地体现出来。如《温病条辨》辛凉解表之桑菊饮、银翘散，均用鲜苇根以清热生津，且在方后语中叮咛："二、三日病犹在肺，热渐入里，加细生地、麦冬以保津液，再不解或小便短者加知母、黄芩、栀子之苦寒，与麦、地之甘寒合化阴气，而治热淫所胜。"阳明证所用之白虎汤，知母清热养阴，粳米、甘草和胃养阴；阳明腑实证用承气汤攻下，乃釜底抽薪，急下存阴；清燥救肺汤治伏暑化燥咯血重证，方中桑叶轻宣肺燥，生石膏清肺胃燥热，阿胶、麻仁、麦冬润肺滋阴，人参、甘草益气生津，杏仁、枇杷叶肃降肺气，燥得以润，气得以降，故热退而咯血止；增液汤可增液润燥；余热未尽善后调理用竹叶石膏汤，生石膏清热，人参、麦冬益气生津，粳米、甘草安中和胃，半夏降逆止呕，合凑清热生津、益气和胃之效。凡此种种，无不贯穿以"存津液，保胃气"和"扶正抗邪"这一中心思想。

2. 本病中伏暑证最多见，占全部病历的85.37%，其中

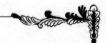

在卫分证接诊的有 196 例（体温在 39℃以下伏暑卫分证病例未包括在内），皆用银翘散（汤）治愈，退热时间平均为 2 日，无酿成变证、危证者。关于银翘散（汤）中银花、连翘的用量，据米老的经验，一般用 17.5 ～ 35 克，不要低于 17.5 克，否则会影响疗效。银花、连翘无论在卫、气、营、血皆可应用，因其有清热解毒、透邪出表作用。如气分证用白虎汤加银花、连翘，清营汤中本有此药，气血两燔证例用白虎增液汤加银花、连翘、白茅根，或再加黄芩、栀子、黄连以加强药物的协同作用，疗效更好。

3. 本病发展过程可分为卫、气、营、血 4 个阶段，而临床表现多见兼证，不可截然划分。以卫分证为例，除单纯卫分证外，尚有卫分兼气分、卫分兼营、血分证。所谓兼证，即次要矛盾。卫分兼见营、血分证，本质上是卫分证，仅兼见少许衄血，或舌边尖质绛、心烦不安。若气分兼卫分证，则以阳明经证大热、大汗、口大渴、脉洪大为特点，兼见微恶寒，此时应重用白虎汤加银花、连翘，不必用银翘散全方，否则主次不分，药物庞杂，反而影响疗效。一般用白虎汤，多强调四"大"症状，所谓典型白虎汤证。但观察本病气分证，以大热、有汗、脉洪大或滑数为主，而大汗，或大渴则不多见，卫分兼证多不明显，如用银翘散（汤）加生石膏 14 克，知母 10.5 克则嫌药轻证重，若用白虎汤（生石膏 70 克，知母 28 克，粳米 17.5 克，甘草 10.5 克）加银花、连翘则药证相当，疗效显著。故本病临证不必过分强调四"大"症状悉具才用本方。

4. 古人有"伤寒下不厌迟，温病下不厌早"的说法。米老观察本病有热淫所胜，伤津耗液的特点，在伏暑气分阳明腑实证采用白虎汤加大剂增液汤多能达到"增水行舟"而热

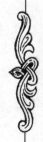

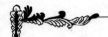

随便解之效。再不解而里热炽盛的，加黄芩、焦栀、黄连之苦寒合白虎增液之甘寒，则多取效。也可视腑实轻重，慎用调胃承气汤或大、小承气汤以达泄热通便之目的。

5. 初诊病例，若辨证无误，热势不衰或有病进之势者，乃病重药轻，不必改弦易辙，可继用原方一二剂，或 2～3 小时服一次，日进两剂，多能取效。又某些重型病例，如气血两燔证者，经用清气凉营重剂治疗后，热势减退，体温下降，此时多虑药过病所伤及正气，若改投轻剂，每见热势再起，故宜谨守病机，持原方不变，或小制其剂，1～3 日后以待热退、脉静、身和，再用轻剂善后。

6. 余热未尽，正气未复病例，绝大部分竹叶石膏汤善后，疗效满意。个别重笃病例，投之不能清其余热，审其病机，乃正邪胜复致阴精耗损，改用滋阴退热、养液润燥的加减复脉汤而取效。

流行性出血热

流行性出血热是一种自然疫源性急性传染病。本病具有发病急骤、变化迅速、死亡率高的特点。现代医学分为发热期、低血压期、少尿期、多尿期和恢复期。其中低血压期的治疗颇为棘手，20 世纪 60 年代初医学界对此病的治疗还没有一套较好的办法。米伯让先生于 1964 年、1965 年、1970 年先后深入陕西周至及户县等地，采用中医中药进行防治，在诊断上采取中、西医观察相结合，治疗上运用中医药辨证论治的方法，以探索中医对该病防治的有效规律。通过治疗

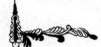

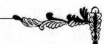

流行性出血热 76 例的疗效观察，先生认为流行性出血热属于中医学"温病时疫"范畴的"温毒发斑夹肾虚病"。病因为"温气毒邪"与"精气失藏"所致。针对临床各期不同的表现，提出了相应的治法，取得了一定的疗效。

一、辨证机理与治疗

本病的机理主要是温毒侵入机体，伏行血脉，分布三焦，干扰经络、脏腑、营卫、气血，新感引动伏邪，邪从血分发出气分，全身机能强烈反应，导致经络、脏腑、营卫、气血严重受损的一种全身性反应。其发病过程不外是卫、气、营、血四个阶段的邪正斗争胜负转化。现将各期证候机理分述如下：

（一）卫分、气分证治

卫分证的机理主要为新感引动伏邪，干扰气血。机体卫外机能立即反应，呈现保护机体抗邪外出的一种证候，如恶寒、发热、无汗、头痛、身痛、腰痛、口渴、舌苔薄白、脉浮数等。恶寒、发热、无汗、头痛、身痛、腰痛，此为新感之邪束于肌表脉络，毛窍闭塞，机体所产生之热郁于肌肤，不得外透，干扰气血形成中毒症状。口渴为邪热耗津；舌苔薄白为尚未伤津化燥，其病在表；脉象浮数为卫气攻表抗邪外出之象；兼见眼结膜充血、水肿、颜面、颈胸潮红，或腋下斑疹隐隐，为病毒从血分发出气分；广泛的肌肤脉络充血，是将要发斑之征兆。

本病特点之一是腰痛，为患者平素肾气不足，加之感受温毒，温毒从足太阳膀胱经脉侵入，损及于肾，因肾与膀胱相表里，腰为肾之府，故见腰痛。从《广温疫论》关于夹肾

虚的描述推测，可能是戴麟郊氏对类似本病在当时流行的经验总结。

本病之另一临床特征为发热而无汗。本病无汗之基本病理机制是"津液内渗"，也就是津液从毛细血管大量渗出。清·叶天士论之颇为精当，他说："寒邪中经，腠理致密，津液内渗，则为无汗。"（《医效秘传》）此外，肾气不足，不能鼓动卫气以达攻表散热，以及水饮内蓄、亡阳、久虚等在各具体病例中亦可能是形成无汗的重要因素。

本阶段之证候，其病变部分在体表脉络，为邪正斗争相持之表现，所以治疗本病在卫分恶寒发热，有充血体征，夹肾虚腰痛证者，当用辛凉解表、透热解毒，佐以益气护阴、散血、净血、顾护肾气，以达扶正祛邪、热随汗解之目的。故方用银翘散加党参、杭芍、升麻、葛根。腰痛明显者加知母、杜仲，照顾肾气。本方消除中毒症状较快，一般服药3～4天体温可降到正常。

银翘散是清·吴鞠通所创制，为治疗各种温病表证之主要方剂。该方脱化于金·李东垣之普济消毒饮。银翘散有辛凉解表、透热解毒之作用，其疗效为医家们所公认。我们治疗钩端螺旋体病657例，有表证者应用本方治疗，不用任何抗生素、输液疗法，退热效果很好，亦未见脱水现象。对排除出血热、钩体病而诊断为上感、流感发高热的病例，其疗效亦好。

根据观察本病，如持续发热不退五六天者，往往在热将退时血压下降，症状反而加重，中医认为是厥证出现，这是与其他热性病不同之处。用中医理论分析，认为本病发热到五六天而出现厥逆证候，是与《素问·热论》所说的热性病的病程发展"一日太阳，二日阳明，三日少阳，四日太阴，

五日少阴，六日厥阴"有相似之处。若以六经病机传变说分析，"太阳之上，寒气主之，中见少阴"，"少阴之上，热气主之，中见太阳"（《素问·六微旨大论》）。太阳与少阴相表里，是热性病太阳经证与少阴经证相互转化的内在根据。本病发热期卫分证是病在三阳经，其病在表。突然出现厥逆证，是为病邪内陷，其病理机制有二：一是少阴寒化而成寒厥证，一是少阴热化而成热厥证。前者是由于寒邪遏郁，阳气不伸，血虚不能通阳，气虚下陷，机体反应力弱，抗邪机能低下，不能鼓邪外出而成厥；后者是由于机体强烈反应，阳气偏亢，正气化邪为害，致使伤阴化燥，燥极化火，损害营血，迫血妄行，气随血脱，阴竭阳亡而成厥。根据上述本病成厥的病理机制分析，米老曾运用中医先贤祛邪扶正和存津液、保胃气的宝贵经验以辅助生理抗卫机能，试图达到预防厥证出现之目的。这也就是本病卫分证应用解表药加补益药的理论与实践根据。故本病卫分证采用银翘散以辛凉解表，透热解毒，加党参、杭芍益气护阴，升麻散热、净血，葛根解肌生津，鼓舞胃气。银翘散加升麻、葛根，也是受前人对感受秽浊时邪，气机阻滞，血脉不通而发生斑疹隐隐，用升麻葛根汤、银翘散的经验启发而来。且升麻葛根汤常用于治疗麻疹。

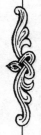

　　如证在卫分，口渴者加生石膏、花粉，以防伤津化燥，转入气分。若夹肾虚腰疼显著者，加杜仲、知母照顾肾气，以防发生意外之变。知母味苦甘、性寒，有清热、消肿、利尿之作用，杜仲味甘、性温，有壮肾、止痛、利尿之效。1965年，米老曾应用本方治疗出血热发热期卫分证高热患者20例，其中14例未出现低血压，体温下降后亦无明显症状加重现象。这仅是初步观察，应继续总结经验。

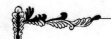

抓紧早期卫分证的治疗是治好本病的关键。清·叶天士说："在卫汗之可也。"发汗的目的是使邪从汗解，如病在卫分，服药后出汗与不出汗是决定下一步治疗主动与否的关键问题。治疗早期卫分证，必须发汗，病邪才能解除。但是应注意，祛邪必须照顾扶正，卫分证不得妄用大量苦寒药品，否则不但不能达到迅速解热的目的，反使邪热不得外透，寒邪遏郁，易生变证；更忌用大剂量辛温助阳发汗药物以解热，致使大汗耗伤津液。解表类药剂之使用，应注意禁忌的是辛热解表发汗药，而不是辛凉解表发汗透热之剂。因之，谨守卫分之病机，正确掌握早期卫分证的治疗是非常重要的。此外需要注意的是卫分兼见气分证和卫分兼见营分证。卫分兼见气分证为病势转化初见气分证候，如口渴，舌苔转见黄色，脉浮滑有力，应于银翘散方中加生石膏、知母。如逆传营分则见舌质红绛，心烦不安，小便黄少，脉见弦细或浮大有力，应于上方加生地、元参、麦冬；再不解而小便短者加焦栀、黄芩之苦寒与麦、地之甘寒合化阴气以治热淫所胜。

气分证的机理，主要是病邪在卫分未能及时解除，病势进展，机体产生强烈反应，邪正剧烈斗争，波及脏腑的消化系统和营养系统，导致有关器官的病理变化。由于气的生理作用表现在整个机体及诸脏腑功能活动中，范围最广，一旦病毒侵入气分，则全身机能均起强烈反应。同时因受邪的脏腑部位不同，气分的病机、证候也就有很多类型。然病在气分为邪已去卫，由表入里，但尚未损害营血，以但恶热、不恶寒、舌苔黄、小便黄赤，或大便秘结，或下利稀溏等为共同特点。

本病在气分出现的主要病机证候有阳明经证、阳明腑实

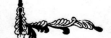

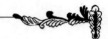

证、热阻胸膈、痰热阻肺、阳明协热下利、邪在半表半里少阳等证，以及气分兼初入营、血证，气阴两伤虚脱证等。

阳明经证：但恶热，不恶寒，高热持续不退，口干渴，或大渴引饮，小便黄少，多汗，舌苔黄干，或白干略黄，脉洪大有力等。此为表邪入里，邪从热化。里热壮盛稽留，因而高热持续不退，灼伤津液，故口干舌燥，大渴引饮；小便黄少，汗多，为热迫津液外泄；脉洪大而数有力，为热迫邪实，气血沸腾之象。

阳明腑实证：为阳明经证未能及时解除，继见大便燥结不下，或腹胀满痛，甚则谵语，烦躁，舌苔黄干且燥，脉沉实有力而数。此为病势进展，邪热传入肠胃，里热结滞，伤津化燥，脾不能为胃行其津液，故舌苔黄干，大便秘结，腑气不通；宿食燥屎积聚，所以腹胀满痛；里热不解，邪实上扰心神，则见烦躁神昏谵语；邪热结滞于里，故见脉沉实有力。以上阳明经证与腑证的主要机理，是病势由浅入深，机体与病邪奋战强烈，伤及脾胃津液，化燥化火的表现。

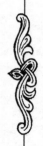

脾为生血之源，主湿，主运化；胃主燥，有纳食、消化水谷之作用。若胃纳不佳，水谷来源缺乏，必须依赖脾气运化之津液营养。如津液大量消耗，胃阴势必受损，立即呈现一系列燥热征象。太阴与阳明相表里，脾胃相互为用，此即《素问·六微旨大论》所谓："太阴之上，湿气主之，中见阳明"；"阳明之上，燥气主之，中见太阴"的病理机转。清·喻嘉言说："胃藏津液，水谷之海，内养脏腑，外灌形骸，津多脉盛，津少脉衰，津结病至，津竭祸来。"（《医门法律》）由此可见津液在人体的重要性，一旦人体津液亏损，便可伤及营血，如不及时救治，往往热极化燥，燥极化火，损害脉络，迫血妄行转为营分、血分证。据此，米老在治疗

41

本病气分的阳明经证时，即用大清气热、养阴解毒、壮水制火之治法，预防失血，并预防转化为阳明腑实证。方用白虎增液汤加焦栀、黄芩、银花、连翘。观察治疗本证，多数病例可于3日内体温降至正常，并往往越期而愈。

治疗阳明腑实证的总治则是增液通便，泄火救阴，用增液承气汤随症加减。由于本证燥热耗阴的程度及其受邪部位不同，在病机证候上又有伤津化燥、微兼腑实证，热阻胸膈、微兼腑实证，痰热壅肺、腑有实热证，胃热结滞、燥极化火、上扰神明证，热结下焦、腑实血瘀证，正虚邪实、热结便秘等证。分述如下：

1. 伤津化燥、微兼腑实证

若症见高热持续不退，大便燥结，二三日不下，无腹痛胀满及上焦证者，为伤津化燥、微兼腑实之证。法当增液通便，攻下积热。方用增液承气汤，日服1剂，以大便通利为度。可使热从便解，阴液恢复。

2. 热阻胸膈、微兼腑实证

若症见高热不退，胸膈灼热如焚，烦躁不安，口渴，唇焦，或口舌糜烂，咽痛，大便秘结，小便黄少，舌苔黄或白而干，舌边尖红，脉浮滑而数，此为热阻胸膈，微兼腑实证。法为泻火通便，清泻上中二焦之热。方用凉膈散，日服1剂，连服1～3天，以热退证减为度。

3. 痰热壅肺、腑有实热证

若症见高热持续不退，大便秘结，痰涎壅滞，喘促不宁，舌苔黄厚而干略腻，质红，脉大而实，此为胃热结滞，腑气不通，上灼于肺，痰热蕴结阻肺，肺气不降，气逆为喘之证。法当宣肺化痰，泄热攻下，方用宣白承气汤加减，日服1～2剂，以热退证减为度。

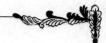

4. 胃热结滞、燥极化火、上扰神明证

若症见高热不退，大便燥结，五六日不下，腹痛胀满而拒按，甚至烦躁，谵语，舌苔黄厚而干燥或黑燥，质红，脉洪大或见沉实而数者，此为胃热结滞，燥屎宿食积聚，腑气不通，燥热化火，上扰神明所致之证。法当急下存阴，方用大承气汤、增液汤合剂。日服 1 剂，以大便通利、热退证减为度。

5. 热结下焦、腑实血瘀证

若症见高热不退，谵语狂妄，大便燥结色黑，为热结下焦，腑实血瘀，干扰神明。法当急下存阴，活血化瘀。方用桃仁承气汤、增液承气汤合剂。日服 1 剂，以大便通利为度。

6. 正虚邪实、热结便秘证

若症见高热不退，患者形体虚弱，大便燥结不下者，此虽为邪热内结，但正气虚弱，不能专用攻下泻热之剂，必须在攻下剂中加入人参、当归补益气血，以防虚脱。方用黄龙汤、增液汤合剂加减。日服 1 剂，以大便通利，热退证减为度。

7. 水热互结、阳明协热下利证

若症见高热，口渴，气喘，汗出，胸满烦热，口苦欲呕，腹中雷鸣，大便日泄数十次，所下之物臭秽异常，小便短赤，舌苔黄，质红，脉弦滑而数，此为水热互结，阳明协热下利之证。法当和解肌表，清热除湿，降逆开结，补气和中。方用甘草泻心汤加葛根，每日 2 剂，服 2 ～ 3 天，以热退证减为度。

水热互结、阳明协热下利证的形成有两种情况，一是由于温毒侵犯胃肠，里热从阳明外达所形成；二是本证见于外

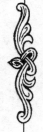

感初起，病在卫分，理应从表而解，若误用攻下剂，以虚其中气，则邪热乘虚内陷阳明，遂成协热下利之证。表邪未解，里热已成，故见身热，口渴，气喘，汗出，胸腔烦热，脉滑数有力。邪在胃肠，胃虚不能鼓邪外出，以致水热互结，气机升降失常，中焦痞塞，故上见呕吐，下而腹泻。此阴阳不调，水、热、气三者互结之证。所以用甘草泻心汤加葛根，外解肌表，内清肠胃之热，降逆和胃，开结除痞，补脾和中。

8. 湿热郁滞、肝胃不和少阳证

若症见高热不退，时而寒热往来，头昏痛，口苦咽干，不欲饮食，恶心呕吐，胸胁闷痛或腹痛，苔心黄腻边白，脉弦数者，为上中二焦湿热郁滞，肝胃不和少阳证。法当和解表里，清热除湿，方用大、小柴胡汤加减治之。如兼大便不下，为少阳兼里实证，可用大柴胡汤和解表里，微兼攻下；如兼阳明经证，大热大渴不解者，为少阳阳明合病，可用大柴胡汤、白虎汤合剂，兼清气热，和解表里。此证多出现在卫分之后气分之前，或在气分之后。

本证的形成为温邪侵犯少阳所致。少阳属胆与三焦，由于经脉络属的关系，肝与胆相表里，三焦与心包相表里。因此少阳病的证候与这些脏腑经络的病理变化有密切关系。在生理状态下，因胆内藏精汁而主疏泄，胆和则脾胃无贼邪之患，则脾胃纳谷消化功能健全。因胆寄附于肝，且人身相火游行于三焦，内寄于肝胆，故肝之疏达，也就包括了肝胆功能的协调。三焦为营卫气机运行之道路，与胆相连。在病理状态下，如外邪侵犯少阳，肝胆之气便会受到影响，上逆或上亢，因而出现口苦、咽干、目眩的证候。由于邪在胆腑，胆气不降，从而导致胃气上逆。正如《灵

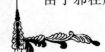

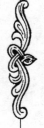

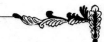

枢》所说："邪在胆，逆在胃。"故出现心烦喜呕，默默不欲饮食等消化功能失常的证候。若邪犯少阳，气机不畅，升降不利，即可发生胸胁苦满的证候。寒热往来系正邪相争的反映。如正能胜邪，则"上焦得通，津液得下，胃气因和，身濈然汗出而解。"若正气较弱，不能抗邪外出，邪正交争，则往来寒热。所以少阳病是病邪既不在表，又未入里，而在半表半里的证候。本病可由他经传来，也可以从本经起病。凡出现口苦、咽干、目眩、寒热往来、胸胁苦满、默默不欲饮食、心烦喜呕、脉弦细等证候者，就叫少阳证。上述的主要脉证在临床上可全部出现，也可只出现其中的部分证候。少阳证介于太阳证与阳明证之间，它有向表、向里发展的两种趋势，故有"少阳为枢"的说法，不过少阳病之向表向里常常表现为兼证的形式。我们观察少阳证常在出血热的病程中继太阳表证（卫分）之后出现，且在传变过程中，若患者正气虚弱，多自少阳径入厥阴，或厥阴病由于正气渐复而传出少阳。这是由于少阳与厥阴相表里，经络相互联系使然。少阳病每多来自太阳，而向阳明和厥阴发展，也有转为太阴或少阴的。

　　在治疗上，《伤寒论》指出：邪在表者，当以汗解，邪入阳明之里，则当清或下。如邪既不在表，亦不在里，在表里之间，故不用发汗或清下，而以和解法治之。故对该证应以大、小柴胡汤为主方加减治疗。根据以往经验，一般服用柴胡汤后，可不经发汗而病解，但亦有药后得微汗而愈者。正如《伤寒论》所说："与小柴胡，上焦得通，津液得下，胃气因和，身濈然汗出而解。"可知服小柴胡汤后，有时得汗病解，不是由于柴胡发汗，乃因"上焦得通，津液得下，胃气因和"之故。所以小柴胡汤应为和解之剂，不能作为汗剂而论。总之，少阳病的治疗原则，应以和解表里为主，不可妄用汗、吐、下各法。但由于少阳又多兼表里的证候，故可在和解的基础上，视病情的不同，兼用解表、攻里、疏通经络等法，随证施治。

若在应用上述汗、清、下、和诸法后热仍不退者，则应详审辨证是否准确，是否有如戴麟郊所述的证情"或屡清屡下而热更甚，舌上燥而无苔，或有黑苔愈清愈长，或有燥苔愈下愈燥，此皆肾虚之证。察其阳明无实邪可据，当从肾治，以知柏地黄汤。王太仆所谓寒之不寒，责以无水，壮水之主以制阳光者此也。或仍不应则合生脉散以滋水之上源，或用四物汤疏通经络。"推其病机乃热邪灼伤真阴，肾水不足，阴不制阳，或兼有络脉瘀阻，因之当从肾治，宜用知柏地黄汤合参麦饮一类方药，以滋益水之上下源；或加用四物汤兼以疏通经络，治疗热淫所胜，发热不已。

上述气分各种证型，为出血热病程中所常见，必须谨守病机，辨证施治，切勿机械地拘守一方一药。气分证中最多见的是白虎增液汤证、增液承气汤证、甘草泻心汤证，其他证型病程中亦较常见。此外，特别值得注意的是气分转见营分、血分证，和气阴两伤虚脱证。这是本证的恶化转变，特分述于下：

（1）气分转见营分证：即在上述证型中出现舌质红绛，日暮潮热更甚，心烦不安，胸前腋下斑疹隐约可见，此即邪入营分证之特征。如见斑疹透露，或衄血、吐血、大小便下血，即为气分转入血分证的表现。对气分转见营分证，即气分兼营分证，用白虎增液汤加焦栀、黄芩、银花、连翘、白茅根治疗，一般可以控制病情发展。病情较重者，再于上方加用犀角、黄连、丹皮、赤芍，清气凉营，化斑解毒。由于

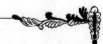

犀角价格昂贵，且农村不易购买，故我们尽量不用，而加重石膏用量，一般便可以控制发展。如确系转入血分证者，当用清瘟败毒饮。

（2）气阴两伤虚脱证：本证临床表现在阳明经证中，出现高热不退，大汗淋漓不止，口渴，气喘，背微恶寒，舌苔黄或白干，脉象浮大而芤，重按则无，血压继续下降，充血出血不甚明显。此为患者平素由于劳倦内伤，气阴不足，感受温毒，里热炽盛，逼迫津液大量外泄，气血内脱，以致气阴两伤，形成虚脱之证。法当急用清虚热、救阴液、生津敛汗、复脉固脱之剂，方用复脉救逆汤加人参、五味子。如见四肢厥冷，脉微沉细，于本方加生黄芪35克，附子35克，回阳固脱。此为危候，必须严密观察，随证处理，以挽危急。

关于气分转见营分证，应用白虎增液汤加焦栀、黄芩、银花、连翘、白茅根的原因，主要是根据本病发热期病在气分阳明经证，随着机体强烈反应，导致气血两燔的机理，故决定预先选用气血两治之法，以制机体强烈反应偏盛之热。故将大清气热、养阴和胃止血之白虎汤与增液通便、清血凉血之增液汤合用，再加焦栀、黄芩之苦寒以清泄郁火，与麦、地、茅根之甘寒保津利尿，佐以银花、连翘轻清之品透热解毒，以达壮水制火、预防出血之目的。临床治疗观察说明本方确有清热解毒、和胃、保津、通便利尿、预防失血之功效。又白虎汤是治疗各种温病，由于高热耗阴化燥，转为阳明经证的主方。白虎汤有大清气热、养阴和胃止血的功效，为1700多年来历代医家所公认。使用本方应以大热、大渴、大汗、脉象洪大有力为依据。增液汤主要适用于热结阳明，耗损阴液，液干多而热结少之大便秘结证。方中所加

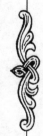

之焦栀味苦，性寒，可清泄三焦郁热，清血，止血，除烦止痛，使因发热而产生之各种症状得以缓解。黄芩味苦性寒，有清肺胃热、止血、止痛、消炎、利尿、健胃作用。银花味甘微苦，性寒，有清血、消炎、清热解毒，及轻微的透表利尿作用。连翘味苦，性平微寒，能解热消炎，活血行瘀。白茅根味甘性凉，有清热生津、利尿、止血之功效。因之，根据以上药味功效和出血热在发热期气分证之演变机理，组成本方。

关于本病的病程发展，我们观察到本病在发热期的病机证候转化非常复杂，不是单纯的一个发热问题。故应根据病情变化、脏腑互相影响、机体强烈反应、邪正斗争胜负因素的转化而进行辨证论治。西医所说之发热期、低血压期、少尿期、多尿期、恢复期不是固定不变的；中医所说的卫、气、营、血也不是截然分割的。正如《伤寒论》指出的，六经病证的传变，有顺传、逆传、越经传、合病、并病、直中等复杂变化。明·吴又可说："疫邪有先表后里者，有先里后表者，有但表不里者，有但里不表者，有表胜于里者，有里胜于表者，有表而再表者，有里而再里者，有表里分传者。"（《温疫论》）出血热病的发展变化正是如此，本病有病发于里的温病，有初起即见气分证，而后又陷入营分血分的。因此，对本病发热期的治疗一定要按照中医学"辨证求因，审因立法，分清主次，依法选方"的原则，严密观察病情变化，掌握病机证候进行治疗。如果我们对本病发热期能够掌握卫分、气分的病机证候的转归和治疗，灵活运用，就可以控制病情不至于向营分、血分发展。

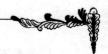

（二）营分、血分证治

本病低血压期、少尿期，多在发热期卫分、气分证之后，营分、血分证候中出现，但亦有发热、低血压、少尿三证重叠出现的，这是一个复杂问题。现将营分、血分证治的机理分述于下：

营分、血分证主要是由于卫分、气分病不解，机体强烈反应导致津液亏乏，正不胜邪，病邪乘虚内陷，损害营血，伤及脉络，循环障碍，机能偏亢为害，正气反化为邪的一种病理变化。此为热性病发展至严重阶段的表现。

卫气游行于血脉之外，它有护卫机体、抗御外邪的作用。气有促进物质新陈代谢和生命活动的作用，它有着吐故纳新、推动呼吸、循环、消化、吸收、分泌、排泄、生殖、发育、抗病、抗痛的能力。气在不同的器官表现出不同的生理功能。营气流行于血脉之中，它有营养血脉、调和脏腑的作用。血周流全身，灌注人体的命脉。《素问·痹论》说："营者，水谷之精气也，和调于五脏，洒陈于六腑。"《灵枢·邪客》说："营气者，泌其津液，注之于脉，化以为血。"《灵枢·营卫生会》说："清者为营，浊者为卫，营行脉中，卫行脉外。"《灵枢·本脏》说："卫气者，所以温分肉、充皮肤、肥腠理、司开阖者也。"《灵枢·决气》说："上焦开发，宣五谷味，熏肤，充身，泽毛，若雾露之溉，是谓气。"《素问·生气通天论》说："阳气者，若天与日，失其所则折寿而不彰，是故阳因上而卫外者也。"《灵枢·决气》说："中焦受气取汁，变化而赤是谓血。"《灵枢·卫气》说："其浮气之不循经者为卫气，其精气之行于经者为营气，阴阳相随，内外相贯，如环无端。"由此可见，卫、气、营、血是人体循环系统的各种物质机能，

各担负着不同的机能分工。清·张志聪说:"营为血之气,举血可以赅营。"明·张景岳说:"卫主气而在外,然亦未尝无血,营主血而在内,然亦未尝无气。但行于内者谓之营,行于外者谓之卫。"《类经·经络类·营卫三焦》就说明了卫、气、营、血四者在人体是有机联系、不可分割、浑然一体的机能活动。它们在人体起着卫护机体、抗御病邪、营养脏腑全身、协调机体功能活动的重要作用。

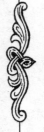

在病理状态下,温毒侵入人体首先干扰气血。由于卫气敷布于人体的肌表,有卫外作用,当邪从外入,卫气必与邪争,故症见恶寒发热;邪在卫分郁而不解,势必要向里传变而进入气分,为机体强烈反应,与病邪剧烈斗争,邪已去卫,故症见但恶热而不恶寒;若卫分、气分病邪不解,正气受累,津液亏乏,病毒即乘虚内陷营分,损害营气,伤及脉络,故症见舌绛暮热,心烦不安,口不甚渴,斑疹隐隐。营是血的前身,营气受邪,势必累及血分。营分之邪不解,则必进一步深入血分,此为广泛的脉络受损,全身气血遭受到严重的破坏,故除见热入营分的舌绛暮热、心烦不安、口不甚渴等症外,一般多有吐血、衄血、便血、尿血,或蓄血,以及斑疹透露、舌色深绛,或躁扰发狂、痉厥等症。清·叶天士说:"卫之后方言气,营之后方言血。在卫汗之可也,到气才可清气,入营犹可透热转气……入血就恐耗血动血,直须凉血散血。"(《外感温热篇》)可见病在卫分浅于气分,而病在血分则深于营分。所以邪热在卫分的表热证,病邪较为轻浅;气分证则邪已入里,里热炽盛,故病势较重;热邪深入营分、血分,不仅营伤血耗,而且心神亦受影响,所以病邪发展到血分最为深重。

关于卫气营血的证候传变,由于温邪类别的差异,以及

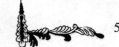

病人体质强弱等不同，临床表现多种多样。有在发病初起即从营分或气分开始而无卫分证候的表现，以里热偏盛为特点。前者为病发于表，后者为病发于里。病发于表的温病，有初起邪在卫分，经治疗后，病即痊愈而不向里传变的；亦有很快传入营分、血分的；也有邪传营分、血分，而卫分、气分之邪尚未全罢的。至于病发于里的温病，有初起即见气分证而后又陷入营血证的；亦有先见营分、血分证，转出气分后，邪热未得及时解除，又复陷入营血的；也有营分、血分之邪透出气分，由于一时不能透尽而致气血两燔的。总之温病过程中证候的相互转化，其形式不是固定不变的。出血热病的发展变化正是如此，由于它具有发病急剧、变化多端的特点，所以我们特别强调要辨证施治，就是这个道理。

1. 病邪进入营分的表现

以舌绛暮热、心烦不寐为特点。观察出血热病程中营分证多在发热期的卫分、气分证中以兼证形式出现。其证型有卫分兼见营分证、气营两燔证及营分兼见痰闭心包证。

营分证的具体表现除舌质红绛、心烦不寐、身热夜甚外，并见时有谵语、口不甚渴、胸前腋下斑疹隐隐、眼球结膜充血水肿、尿少色黄、脉象细数。

卫分兼营分证出现，则应有恶寒发热等表证，此乃患者平素营阴不足，感受温毒表邪不解，热郁于里不能外达，伤及心营，脉络失养，热毒逼血外窜使然。因心主血脉，营气通于心，一旦营阴亏损，势必心火上炎，舌为心之苗，故见舌质红绛，心烦不寐；机体强烈反应，故见身热夜甚；时有谵语，乃热扰心神；口不甚渴，乃伏火未散，邪热进而深入营分，真阴被劫，营气受损，营运失常，因而一方面导致蓄血停留，另一方面导致三焦通调水道功能障碍，水湿蓄积脉

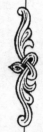

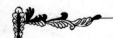

中不能下泄，故口不甚渴；斑疹隐隐，为热毒郁于肌肤，肌表脉络轻度受损，营血尚未透露之故；邪热燔灼，下损肾阴，肾水虚于下，不能上承于心，心火上炎，血脉逆行，经络壅阻，热毒郁于眼者，故见眼结膜充血水肿；热毒灼津，肾阴亏损，故见尿少；脉象细数，为邪热燔灼营阴不足之证。卫分逆传营分为病情恶化，是病势进退的关键，必须严密观察其动态变化。对卫分兼见营分证，法当辛凉解表，清营透热，保津利尿，护阴解毒。方用银翘散去淡豆豉、芥穗，加党参10.5克，杭白芍10.5克，生地28克，元参35克，麦冬28克，知母28克，焦栀14克，黄芩10.5克，大青叶17.5克，白茅根70克。日服2剂，连服3天，以热退证减为度。

本证用银翘散去豆豉、芥穗者，以本方必借此二味以奏发汗之功效。吴鞠通氏在《温病条辨》中，遇卫分兼见营血分证者则去豆豉、芥穗。考其原因有两个。一个是斯证热灼心阴不能蒸汗，温邪郁于肌表血分，必发斑疹，一旦强迫发汗，若其人肌表脉络疏松，汗出不止，进一步耗伤心液，势必造成误汗亡阳，故减此二味发汗之品，加苦寒泻火解毒，甘寒养阴保津之味，以达解毒清里之功效。另一个原因是唯恐医家鲁莽，不能严格遵守其用量和制剂而造成过汗之弊。据近人张山雷氏认为市售之豆豉系用麻黄煮制，非古人所用豆豉之制法，因之往往因服用量过大而促使大汗。芥穗生用能发汗，炒黑则能止血。但生芥穗必借防风而作用始强，其发汗之力远不如麻黄。吴氏治疗卫分兼营血初证，必减去豆豉、芥穗，实寓有深义。多年来，米老每遇斯证，必遵此法以防意外，乃仿古人"有斯证必用斯方，有斯方必有斯药"之意。若病情较重者，可用清营汤以清营解毒，泄热护阴，

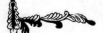

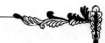

透热外出。

本证若由气分传来，则见壮热，烦躁，口渴，或汗出，舌质红绛，苔黄燥垢，为里热炽盛，气营两燔之证。法当气营两清，保津利尿，养阴解毒，预防失血。方用白虎增液汤加焦栀、黄芩、银花、连翘、白茅根、丹皮、大青叶，日服2剂，连服3天，以热退证减为度。若壮热不解，斑疹透露明显增多，可用化斑汤清血凉血，化斑解毒。可师化斑汤之意，于前方加犀角9克。若证见阳明腑实，大便燥结不下，即于前方加芒硝、生大黄，以通泄腑实壅滞之热。若症见神识昏蒙，谵语烦躁，舌謇肢厥，舌质纯绛，脉沉细而数，此为营阴亏损，热毒内闭心包之证。法当以清泄心包邪热为主，可配服安宫牛黄丸以清心开窍。如大便秘结，可用紫雪丹清营泄热。

2. 血分证的表现

观察出血热病进入血分，除具有上述热入营分的症状外，应有出血见证，如吐血、衄血、咯血、大便下血、尿血，有时可见尿中有膜样物或尿闭，斑疹透露，甚至有片状血斑弥漫全身。舌质深绛或紫晦，舌苔黄燥，脉象细数或虚数无力，严重者可见四肢抽搐，或手指蠕动，神昏谵语，狂躁，呃逆，热厥或寒厥等证。

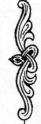

本证主要由于病毒在营分不解，营气受损，病邪继而深入血分恶化发展而成。因血为营气所化，运行脉中，周流不息，邪热一旦进入血分，势必耗营伤血，邪正斗争以致血热沸腾，邪火炽盛，导致脉络失养受损，形成出血。损及脏腑器官不同，则见不同部位的出血，如损及肺胃脉络，则见衄血、咯血、吐血；损及胃肠脉络则见大便下血；损及肾与膀胱脉络则见小便尿血，有时可见尿中有膜样物；严重损害肾脏，则见尿闭；损及体表脉络，则见斑疹透露，甚至片状血斑弥漫全身，或吐衄、便血并见，此为全身脉络广泛受损之象。由于机体与病邪强烈奋战，三焦相火亢极，充斥表里上下，迫血妄行，故见以上诸证，此即《灵枢·百病始生》所说："阳络伤则血外溢，阴络伤则血内溢。"至于舌质红绛或紫，苔黄焦燥，均为燥火灼伤营血，病邪深重之象。

在治疗上，根据"入营犹可透热转气，入血就恐耗血动血，直须凉血散血"的治则，勘酌病情轻重及其演变辨证施治。下面将血分证治分别于少尿证与痉厥证两大证型中叙述。

（1）少尿证治：若症见斑疹透露，尿血，少尿，小便不利，尿中有膜样物，下腹急痛，恶心欲呕，或尿闭，舌质红绛或紫，甚至干涩无津，脉象细数，此即本病少尿期之表现。三焦相火亢极，灼伤肝、肾、肺、胃，以致脏腑燥热，耗伤营血，津液衰少，水源缺乏，故见尿少。水亏则火盛，毒火郁于下焦，损害肾及膀胱脉络，迫血外溢，故见血尿。少腹急痛为下焦火郁血滞，腑气不通之故。血瘀津枯故见尿闭点滴不通。恶心呕吐，为毒火上逆，津液干枯，热毒内闭下焦，肾脏遭受严重损害之证。清·顾松园《医镜》谓："小便不通，非细故也，少腹急痛，状如覆碗，奔迫难禁，期朝不通，便令人呕，数日不通则毙，一见呕逆，便不可救。"可见小便不通、尿闭呕逆为危重之候。治则当滋补肝肾阴液，清泄三焦郁火，凉血解毒，生津利尿。方用知柏地黄汤加焦栀、黄芩、麦冬、阿胶、牛膝、车前子、白茅根，日服2剂，服3～6天，对血尿、少尿有明显效果。

若恶心呕吐加黄连、人参各9克，益气生津和胃，泄火解毒止呕。

若少腹急痛，大便燥结不通，可用增液承气汤加桑皮17.5克，知母28克，桃仁10.5克，赤芍35克，增液通便，清肺化瘀，导泄胃肠积热。日服2剂，以大便通利为度。仍改服上方知柏地黄汤治之，用至尿量增多，不见血迹为度。

少尿期出现急性左心衰竭伴肺水肿。中医见证：发热，突发气促痰喘，痰中带血丝，呼吸迫促，鼻翼煽动，胸闷，烦躁不安，不能平卧，唇青，尿少，大便不通，舌苔黄，舌质红，脉洪大等。此为热邪郁遏，痰涎壅肺，气滞血瘀，肺气闭塞之肺胀证。法当宣肺解郁，清热化痰，通泄逐水，方用宣白承气泻肺汤加减治之。服上方后若不下泻者，急用十枣汤冲服。

若不发热，心下痞满，二便不通，面色唇舌发青者，为肺气闭塞，痰涎不化，气滞血瘀，全身脏腑阳气衰竭之证。法当大补元阳，温肾健脾，宣通心肺，逐水化痰，方用温脾助阳泄肺汤治之。服上方若不下泻者，急用三物白散冲服。

急性左心衰竭伴急性肺水肿，中西医治疗都比较困难。提出新的治疗设想录于"辨证论治方例"以备忘，供尔后临证时参考。

（2）痉厥证治：痉与厥实是两个不同的证候。凡肢体抽搐，牙关紧闭，甚则角弓反张的为痉，四肢逆冷或者昏迷不醒的为厥。这两种证候在一定的情况下常同时并见，故临床上每以痉厥并称。痉与厥这两种证候，在本病都是病邪进入营分、血分严重阶段的表现，但程度上有轻重的不同，辨证施治上有寒热虚实之别。本病可见的痉厥证型有：火郁血实热厥证、火郁中焦热厥证、精亏阴伤痉厥证、肝风内扰呃逆证、正虚邪实蛔厥证、血虚表郁阳邪内陷厥逆证、气脱血瘀

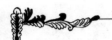

寒厥亡阳证。

低血压或休克往往见于厥逆诸证型中。但必须指出,厥逆证不等于西医所说的低血压或休克。有时中医见厥逆证,血压并不低,有时血压低,并无厥逆证。以下有关低血压或休克在各证型中的表述,仅据我们观察所及附记之。

①火郁血实热厥证:症见吐血,或鼻衄,舌衄,大小便出血,尿闭,水肿,皮肤片状血斑弥漫透露,斑色青紫,神识昏迷,面色青惨,两目瞳孔缩小且不对称,眼结膜水肿,摇头鼓颌,口噤不语,四肢时有抽搐,或谵语狂躁,通身灼热,四肢厥冷,腰痛如被杖,口气臭秽喷人,舌色深绛或青紫,干燥无津,或舌被黑苔焦燥如炭,脉见沉细而数或伏而不见。本证脉见浮大而数者,为火毒发扬于外;沉细而数者,热毒较深;若脉沉细数而伏,其毒尤甚。此为淫热火毒燔炽阳明,外窜经络,内攻脏腑,充斥表里上下,导致气血逆乱的血实热厥证。该证常见于出血热的高血容量、脑水肿证。本证来势急剧,证情险恶,当急用清气、清营、凉血、泄火解毒复合之法。方用清瘟败毒饮,每日1剂,日服4次,连服2～4天,以杀其炎炎之势。待症状缓解,尿量增多,可用参麦地黄汤或竹叶石膏汤善后处理。观察本方对火郁血实热厥证效果显著。本方运用时应结合证之轻重,斟酌药量,一般用中等剂量即能奏效。

清瘟败毒饮是由白虎汤、黄连解毒汤、犀角地黄汤三方复合加减而成。运用本方不需上述证候全备才能服用,主要抓住上下出血、斑疹透露这两个主症即可大胆应用,切勿迟疑。本方的要点是重用生石膏大清阳明燥热,若生石膏量少则无济于事。生石膏起码要用60～120克,配用犀角,才能奏效。据近代临床观察,本方对金黄色葡萄球菌、绿脓杆

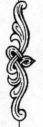

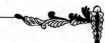

菌所致之败血症有效。

②火郁中焦热厥证：症见斑疹透露，壮热面赤，口干舌燥，渴欲凉饮，干呕，呼吸气粗，腹痛胀满拒按，躁扰不安，或谵语狂乱，大便燥结不下，手足发凉，脉滑而数，或沉细而伏，舌质红绛，舌苔黄厚而干，或白如积粉。此为阳明腑气不通，里热炽盛，津液受伤，以致三焦相火亢极，郁闭中焦，阳气不能透达四肢，故见手足发凉，脉转沉细而数，或伏而不见，此即热深厥深之表现。本证虽见手足发凉，但通身发热灼手，喷气如火，口渴干呕（本证往往出现低血压），法当急下存阴，泄火解毒，升降气机，方用解毒承气汤治之。或兼有下利纯青色粪水，气臭异常，此乃热结旁流证，是为正虚邪实之表现，法当攻补兼施，可于解毒承气汤中加人参、熟地、当归、山药等益气护阴之品。

③精亏阴伤痉厥证：症见神昏舌强，或神倦，四肢时而抽搐，手指蠕动，身热面赤，口干舌燥，舌质红绛光莹无苔，甚则齿黑唇裂，脉虚大或沉细而弱，并见促、结、代脉，手足心热甚于手足背，或心悸，心中痛。此为热邪深入下焦，肝肾阴精大亏，心神失养，肝风内动，阴精将竭之痉厥证（此证往往亦见低血压）。法当大补阴精，潜阳复脉以回厥。方用三甲复脉汤或大定风珠，每日1剂，连服3～6天，以症状缓解为度。观察本方对本病虚热痉厥，以及心肌受损，出现期前收缩者有显著疗效。另外，本方对乙型脑炎后遗症之抽风发痉亦有明显疗效。

④肝风内扰呃逆证：症见呃逆连声不止，心烦不寐，时有谵语，舌质红绛，苔黄燥，脉细劲。此为温邪久居下焦，肝肾阴液亏损，心火炽盛，上扰冲脉，阴亏邪实之证，法当滋肾阴，泻心火，潜阳止呃，交通心肾。方用黄连阿胶鸡子

黄汤，每日1剂，连服2～3剂。我们用本方所治3例均有止呃之效。

应用黄连阿胶鸡子黄汤治疗肝风内扰呃逆证，是基于《温病条辨》下焦篇第十五条"既厥且呃，脉细而劲，小定风珠主之"的启发而来。小定风珠实脱化于黄连阿胶汤。

⑤正虚邪实蛔厥证：症见畏寒发热，腹痛，四肢厥冷，烦躁不安，口渴，恶心，呕吐蛔虫，心口难受，胃脘腹肌板硬，甚至有烧心感，下利血水，烦躁神昏，舌苔灰腻或黄腻，脉沉细或浮大而芤。此为邪实火盛，扰动胃肠素积之蛔虫不安，上下乱窜，干扰气血逆乱，以致正气虚衰，寒热夹杂而成厥证，故名蛔厥，此亦为危证（此证往往见低血压）。法当益气救阴，泄热和胃，安蛔降逆，方用椒连乌梅汤，每日1剂，可服1～3剂。当证见好转血，压回升，再根据病情变化改换方药。该证我们仅见到1例。

⑥血虚表郁阳邪内陷厥逆证：本证在卫分，发高热，突然血压下降，或热将退时突然血压有下降趋势，波动在80/60毫米汞柱左右。症见四肢发凉，脉转沉细而数或微，按之无力。此为患者平素气血虚弱，无力鼓邪外出，体温虽降，但表邪未解，寒水之气遏郁，以体虚不能作热，阳邪乘虚陷入厥阴营分，营卫不和，气血运行不利，不能温养四肢，从而形成血虚表郁阳邪内陷厥逆之证。法当温经散寒，调和营卫，益气养血，通阳利水。方用当归四逆汤加人参，日2剂，服药后如病情稳定，可继服2剂。当厥愈肢温，脉转正常，血压回升并稳定，再根据病情改换方药。如证见少尿，阴亏火盛者，为寒郁化热耗阴所致，可用知柏地黄汤加焦栀、黄芩、麦冬、阿胶、白茅根。如证见阳虚寒凝，水气结滞者，可用五苓散助阳化气利水（此证多见于尿潴留）。

⑦气脱血瘀寒厥亡阳证：症见身冷蜷卧，畏寒战栗，下利清谷，渴欲饮水，但喜热饮，水入即吐，四肢厥冷，烦躁不安，脉微欲绝，甚至无脉，舌苔白腻，或白滑略黄，舌质青紫，或淡红，面色苍白，口唇发绀，球结膜水肿，甚至颜面反见潮红，口干渴，漱水而不欲咽（本证常见血压测不出）。此乃真寒假热，阳气飞越于上，阴竭阳亡之证，病情最为危急。法当温中回阳，补血敛阴，益气固脱，复脉活血。急用六味回阳饮加葱白、茯苓，每剂加水煎 3 次，共煎出约 600 毫升，分 3 次温服，每隔 2 小时服 1 次。待厥愈肢温，脉象恢复，症状缓解，血压回升稳定，再根据病情变化改换方药。

引起气脱血瘀寒厥亡阳证的病理机转有二：一种是患者素体阳气虚弱，感受温毒后，由于邪盛阳微，温毒乘虚内陷，损害营血，导致气血运行失常，气机逆乱，阴阳之气不相顺接，血瘀脉络，营血内脱而形成本证。另一种是由于高热耗阴，阳气失养，机体机能骤降，转化为本证，所谓重热则寒。

中医基础理论认为：气为血之帅，血为气之母，气行则血行，气滞则血滞，气虚则血虚，气脱则血脱。气属阳，血属阴，热为阳，寒为阴。气是促进人体物质新陈代谢生命活动的基本物质机能，它有着吐故纳新，推动呼吸、循环、消化、吸收、分泌、排泄、生殖、发育、抗病、抗痛能力，在不同的器官表现出不同的生理功能。一旦阳气虚弱，不能运行气血达于四肢体表，则见四肢厥冷、畏寒战栗、身冷蜷卧；脾阳虚衰则见下利清谷；阴液被夺，则见渴欲饮水以求自救；胃阳虚衰，故喜热饮；水入即吐，为胃虚不能受纳水谷之表现；烦躁不安，为心神失养，神不自主；面色苍白，

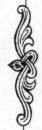

为气血虚脱不能上荣于面；反见潮红，为阴寒隔拒，虚阳飞越于上之象；口渴如有里热，此皆真寒假热之证；寒湿郁于中焦，故见舌苔白腻，或白滑略黄；舌质色淡红或见青紫，为营血亏损，血瘀脉络；口唇发绀，手指发青，为脉络受阻，血瘀寒凝，阳气不通；脉见沉细而急，或细微欲绝，甚至无脉，为气血大亏，循环衰竭，阴竭阳亡之象。《素问·阴阳应象大论》说："阴平阳秘，精神乃治，阴阳离决，精气乃绝。"又说"阴在内，阳之守也，阳在外，阴之使也。"营血为阴，卫气为阳，这些阴能内守、阳能运行的对偶概念，说明了卫、气、营、血之间是相互依存的。一旦气血逆乱，阴阳之气不相顺接，便形成为厥逆证。《素问·厥论》说："阳气衰于下则为寒厥，阴气衰于下则为热厥。"指出了寒厥、热厥的根本原因和最终转归是肾阴、肾阳的衰竭。肾为先天之本，寓有元阳、元阴，为精气收藏之处、生命活动之基。肾气通于脑，脑为元神之府，心为神气之舍，心火下降通于肾，肾水上承通于心，心肾浑然一体。脾为生血之源，肝为藏血之器，心为运行血液之枢纽，肺主治节，朝百肺，主诸气。心肺属上焦，脾胃属中焦，肝肾属下焦。可见卫、气、营、血，上、中、下三焦，以及六经不仅是指病程进展的纵横阶段而言，实为脏腑生理、病理功能物质变化而设。本病厥证的转归，《内经》虽归为下焦肾阴、肾阳衰竭，实为全身机能损害衰竭之证。本证的性质属于气脱、血瘀、亡阳、寒厥证。我们曾选用六味回阳饮加葱白治疗，效果很好。方中以四逆汤温中回阳，加熟地、当归、人参补血护阴、益气固脱、活血复脉，葱白有通阳利尿作用。

如服六味回阳饮，或当归四逆汤加人参后，未出现血尿、少尿者，可用香砂六君子汤调理脾胃；如出现血尿、少

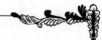

尿者，可用知柏地黄汤加焦栀、黄芩、麦冬、阿胶、白茅根，按血分少尿证治；如出现多尿者，可用参麦地黄汤滋补脾肾、益气生津、固摄敛阴。

（三）多尿期证治

本病多尿期多出现在气分阳明腑实证、营分证、血分证治疗好转后。症见口渴，饮食增加，尿频，乏力，日夜小便量超过 3000 毫升，为进入多尿期。有的一昼夜尿量可达 10000 毫升。舌苔白干或黄干，脉虚大，此乃温气毒邪侵袭肾脏，肾气损伤，封藏失职，收摄无权所致。法当滋补脾肾，益气生津，敛阴固摄，以冀肾气修复。方用参麦地黄汤加五味子、煅龙骨、煅牡蛎，山药量应加大至 35 克。每日 1 剂，连服 3 ～ 6 天，以小便恢复正常为度。

（四）恢复期证治

该期常见症状有虚弱头昏、潮热自汗、气逆欲呕、食少乏力、睡眠不佳。此乃病后气阴两伤，余热未尽，治宜清热生津，益气和胃，方用竹叶石膏汤善后调理。

二、辨证论治方例

本文中药处方采用米制计量单位，系由旧市制换算而来。因按规定一钱换算为 3 克，尾数不计，其实际用量较原方为小，故在应用本文所列处方时应酌情增加用量。

（一）发热期（卫分、气分）证治

1. 卫分证治

主症：恶寒，发热，头痛，身痛，腰疼，无汗或微汗不畅，口干或渴，纳减，颜面潮红，眼结膜轻微红肿，舌苔薄白或略黄，脉浮滑而数。

治法：辛凉解表，透热解毒，益气护阴，散血净血。

方药：银翘散加党参、杭芍、升麻、葛根。

银花 17.5～35 克　连翘 17.5～35 克　薄荷 10.5 克竹叶 10.5 克　淡豆豉 10.5 克　牛蒡子 10.5 克　芥穗 7 克桔梗 10.5 克　生甘草 14 克　鲜芦根 35 克　党参 10.5 克杭芍 10.5 克　升麻 10.5 克　葛根 14 克

每剂加水轻煎 2 次共约 400 毫升，病不解继服 1～2 剂，病重者日服 2 剂。

加减法：

（1）渴甚者加天花粉 17.5～35 克生津止渴。

（2）腰痛阳虚者加杜仲 14 克，阴虚加知母 14 克以照顾肾气。

（3）咳者加杏仁 10.5 克，利肺气。

（4）眼结膜及颜面轻微红肿者加知母 28 克，白茅根 35克，凉血消肿利水。

（5）如胸腹斑疹隐隐去淡豆豉、芥穗，加生地 14 克，丹皮 10.5 克，大青叶 10.5 克，元参 35 克，凉血解毒化斑。

（6）如兼见气分证，口渴，汗出，气粗似喘者，加知母14 克，生石膏 14～28 克。气分证悉具按气分证治。

（7）如邪入营分，舌绛暮热，烦躁不安者加生地 28 克，元参 17.5 克，麦冬 21 克，保津液。

（8）再不解或小便短者加焦栀 10.5 克，黄芩 10.5 克，知母 10.5 克，其苦寒与麦、地之甘寒合化阴气而治热淫所胜。如营分证悉具按营分证治。

（9）衄血者去芥穗、淡豆豉，加生地 28 克，元参 14 克，麦冬21克，玉竹10.5克，侧柏炭14克，焦栀14克，白茅根70克，凉血止血。

（10）项肿咽痛者加马勃、元参各10.5克，散热解毒消肿。

（11）胸膈闷者加藿香10.5克，郁金10.5克，顾护膻中以防邪入心包。

（12）若干呕，舌苔白者加姜半夏10.5克，藿香14克，化浊燥湿止呕；苔黄者加竹茹10.5克，黄芩10.5克，清热和胃止呕。

【附】发热早期，肾脏尚无明显损害时，可配服茅根参麦饮。该方具有清热解毒、生津止渴、促使毒素从肾脏排泄的作用。

茅根参麦饮：白茅根140克　沙参17.5克　麦冬28克五味子10.5克　鲜芦根70克　山楂0.5克　乌梅10.5克

加水煎出1000毫升，频服，每日1剂。

2. 气分证治

（1）阳明经证

主症：壮热，口大渴引饮，大汗，面红目赤，气粗似喘，小便黄赤，大便秘，舌苔白干略黄或黄干，脉象洪大。以但恶热不恶寒、脉洪大为特点。如背微恶寒者，为兼气阴不足之证，此乃白虎加人参汤证。

治法：辛凉清气，养阴解毒，壮水制火，预防出血。

方药：①白虎增液汤加味。②白虎加人参汤。

白虎增液汤加味：生石膏35～70克　知母14～28克　生大米17.5克　生甘草10.5克　生地28克　麦冬28克　元参35克　连翘17.5～35克　银花17.5～35克　葛根28克

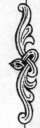

加水煎 3 次，共煎出约 600 毫升，1 日分 3 次温服。病不解，连服 1～2 剂。

白虎加人参汤：生石膏 35 克　知母 28 克　生大米 17.5 克　生甘草 10.5 克　人参 10.5 克

加水煎 2 次，米熟汤成，共煎出约 400 毫升，1 日分 2 次，早晚饭前温服。

（2）阳明腑实证

主症：热结胃肠，腹痛胀满，口干渴，大便燥结，烦躁或有谵语，舌苔干黄或白干，脉滑数有力或沉数。以腹痛胀满、大便燥实为特点。

治法：增液通下，急下存阴。

方药：增液承气汤。

生地 35 克　元参 35 克　麦冬 28 克　生大黄 10.5～21 克　芒硝 10.5～28 克

加水先煎诸药，后下大黄，煎两次去渣，再入芒硝微沸即可（约 400 毫升），日服 2 次。若大便不通，继服 1～2 剂，以通为度。

加减法：

①腹痛胀满，大便燥实或五六日不下，舌苔黄厚而干者，加厚朴 14～28 克，枳实 17.5 克，行气导滞。

②若腹痛大便燥黑者加桃仁 10.5 克，当归 14 克，赤芍 14 克，活血消瘀。

③若体虚邪实大便不通者加人参 7 克，当归 17.5 克，补益气血。

④若喘促不宁，痰涎壅滞，脉大而实，肺气不降者加瓜蒌 17.5 克，杏仁 10.5 克，生石膏 28 克，贝母 14 克，炒葶苈 17.5～35 克，大枣 10 枚，清热化痰，降逆泄肺。

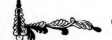

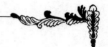

（3）太阳阳明合病

身热下利，胸满烦热，口渴，喘而汗出者宜葛根芩连汤和解表里。若兼有口苦、欲呕、心下痞满、肠鸣、苔黄、脉弦滑数者，治宜半夏泻心汤以和解表里，清热除湿。

葛根芩连汤：葛根 28 克　黄芩 10.5 克　黄连 10.5 克　炙甘草 10.5 克

加水煎 2 次，共煎出 400 毫升，1 日分 2 次温服。

半夏泻心汤加味：姜半夏 10.5 克　黄连 10.5 克　黄芩 10.5 克　党参 10.5 克　炙甘草 10.5 克　干姜 10.5 克　大枣 2 枚　葛根 14 克　生姜 7 克　麦冬 14 克

煎服法同上。

（4）上、中二焦湿热郁滞肝胃不和少阳证

高热持续不退，兼见头痛头昏，口苦，咽干，不欲饮食，恶心呕吐，胸胁闷痛或腹痛，舌心黄腻边白，脉弦数。法当和解表里，清热除湿，方用小柴胡汤加减治之。如大便不下可用大柴胡汤清热导滞。如兼见月经来潮或胸胁有散在出血点，可用柴胡四物汤加味和血调经通络。如上中二焦热邪炽盛，烦躁口渴，面赤唇焦，口舌生疮，胸膈烦热，咽痛吐衄，便秘尿赤者，治宜凉膈散，泻火通便。

小柴胡汤：柴胡 14 克　姜半夏 10.5 克　黄芩 10.5 克　党参 10.5 克　生姜 10.5 克　炙甘草 10.5 克　大枣 2 枚

加水煎 2 次，共约 400 毫升，1 日 2 次，早晚饭前温服。

大柴胡汤：即上方去党参、炙甘草，加杭芍 10.5 克，枳实 10.5 克，生大黄 10.5 克。

柴胡四物汤加味：即小柴胡汤合四物汤（生地 14 克，杭芍 14 克，当归 10.5 克，川芎 7 克）再加阿胶 10.5 克，丹皮 17.5 克，大青叶 14 克。

凉膈散：生大黄 10.5 克　芒硝 10.5 克　生甘草 10.5 克
焦栀 10.5 克　薄荷 10.5 克　黄芩 10.5 克　连翘 17.5 克　蜂
蜜 17.5 克　竹叶 10.5 克

加水煎两次，共煎出约 400 毫升，1 日 2 次温服，得利
为度。

（5）气阴两伤虚脱证

主症：阳明经证中出现高热不退，大汗淋漓不止，口
渴，气喘，背微恶寒，舌苔黄或白干，脉象浮大而芤，重按
则无。血压继续下降，充血出血体征不甚明显。

治法：清热救阴，益气敛汗，复脉固脱。

方药：救逆汤加味。

炙甘草 35 克　生地 35 克　杭芍 28 克　麦冬 28 克　阿
胶 10.5 克　五味子 10.5 克　生龙骨 35 克　生牡蛎 35 克
当归 17.5 克　人参 10.5 克

加水 700 毫升，大火煮沸，慢火煎煮 40 分钟，滤出 200
毫升。煎 2 次，共煎出 400 毫升。每 3 小时服 200 毫升，日
服 2 剂。

若见四肢厥冷，脉微沉细，于本方加生黄芪 35 克，附
子 35 克，回阳固脱。

（二）低血压期、少尿期（营分、血分、厥逆）证治

1. 营分证治

主症：心烦不安，身热夜甚，斑疹隐隐，时有谵语，口
舌干燥，或不欲饮，舌质红绛，脉弦细而数。

治法：清营解毒，透热养阴。

方药：清营汤加白茅根。

犀角 7 克　生地 70 克　元参 35 克　麦冬 28 克　黄连

10.5 克　丹皮 17.5 克　竹叶 10.5 克　银花 17.5 克　连翘 17.5 克　白茅根 140 克

以白茅根先煎取水，次下犀角煎半小时，再入诸药，煎 3 次，共煎出约 600 毫升。1 日分 3 次温服，每次服 200 毫升。

若舌謇肢厥，配服安宫牛黄丸，每次服 1 粒，每日 1～3 次，开水冲化顿服。若伴有便秘，配服紫雪丹，每服 1 粒，每日 1～2 次，开水冲服。

2. 血分证治

主症：血尿、少尿或尿闭，小便不利，或尿中有膜样组织，下腹急痛，恶心欲吐，斑疹透露，舌质红绛，或紫，甚至干涩无津，脉象细数。

治法：滋补肺肾，凉血解毒，降火利尿。

方药：知柏地黄汤加焦栀、黄芩、阿胶、麦冬。

生地 35 克　山药 14 克　山萸肉 14 克　茯苓 35 克　泽泻 35 克　黄芩 10.5 克　麦冬 28 克　阿胶 10.5 克　知母 28 克　黄柏 10.5 克　焦栀 14 克　丹皮 17.5 克

以白茅根 140 克煎汤取水，次下诸药煎 3 次，共煎出 800 毫升，1 日夜分 4 次温服。每日 1 剂，连服 3～6 天，以尿量正常、不见血迹为度。若有便秘加元参 30 克。

若症见舌苔黄干，舌质红绛，下腹胀痛，大便秘结而尿闭，此乃阳明燥热，阴亏热结所致。治宜增液通便，泄火救阴，用增液承气汤加焦栀、黄连。日服 1 剂，以大便通利为度，再转服知柏地黄汤，至多尿期改用参麦地黄汤。

若症见小便涩少，尿血，渴欲饮水，心烦不得卧，呕吐恶心，此乃水热互结所致。治宜滋阴清热，止血利水，方用猪苓汤加白茅根。若阳虚寒凝，水气结滞，小便涩少

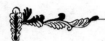

者，治宜助阳化气利水，方用五苓散（此证多见于有尿潴留者）。

3. 痉厥证治

（1）火郁血实热厥证

主症：吐血或鼻衄、舌衄，大小便出血，水肿，皮肤弥漫片状血斑，斑色青紫，神识昏迷，面色青惨，两目瞳孔缩小不对称，球结膜水肿，摇头鼓颔，口噤不语，四肢时有抽搐或谵语狂躁不安，通身灼热，四肢厥冷，腰痛如被杖，口气臭秽喷人，舌色深绛或青紫，干燥无津，或舌被黑苔焦燥如炭，脉见浮大而数，或沉细而数，或沉细数而伏。

治法：清热解毒，凉血救阴。

方药：清瘟败毒饮。

犀角 10.5 克（另包，锉粉）　生地 35 克　赤芍 17.5 克　丹皮 17.5 克　生石膏 70 克　知母 28 克　黄连 10.5 克　黄芩 10.5 克　甘草 10.5 克　元参 17.5 克　焦栀 14 克　连翘 17.5 克　竹叶 10.5 克　桔梗 10.5 克

先煎犀角半小时，次下诸药，3 次共煎出 800 毫升，日夜分 4 次温服。

加减法：

①若斑疹色见青紫，此为胃热极盛，气血郁滞，本方加紫草、红花、归尾，活血清热。

②若兼见神昏肢厥舌謇，配服安宫牛黄丸；若伴便秘，配服紫雪丹。

③若症见腹满胀痛，大便秘结，此为里实而气机壅塞不通，本方合调胃承气汤治之。

④若症见筋惕肉𥆧，四肢抽搐，此为热邪伤筋，肝风内动，本方加野菊花、龙胆草、羚羊角以清热凉肝息风。

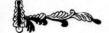

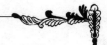

（2）火郁中焦热厥证

主症：壮热，面赤，口干舌燥，干呕，呼吸气热，腹痛，躁扰不安，大便燥结不下，手足发凉，舌苔黄厚而干或白如积粉，舌质红，脉沉细或伏而不见。或下纯青色稀水样便，气臭异常。

治法：急下存阴，泄火解毒，升降气机。

方药：解毒承气汤加味。

僵蚕 14 克　蝉蜕 14 克　姜黄 10.5 克　黄连 10.5 克　黄芩 10.5 克　黄柏 10.5 克　焦栀 14 克　生大黄 17.5 克　芒硝 10.5～17.5 克　厚朴 17.5 克　枳实 17.5 克

加水先煎诸药，次下大黄，煎两次去渣，共约 400 毫升，再下芒硝放火上微沸即成。分 2 次温服，间隔 2 小时。

若兼有热结旁流证（兼见下利纯青色粪水，气臭异常），此乃火郁中焦，热厥证出现正虚邪实之表现，法当攻补兼施。于解毒承气汤中加人参 10.5 克，熟地 35 克，当归 21 克，山药 17.5 克，益气护阴。

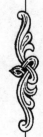

（3）精亏阴伤痉厥证

主症：或已下，或未下，症见身热面赤，口干舌燥，甚则齿黑唇裂，脉沉实者，仍可下之。或脉虚大或沉数，手足心热甚于手足背；或心悸，心中痛；或舌强，神昏，耳聋，手指蠕动；或精神疲倦，脉虚弱，舌绛无苔，时时欲脱；或舌红苔燥，脉结代或细促。此皆为热邪深入下焦，灼伤真阴，肝肾阴精耗竭之厥证。

治法：滋液息风，潜阳复脉。

方药：三甲复脉汤或大定风珠。

若神昏肢厥，舌红烦躁，先服安宫牛黄丸或紫雪丹开窍搜邪，再予三甲复脉汤。

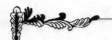

三甲复脉汤：生鳖甲 35 克　生龟板 35 克　生牡蛎 35 克　阿胶 10.5 克　生杭芍 28 克　生地 35 克　麦冬 28 克　炙甘草 35 克　麻仁 10.5 克

加水煎 2 次，去渣约 600 毫升，1 日夜分 3 次温服。

大定风珠：即上方加五味子 7 克，鸡子黄 2 枚。

将上药煎成晾温，再将鸡子黄搅开，投入药内搅匀分 3 次服。注意切勿将鸡子黄烫熟，必将汤药晾温再入鸡子黄。

加减法：

①若兼气虚而喘者加人参 10.5 克。

②若兼自汗者加人参 10.5 克，煅牡蛎 17.5 克，浮小麦 17.5 克，煅龙骨 17.5 克。

③兼心悸者加茯神 14 克，人参 10.5 克，小麦 17.5 克。

④若神昏肢厥，舌红烦躁，可配服安宫牛黄丸，清心开窍；如兼大便不通，可配服紫雪丹，泄热开窍。

（4）肝风内扰呃逆证

主症：呃逆连声不断，心烦不寐，时有谵语，舌质红绛，苔黄燥，脉细而劲。

辨证：肝肾阴亏，心火上冲，肝风内扰。

治法：滋阴降火，潜阳止呃，交通心肾。

方药：黄连阿胶鸡子黄汤。

黄连 10.5 克　黄芩 10.5 克　生杭芍 14 克　阿胶 10.5 克　鸡子黄 2 枚

加水煎 2 次，去渣约 400 毫升，入阿胶烊化，稍冷再加鸡子黄搅匀。分 2 次服，每日 1 剂，服 1～3 剂。

（5）正虚邪实蛔厥证

主症：吐蛔虫，口渴，恶心呕吐，心下板实，畏寒发热，躁扰不安，或下利血水，甚至烦躁神昏，舌苔灰或黄

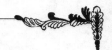

腻，脉沉细或虚大而疟。

治法：扶正祛邪，泄热救阴，安蛔和胃。

方药：椒连乌梅汤。

川椒（炒黑）10.5 克　乌梅（去核）10.5 克　黄连 7 克　黄芩 7 克　姜半夏 10.5 克　枳实 10.5 克　生杭芍 10.5 克　干姜 7 克　人参 10.5 克　麦冬 21 克　生地 10.5 克　阿胶 10.5 克

加水先煎诸药两次，去渣共约 400 毫升，再下阿胶烊化，分 3 次温服。服 1 ～ 3 剂，证见好转，再根据病情改换方药。

（6）血虚表郁阳邪内陷厥逆证

主症：热将退或热退之后，突然四肢发凉，脉转沉细或沉细欲绝（此证往往在发热期热将退时出现，一般血压波动在 80/60 毫米汞柱，且有下降趋势）。

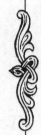

治法：温经散寒，养血通脉。

方药：当归四逆汤加味。

当归 17.5 克　桂枝 10.5 克　杭芍 10.5 克　炙甘草 10.5 克　生姜 10.5 克　大枣 4 枚　细辛 10.5 克　木通 10.5 克　人参 7 克　（本方人参可用党参 35 克代用）

加水煎两次约 400 毫升，分两次温服，每隔 2 小时服 1 次。如病情稳定未见恶化，可继服 1 ～ 2 剂，以厥愈肢温、脉转正常为度。

如用六味回阳饮或当归四逆汤后未出现血尿、少尿者，可用香砂六君子汤调理脾胃；出现血尿、少尿者，可用知柏地黄汤加焦栀、黄芩、阿胶、麦冬、白茅根，按血分证治；如出现多尿者可用参麦地黄汤滋补脾肾，益气生津敛阴。

香砂六君子汤：党参 17.5 克　白术 10.5 克　茯苓 14 克

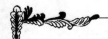

姜半夏 10.5 克　陈皮 10.5 克　生姜 10.5 克　大枣 2 枚　炙甘草 10.5 克　广木香 3.5 克　砂仁 7 克

加水煎 2 次，共煎出约 400 毫升，1 日分 2 次早晚饭前温服。每日 1 剂，服 3 ～ 6 剂。

（7）气脱血瘀寒厥亡阳证

主症：身冷蜷卧，畏寒战栗，下利清谷，渴欲热饮，水入即吐，四肢厥冷，烦躁不安，脉微欲绝，甚至无脉，舌苔白腻或白滑略黄，舌质青紫或淡红。面色苍白，口唇发绀，球结膜水肿，甚则颜面反有潮红及口渴（有此证者往往。血压测不到）。

治法：益气固脱，回阳救逆。

方药：六味回阳饮加葱白。

黄附片 35 克　干姜 52.5 克　炙甘草 35 克　人参 17.5 克　熟地 35 克　当归 35 克　葱白 4 根

加开水煎 3 次去渣约 600 毫升，分 3 次温服，每隔 2 小时服 1 次，待厥愈足温，症状缓解，脉象恢复，再改换方药。

少尿期出现急性左心衰竭伴肺水肿。症见：发热，突发气促痰喘，痰中带血丝，呼吸迫促，鼻翼煽动，胸闷，烦躁不安，不能平卧，唇青，尿少，大便不通，舌苔黄，舌质红，脉洪大等。此为热邪郁遏，痰涎壅肺，气滞血瘀，肺气闭塞之肺胀证。法当宣肺解郁，清热化痰，通泄逐水。方用宣白承气泻肺汤加减治之。

知母 35 克　生石膏 70 克　瓜蒌 35 克　贝母 35 克　杏仁 17.5 克　桔梗 17.5 克　苏子 17.5 克　葶苈子 35 克　枳实 17.5 克　生大黄 17.5 克　芒硝 21 克

上 11 味加水 900 毫升，大火煮沸，慢火煎煮 40 分钟，滤出 300 毫升，加入芒硝 10.5 克，微沸即成。共煎 2 次，煎出药液共 600 毫升，分 3 次服，每隔 4 小时服 1 次。

服上方后若不泻者，急用十枣汤：炒芫花、炒大戟、煨甘遂各等份，共研细末，每服 7 克，用大枣 10 枚煎汤冲服。

若症见不发热，心下痞满，二便不通，面色唇舌发青者，为肺气闭塞，痰涎不化，气滞血瘀，全身脏腑阳气衰竭之证。法当大补元阳，温肾健脾，宣通心肺，逐水化痰。方用温脾助阳泄肺汤治之。

人参 35 克　干姜 70 克　附子 35 克　甘草 35 克　茯苓 35 克　厚朴 17.5 克　枳实 17.5 克　生大黄 17.5 克　肉桂 17.5 克　防己 17.5 克　桃仁 10.5 克　红花 10.5 克　桔梗 17.5 克　贝母 10.5 克　细辛 10.5 克　生甘遂 10.5 克（研末，分 3 次冲服）

上 16 味加水 900 毫升，大火煮沸，慢火煎煮 40 分钟，滤出 300 毫升，煎 2 次，共量 600 毫升。分 3 次温服，每隔 3 小时服 1 次。

服上方后若不泻者，急用三物白散。

桔梗 10.5 克　川贝母 10.5 克　巴豆（炒黑去油为霜）3.5 克

前二味为末，入巴豆霜，再研匀。体质强者每次用温开水和服 0.15～0.18 克，弱者减半。不利，进热粥 1 杯；过利不止，进冷粥 1 杯。

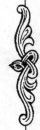

（三）多尿期证治

尿量超过 3000 毫升，即认为进入多尿期。该期症状多见食欲逐渐增加，口渴，尿频，乏力，舌苔白干或黄干，脉虚大。

方药：参麦地黄汤。

党参 17.5 克　麦冬 14 克　五味子 7 克　熟地 28 克　山药 14 克　山萸肉 14 克　茯苓 10.5 克　泽泻 10.5 克　丹皮 10.5 克

加水煎 2 次，共煎出约 400 毫升，1 日分 2 次，早晚饭前温服。每日 1 剂，以小便恢复正常为度，一般 3 ～ 6 剂。

（四）恢复期证治

该期常见症状有虚弱头昏，潮热自汗，气逆欲呕，食少乏力，睡眠不佳。此乃病后气液两伤，余热未尽，治宜清热生津，益气和胃，方用竹叶石膏汤善后调理。

竹叶 10.5 克　生石膏 14 ～ 28 克　姜半夏 10.5 克　沙参 10.5 克　麦冬 17.5 克　炙甘草 10.5 克　生大米 17.5 克

加水煎 2 次，共煎出约 400 毫升，1 日分 2 次早晚饭前温服。可连续服 1 ～ 3 剂。

加减法：

（1）兼手足心发热者加生地 10.5 克，丹皮 10.5 克，养阴凉血。

（2）兼食滞者加神曲、山楂、炒麦芽，消食健胃。

（3）大便秘结者加枳实 10.5 克，生大黄 10.5 克，导滞通便。

【附】汤药煎煮法

药重 120 ～ 150 克，每次加水 700 毫升，大火煎沸，小火煎煮 30 ～ 40 分钟，每次煎出 200 毫升，两次共煎出 400 毫升，每日分 2 次服。

药重 180 ～ 240 克，每次加水 900 毫升，煎法同上，每次煎出 300 毫升，两次共煎出 600 毫升，每日分 3 次服。

药重超过 250 克，每次加水 1000 ～ 1200 毫升，煎法同上，

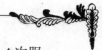

每次煎出 400 毫升，两次共煎出 800 毫升，日夜分 4 次服。

解表药如银翘散，一般煎煮 15 ～ 20 分钟即可。

六味回阳饮等急救药品应备好待用，其中的附子、干姜应事先捣碎，以利有效成分的煎出。

人参贵重难得，宜用纱布包煎，再煎再入，最后将煎后之人参药渣吃掉。

阿胶烊化，亦可事先化开，待汤药煎成后兑入。

三、护理及注意事项

（一）护理

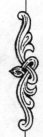

1. 医护人员对本病在临床治疗上必须提高警惕，严密观察病情变化。如发热阶段应注意突然转化为厥逆证，在厥逆证出现时应注意保持病人情绪安定，避免各种不良刺激和随意搬动病人，禁止下床大小便。

2. 在少尿期应详细记录液体的出入量。饮食宜用赤小豆或黄豆、小米稀饭及淡味流食。切忌辛辣、厚味不易消化的食物。

3. 在多尿期仍应注意饮食，宜用黄豆小米稀饭补充营养。宜静养，切忌暴饮暴食以防食复、劳复。

4. 中药煎服法必须严遵医嘱。尤其患者在发生剧吐情况下，更应耐心采取多次徐服的方法，并亲自看其服下，尽量避免将药物吐出。

5. 病人在恢复期，仍应注意避免饮食劳倦、感受风寒。出院后，已婚者嘱其忌房事 100 天，以防食复、劳复、重感。

6. 患者病中应注意口腔卫生，宜常用凉开水漱口。

7. 室内温度必须保持适中，不宜过热或过凉，空气必须流通，以免煤气中毒。

8. 保持室内卫生，粪便应及时处理。

9. 病在卫分有恶寒、发热，切忌冷敷降温，以免寒冷刺激反使邪热遏郁不得外透。如病情转入阳明，无恶寒症状，高热不退者，可适当应用冷敷降温。

（二）注意事项

1. 在抢救低血压方面，医生往往认为出血热低血压期是一个"生死关"，恨不得一下把所有的治疗方法一齐用上。其他同志，不管是能插手治疗的，或是不能插手治疗的，也一拥而上。患者家属、亲属，也都争先恐后地向医生询问病情。以上情况均系出于好心，但是效果往往适得其反。观察有些病人出现低血压时神情依然安静，亦无特殊不适。但是一遇到上述紧张情况，患者往往出现悲观失望情绪，甚或预死感。若再用正肾上腺素静脉点滴，病人立即躁动不安，恶心呕吐随之出现。由于静脉点滴，患者仰卧，加之恶心呕吐，中药不易服用，药物即或进口，往往随之喷出。在这种情况下，有少数病人虽经中西医抢救，往往无效。这一出于好心致成失败的教训是值得吸取的。当低血压期，医护人员应严密观察病情变化，要有严肃和蔼而镇静的态度，不能恐慌。参加抢救的人不宜过多，以 3 人为宜。应紧张而有秩序地进行治疗，同时耐心安慰病人，消除恐惧心理，加强其战胜疾病的信心和勇气。另外，把对患者不利的上述因素向周围的同志和患者家属说清道理，争取他们主动配合，变不利因素为有利因素，这样做往往使患者能安全地渡过低血压期。

2. 初诊患者血压即测不出的，可先急用 50% 葡萄糖 100 毫升静脉注射，继服中药治疗观察，服中药后仍无效即配用西药。

3. 做好药品准备工作，如加味银翘散、六味回阳饮、解毒承气汤，必须配妥备用。安宫牛黄丸、至宝丹、紫雪丹、苏合香丸为必备药品。尤其是六味回阳饮中的人参、干姜、附子，解毒承气汤中的芒硝、大黄都必须精选较好的药品。干姜切忌虫蛀、霉烂。附子以黄附片或白附片较好，而黑附片效果太差，附子不好难有回阳之功。干姜、附子应切碎后入煎，以利有效成分之煎出。芒硝切忌风化。大黄需要锦纹坚实。如果芒硝、大黄不佳，不易达到即时通下之效。

四、预防

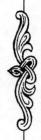

应积极发动群众开展以除害灭病为中心的爱国卫生运动。灭鼠、防鼠是消灭出血热的关键性措施，在本病流行高峰前，应抓住时机，开展大规模群众性灭鼠运动，同时进行防鼠。草堆周围挖防鼠沟，草要多翻多晒，并经常洒杀虫剂。屋内保持清洁、通风和干燥。人、畜分居，尽量不住在厨房、仓库内。在流行地区工作时，尽可能将衣服的领口、袖口和裤管扎紧，防止螨类进入衣内。

抓好早期病例的发现和治疗。我们采取的是深入疫区，送医药上门，巡回医疗，设家庭病床，抓三早一就即"早发现，早休息，早治疗，就地治疗"和设抢救点相结合的方式进行防治。

关于中药预防方面，米老曾提出以下几个中药预防处方，供当地群众酌情选用，取得一定效果。

1. 四白汤

白萝卜 70 克　白菜 35 克　葱白 4 根　白茅根 70 克

加水煎汤，每服 1 碗，1 日 2 次，早晚饭前温服，连服 3 天，每半月服 1 次。

这个单方，本是疫区民间预防流感的经验方。因出血热在我省的流行高峰在 10 ～ 12 月份，正当严寒季节，疫区常有流感与出血热同时流行，早期不易鉴别，群众颇为恐惧。每当流行季节，当地群众取自种的萝卜、白菜、葱白煎汤服用，效果尚好。在该方基础上再加上一味具有清热解毒、生津止血、消肿利尿作用的白茅根以加强疗效。以上四味合而用之，有辛凉解表、养阴解毒的功效。

2. 防风通圣散

防风 17.5 克　荆芥 17.5 克　麻黄 17.5 克　连翘 17.5 克　薄荷 17.5 克　焦栀 17.5 克　黄芩 35 克　生石膏 35 克　当归 17.5 克　杭芍 17.5 克　川芎 17.5 克　白术 17.5 克　芒硝 17.5 克　生大黄 17.5 克　生甘草 35 克　桔梗 35 克　滑石 35 克

上药共研为细末，每服 10 克，用生姜 3 片煎汤冲化服。1 日 2 次，每隔半月服 1 次，连服 4 次。市售防风通圣丸亦可采用。

本方曾在终南公社三个大队试用。服药全程足量的共有 2813 人，与其他队同期发病人数比有所降低，有待继续验证。

3. 三豆解毒汤

绿豆 35 克　黑豆 35 克　赤小豆 35 克　紫草根 35 克　生甘草 35 克

用水 2 碗，煎至半碗温服，每 3 日 1 剂，连服 5 剂。

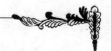

4. 贯众茅根汤

贯众 35 克　白茅根 70 克

水煎，1 日 2 次温服，每隔 10 天服 1 次。

5. 活血解毒汤

贯众 35 克　白茅根 70 克　丹参 17.5 克　紫草 10.5 克
大青叶 17.5 克

水煎，1 日 2 次温服，每隔 10 天服 1 次，共服 3 日。

6. 饮水消毒方

贯众 70 克　白矾 17.5 克　菖蒲 14 克　黑豆 1 匙

用纱布包，放水缸中。每隔 10 天换 1 次。

五、验案举例

1. 温毒发斑夹肾虚病，卫分轻证例

秦某，女性，57 岁。自述发热微恶寒二三天，伴头痛，身痛。查体：体温 38.3℃，血压 110/70 毫米汞柱，颜面及球结膜充血、潮红，软腭、胸、背部有针尖大出血点，两腋有条索状出血点，肾区轻叩击痛。尿常规蛋白（+++），红细胞（+）。西医诊断：流行性出血热，轻型。中医诊断：温毒发斑夹肾虚病，卫分轻证。经先后用银翘散加味、竹叶石膏汤，未出现低血压、少尿、多尿现象而治愈。

注：1964 年有 21 例出血热患者应用中药退烧效果满意，中毒症状消除较快。其中 14 例用银翘散退烧后，以后各期临床经过不出现或有不同程度的减轻，7 例以竹叶石膏汤善后而治愈。此其 1 例。

2. 温毒发斑夹肾虚病，寒厥证例

王某，男性，16 岁，农民。1965 年 11 月 18 日入院。

初诊：口干喜热饮，大便日 4 次为黄色稀水，小便量

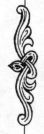

少，色淡黄。检查：体温 36.7℃，上腭充血，额部发凉，四肢厥冷，脉象沉细欲绝，血压 70/50 毫米汞柱。尿常规：蛋白（＋），红细胞 2～4，上皮细胞 1～3，颗粒管型 0～2。中医诊断：温毒发斑夹肾虚病，寒厥证。治以益气固脱，温阳回厥，方用六味回阳饮加葱白 4 根，1 剂。

二诊：口干欲热饮，入院后未再大便，夜尿 4 次，尿量少色淡，面潮红，唇干，四肢温，球结膜轻度充血，血压 88/60 毫米汞柱，舌质淡红，舌苔薄黄，脉象虚数。用当归四逆汤加党参 17.5 克，2 剂，以温经散寒，养血通脉。

三诊：体温 38.7℃，腹饥欲食，进食后不吐，服药略吐，吐蛔虫 1 条，大便 1 次，尿中有肉膜样物，舌苔白润，舌质略红，脉象虚数。继用当归四逆汤加党参 1 剂。

四诊：无自觉不适，唯食欲差，精神差，尿黄，尿中有大片白膜状物，口干欲饮水，舌苔白，舌尖边红，脉虚数。用六君子汤 2 剂。

五诊：饮食睡眠均好，尿渐增多，膜状物消失，口干欲饮水，舌苔白舌尖红，脉虚数。方用竹叶石膏汤 1 剂。

六诊：饮食睡眠好，大便正常，尿多清亮，舌苔白，脉滑数，方用参麦地黄汤 1 剂。

七诊：无自觉不适，舌苔薄，舌尖淡红。继用上方加党参 9 克，1 剂。

于 1965 年 11 月 23 日痊愈出院。西医出院诊断：流行性出血热，中型。

3. 温毒发斑夹肾虚病，卫分证例

李某，男性，41 岁。农民，1965 年 11 月 24 日入院。

初诊：口干，微渴，喜饮，恶心，寒轻热重，无汗，头痛，腰痛，大便正常，小便淡黄少，面色潮红，球结膜水

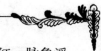

肿，胸、腹、腋有血疹，唇干，舌苔薄白，舌质红，脉象浮滑而数。体温38℃。尿常规：蛋白（＋），白细胞0～2，颗粒管型1～2。中医诊断：温毒发斑夹肾虚病，卫分证。治以辛凉解表，透热解毒，方用银翘散1剂。

二诊：头痛，腹胀，口干渴，大便软糊状1次，尿少而黄如茶样，有白色膜样物，视物不清，恶心，腰及腹痛甚；球结膜充血水肿明显，上腭有出血点，前胸及两腋出血点及搔抓状出血斑明显密集，脉象滑数。血压：80/60毫米汞柱。西医诊断：流行性出血热，中型。方用当归四逆汤加党参17.5克，2剂。

三诊：视物较前清楚，头痛、头昏、腰痛略轻，球结膜充血及水肿略减轻。尿量少，色深黄如茶样，有多量白色絮状物，呼吸尿味较前增重，自觉口内有尿味，口干苦，大便黑浆糊状，血压126/90毫米汞柱，出血斑如前，舌苔白厚腻，脉象弦滑而数。方用知柏地黄汤加栀子10.5克，黄芩10.5克，麦冬17.5克，阿胶14克，4剂。

四诊：头略昏不痛，腰痛轻，大便1次，酱黄色，糊状，尿量增多，口不甚渴，食纳好转，舌苔薄白略黄，脉象虚大而数。原方去黄芩、栀子，加五味子，1剂。

五诊：身困头略昏，大便1次，酱黄色，别无其他不适，舌苔正常，脉象虚大而数。方用参麦地黄汤1剂。

六诊：尿量较多，尿蛋白微量，别无其他无适，舌苔薄白而润，脉象虚数。方用参麦地黄汤，连服4剂，于1965年11月25日痊愈出院，出院3天后，复查尿蛋白为阴性。

4. 温毒发斑夹肾虚病，卫分兼见气分证例

卢某，女，32岁，终南公社豆村农民。以发冷高烧、口渴、腰背痛3天之主诉于1970年11月12日下午入院。

3 天前发冷发烧，自认为感冒，仍下地拾棉花。昨天症状加重，无汗，口渴喜饮，小便短赤，大便正常。

查体：体温 40.1℃，血压 120/80 毫米汞柱，神清，酒醉貌，球结膜充血及轻度水肿，右腋下有散在性少数鲜红色皮下出血点，两侧肾区压痛（＋），尿蛋白（＋），两肺正常，心界不大，律齐，心率 132 次/分，腹软，肝脾未扪及。脉象浮滑而数，舌苔白厚，舌尖红赤。中医诊断：温毒发斑夹肾虚病，卫分兼见气分证。

入院后即服银翘散加生石膏 35 克，3 小时后体温 40.8℃。头部枕冰袋降温，并肌注复方冬眠灵 1 支，体温稽留 40℃左右，持续两天多。继服上方加知母 28 克，花粉 17.5 克，4～6 小时服半剂，连服 2 剂。体温仍不退，口干渴甚，无汗，脉滑数，苔黄，舌质红。改服白虎增液汤加焦栀、黄芩、银花、连翘，日服 2 剂后大便日行数次，呈黄褐色，尿量 1400 毫升/日，体温开始缓慢下降，胸骨剑突附近及右腋下出血点增多。

14 日上午，体温 38.8℃，烦躁，谵语，心率 120～140 次/分，血压 80/68 毫米汞柱，脉细数无力，苔黄厚腻，舌质红。静注 50% 葡萄糖 50 毫升加维生素 C0.5 克，口服当归四逆汤，4～6 小时半剂，连服 2 剂，血压波动在 80～70/60～50 毫米汞柱之间，1 日尿量 190 毫升。

16 日上午，体温正常，血压 112/90 毫米汞柱，尿蛋白（＋＋＋＋），服知柏地黄汤加味 1 剂。晚饭后，烦躁谵语加重，手足蠕动，双手外扬，撮空理线，口干渴，苔黄无津，舌质红绛，心率 130 次/分，脉尚有力，服三甲复脉汤加参须 9 克，1 剂。服药后上述症状明显改善，1 日尿量 900 毫升，继服上方 1 剂。

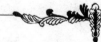

17日，尿量1700毫升，诸证大减，想吃东西。改服知柏地黄汤，连服3剂，尿量达3000毫升以上，尿蛋白（++）。因邪热未尽，改服竹叶石膏汤善后。

21日，尿蛋白（+）。25日，尿蛋白（-）。身体日渐好转，食纳增加，于11月30日痊愈出院。西医出院诊断：流行性出血热，重型。

5. 温毒发斑夹肾虚病寒厥证例（流行性出血热休克期）

孟某，男，51岁。初诊：1970年11月7日。

主诉：发冷发热，伴有腰痛，全身不适。经某医疗站治疗6天后，寒热已退，但仍腰痛，周身困痛，恶心呕吐，口干口渴，大便稀黄，每日6～7次，夹有泡沫。体温37.4℃，血压80/70毫米汞柱。颜面浮肿，眼睑及球结膜水肿极为明显，前胸、两腋下及上臂内侧均有散在出血点，肾区压痛和叩击痛（+），尿蛋白（+++）。诊为流行性出血热休克期，急收住院。

诊查：舌苔黄燥无津，脉象细弱无力。

辨证：温毒发斑夹肾虚病寒厥证。

治法：益气固脱，回阳救逆。

方药：六味回阳饮。

黄附片35克　干姜52.5克　炙甘草35克　人参17.5克　熟地35克　当归35克

上药急煎，服1剂。

并用50%葡萄糖250毫升加维生素C1克，静脉推注100毫升后继续滴入，30分钟后血压回升到100/80毫米汞柱。4小时后病人安静，血压平稳，脉象较前有力，改用当归四逆汤加参须，1剂，以温经散寒，养血通脉。

处方：当归17.5克　桂枝10.5克　杭芍10.5克　细

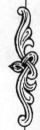

辛 10.5 克　炙甘草 10.5 克　木通 10.5 克　大枣 4 枚　参须 7 克

二诊：次日血压稳定在 114/80 毫米汞柱，仍周身困痛，口干口渴，恶心，水入即吐，大便呈褐黄色稀水，日 7～8 次，小便日仅有几滴，尿蛋白（++++）。脉象弦缓，舌质干红。改用知柏地黄汤加焦栀、黄芩、麦冬、阿胶，服 1 剂。

处方：生地 35 克　山药 14 克　山萸肉 14 克　茯苓 10.5 克　泽泻 10.5 克　黄芩 10.5 克　麦冬 35 克　阿胶 10.5 克（烊化）　知母 28 克　黄柏 10.5 克　丹皮 17.5 克　焦栀 14 克

三诊：药后症见口苦，咽干不欲饮，头痛重，呕吐，恶心频繁，小腹胀痛，一日夜尿 160 毫升，脉弦滑而数。此乃三焦不和，肝胃郁热，通调水道功能障碍，水热互结。法当和解少阳，养阴利水，予柴胡猪苓汤 3 剂。

处方：柴胡 14 克　姜半夏 10.5 克　黄芩 10.5 克　党参 10.5 克　生姜 10.5 克　炙甘草 10.5 克　大枣 2 枚　猪苓 17.5 克　茯苓 35 克　泽泻 17.5 克　滑石 21 克　阿胶 10.5 克（烊化）

四诊：药后呕吐诸症好转，改用知柏地黄汤 5 剂，以滋补肝肾，养阴清热利尿。

处方：知母 28 克　黄柏 10.5 克　生地 35 克　山萸肉 14 克　怀山药 14 克　丹皮 17.5 克　泽泻 35 克　茯苓 35 克

药后尿量逐渐增加到每日 2000 毫升左右，尿蛋白（+）。但食欲极差，舌质呈红赤无津，伸吐困难，口唇干燥并生疱疹，精神萎靡，情志抑郁。此为胃阴不复，脾气不振，不能

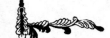

纳谷以化津之故。法当滋补胃阴，醒脾生津。予益胃汤加砂仁、党参、白术、莲子、菖蒲，连服 3 剂。

处方：沙参 10.5 克　麦冬 10.5 克　生地黄 35 克　玉竹 10.5 克　冰糖 7 克　砂仁 10.5 克　党参 10.5 克　白术 10.5 克　莲子 10.5 克　菖蒲 10.5 克

五诊：药后诸症明显好转，纳食日增，舌苔转薄黄而润，脉象弦缓，血压稳定在 130～120/90～80 毫米汞柱，小便一日夜在 3000 毫升左右，尿蛋白微量。改服参麦地黄汤，以补益肺肾，益气敛阴。继之以竹叶石膏汤生津和胃，益气养阴，调理而愈。

1970 年 11 月 28 日复查尿蛋白消失，痊愈出院。

【按语】本案例系出血热重型，米老辨证无误，施治得当，故收效十分显著。患者入院后诊为温毒发斑夹肾虚寒厥证。血压 80/70 毫米汞柱，脉细弱无力，故急服六味回阳饮 1 剂救逆，并用葡萄糖推注、静滴。待血压回升后，即改用当归四逆汤加参须 1 剂，温经散寒，养血通脉。药后血压已稳定，但尿仅几滴，已进入少尿期，故用知柏地黄汤加味，滋阴凉血，降火利尿。服药 1 剂，证见水热互结，故改予柴胡猪苓汤和解少阳，养阴利水。服药 3 剂后，呕吐诸症好转，复用知柏地黄汤继续滋补肝肾，养阴清热利尿。药后尿量渐增，但证见胃阴不复，脾气不振，故以益胃汤加味为治，健脾益胃。药后症状明显好转，但已进入多尿期，故改服参麦地黄汤补益肺肾，益气敛阴，继之以清热生津、益气和胃之竹叶石膏汤调理而愈。

6. 温毒发斑夹肾虚病，气脱血瘀寒厥证例

张某，男，52 岁，农民。发冷发烧 5 天，病情突然加重。症见面色苍白，四肢厥冷，烦躁不安，无热恶寒。体温

35.5℃，眼睑及球结膜明显浮肿，前胸及两腋有鞭笞样出血点，腰痛似折。当日腹泻4次，大便为前一日所进未消化的食物。舌质淡，苔白略黄，脉微。血压80/70毫米汞柱。西医诊断：流行性出血热，低血压期。中医诊断：温毒发斑夹肾虚病，气脱血瘀寒厥证。急用六味回阳饮加葱白（黄附片35克，干姜52克，炙甘草35克，人参17.5克，熟地35克，当归35克，葱白4根）以益气固脱，温中回阳。24小时内连进3剂后，患者自觉舒适，症状明显减轻，四肢转温，泄泻止，脉象明显可触及，血压回升至100/70毫米汞柱。继之，改用当归四逆汤加人参（当归17.5克，桂枝10.5克，杭芍10.5克，炙甘草10.5克，生姜10.5克，大枣4枚，细辛10.5克，木通10.5克，人参7克），3剂，以温经散寒，养血通脉，安全度过危险期。

六、小结

流行性出血热是一种自然疫源性急性传染病，米老于1964年、1965年、1970年亲自深入疫区，认为本病属于中医学"温病时疫"范畴之"温毒发斑夹阴虚病"，收治82例（均按全国防治流行性出血热经验交流会议标准，1975），治愈70例，死亡12例（10例死于休克，其中6例入院即深度休克。1例死于尿毒症，急性肺水肿。1例死于低钠、低钾综合征。此12例，皆因家属送入院太晚所致）。通过防治，提出了一套完整有效的中医防治方案，初探如下：

1.本病在发热期用中医治疗消除中毒症状较快，如恶寒、高烧、头痛、口渴、腰痛、身痛等。一般用辛凉解表透热法，即银翘散加减治疗，多数病例可于3日内体温降至正常。

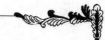

2. 在发热期应注意预防低血压，这是治好本病的关键。本病各期中，中西医治疗感到最棘手的一"关"就是低血压，也就是"生死关"。由于本病发热在第四、第五天，往往体温下降时出现低血压或血压波动在80/60毫米汞柱，甚或下降到测不出。患者脉象突然转为沉细或细微或摸不到，手足皮肤逐渐发凉，病情逐渐转重。中医认为这是厥逆证的出现。治疗上应考虑如何能提前预防这一关（低血压）的出现，这是减少死亡率、提高治愈率的一个重大问题。米老认为流行性出血热病人发热到第四、第五、第六天而出现厥逆证，是符合《内经》所说："一日太阳，二日阳明，三日少阳，四日太阴，五日少阴，六日厥阴"的病程发展规律的。若以六经病机传变说分析："太阳与少阴相表里"，是为热性病太阳经与少阴经相互转化的内在根据。"太阳之上，寒气主之，中见少阴"。"少阴之上，热气主之，中见太阳。"本病发热期卫分证是病在三阳经，其病在表，突然出现厥逆里证，不外一是寒邪遏郁，阳气虚脱；一是热毒偏亢，阴竭阳亡。上皆由正虚不能胜邪，鼓邪外出，致使少阴寒化，或热化而成厥逆诸证。以卫气营血辨证分析为"邪陷营血"；以三焦论证为"邪陷下焦"或"逆传心包"。推究言之，其理一致。但临床见证有"寒厥""热厥"。《内经》说："阳气衰下则为寒厥，阴气衰下则为热厥"。"寒""热"是机体阴阳偏胜偏衰的反映，机体抗御外邪功能降低，三焦阳气虚衰则证见寒厥，法当回阳固脱，益气救阴。重症方用六味回阳饮有效；轻症寒邪遏郁，血虚不能通阳，方用当归四逆汤加人参，养血益气，温经通阳有效。如机体功能偏亢，三焦相火亢极，耗津伤液，则证见热厥，法当急下存阴，泻火解毒，壮水制阳，方用解毒承气汤、黄龙汤、清瘟败毒饮、三甲复

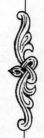

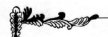

脉汤有效。厥证兼见呃逆不止者方用黄连阿胶鸡子黄汤有效。厥证兼见吐下蛔虫者，方用椒连乌梅汤有效。此各地治疗本病厥证之经验，医者必须辨证施治。

米老带领西安医学院中医教研组治疗本病47例中有低血压期20例，除中西医结合抢救未愈者8例外，中西医结合治愈者6例，单纯中医治愈者6例。其中有用六味回阳饮治愈者，有用解毒承气汤治愈者。但是无论中西医，即或对低血压的治疗方面有些有效办法，治疗上总是被动，还不如做到提前预防治疗本病，避免出现低血压，是为上策。

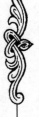

因之，治疗上能够预防低血压，这就避免了治疗上的被动和病人的担心。米老先生常说：医生要想治好病，首先就得向病人学习，了解病人的病史、生活、得病原因，得到病人供给的充分情况，才能找到解决问题的办法。因之询问流行性出血热患者得病因素，多系过度疲劳，饮食不适，受寒而得。中医学认为："劳倦伤气，饮食不适伤脾"，又说："肾为先天之本，脾胃为后天之本。"一旦人之元气受伤，脾肾虚损，加之风寒外袭，元气不能鼓邪外出，往往寒邪遏郁，阳气下陷而虚脱。此外，或因机体与病邪奋战而致偏亢，则化火为害，耗伤津液，致使热毒伤阴，阴竭阳亡。

总之，在治疗早期，祛邪必须照顾扶正，不得妄用大量苦寒药品力求速效以解热，更切忌妄用大剂辛温助阳发汗药物以解热，以防大汗耗阴以伤津，这时宜用辛凉解表发汗透热之剂。在这种理论的启示下，米老对发热期病人病在卫分时，用银翘散加葛根、升麻、党参、杭芍进行治疗观察，疗效显著。由于银翘散辛凉解表，透热解毒，加葛根味甘淡，性平，有解肌、生津、止渴、鼓舞卫气使邪外出之作用。党参味甘，性平，固阴益气，生津止渴。杭芍味微苦酸，性

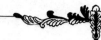

平，平肝补血，散血敛阴。经过观察治疗 20 例高烧患者中有 14 例未出现低血压，体温下降后症状无明显加重现象。此即《内经》"邪之所凑，其气必虚"，"正气存内，邪不可干"之意。

由于本病机理为温毒乘虚侵入血分，加之风寒外袭，毛窍闭塞，热毒不得外透，郁于肌肤，故体表呈现斑疹隐隐、轻度水肿、充血、恶寒、发热。本病发热是邪正相争，正气抗御外邪的表现；口渴是热邪伤津的征象；恶寒无汗，是邪束于表，热不得外透之故；腰痛为肾气不足；不能发动卫气以达表散热，则毒血凝于肌肤斑疹隐隐。故米老在处方中加入升麻，因升麻味甘苦，性平，有解毒、净血散热之作用，可清血中之毒邪使之排出，以防内陷。故于银翘散中加参、芍、葛、麻作为本病卫分证预防低血压、休克的主方。腰痛阳虚者加杜仲，阴虚者加知母，照顾肾气，以免意外之变。通过多次实践证明，这些经验是有效的。

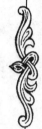

抓好早期卫分证的治疗，是治好本病的关键。如病在卫分，服药后出汗与不出汗是决定下一步治疗被动与否的关键问题。如汗出彻底，热随汗解，就可变被动为主动。因之说抓好早期卫分证的治疗，是治好本病的关键，并能预防本病中的厥证。

3. 中药对血尿、少尿、尿毒症有一定的疗效。少尿、血尿，多用滋阴降火、凉血解毒利尿之法，服用知柏地黄汤加焦栀、黄芩、麦冬、阿胶、白茅根，一般在 3～4 天可转入多尿期。推其机理，可能这类患者乃是伤津耗阴，肾气亏损所致，应滋阴降火而利尿。

4. 本病在多尿期，为肺肾气阴两伤，不能收摄而呈现多尿，宜用益气敛阴之法，一般服用参麦地黄汤 6～8 天

遂转正常，恢复期多用竹叶石膏汤清理余热，益气、生津、和胃。

克山病

克山病是一种以心肌损害为主的地方病，俗名吐黄水病，并称地方性心肌病。

一、病因初探

克山病的病因学说，有 20 余种之多。各学科的同志做了大量工作，取得了一定的成绩。概括言之，主要有传染、中毒、营养缺乏、水土等学说。病因学说中争论的焦点集中于传染学说和水土学说。我们认为克山病不是一个单一的因素，而是一种综合因素所致的疾患，更重要的是决定于患者机体强弱的内在因素。多年来，由于我们在病区同当地群众一起生活，通过生活实践和治疗实践得到一些看法，这种看法也仅是初步的宏观的感性认识，并结合中医学理论进行探讨分析，提出一些浅见，仅供参考。

（一）传染学说

我国古代医学家称传染病为疫气、疫疠、天行、时气、时行、时疫、瘟疫、温病、伤寒等。晋代葛洪《肘后备急方》说："伤寒、时行、瘟疫，三名同一种耳。"至于酿成传染病的病因，古代医家则用疫气、毒气、疠气、杂气、邪气来解释。

对于克山病这一具体病种来说，我们在病区观察克山病潜在型病人的发病情况和临床表现，并无传染病的一般临床表现，而是一种慢性虚衰疾患的征象。但是从克山病的流行特点来看，有其地区性、季节性、灶状分布性、家庭性、波浪性（年度差异），在某些年份又有暴发流行。这些特点又很符合中医学疫气流行的一般规律。《素问·刺法》："五疫之至，皆相染易，无问大小，病状相似。"清·张璐玉《张氏医通·伤寒》说："时行疫疠，非常有之病，或数年一发，或数十年一发，多发于饥馑兵荒之后。发则一方之内，沿门阖境，老幼皆然，此大疫也。亦有一隅偶见数家，或家止一二人或三五人，病证皆同者，此常疫也。"前人虽然没有显微镜观察微生物的各种形态，但认为疫病为患之众，必有其共同因素。起初以六气风、寒、暑、湿、燥、火的反常（六淫）为致病病因，后来认识到不能单以气候解释，从而发展了传染病的病因学说。如明·吴又可《温疫论·杂气论》说："刘河间作原病式，盖祖五运六气，百病皆源于风寒暑湿燥火，无出此六气为病者，实不知杂气为病，更多于六气。六气有限，现在可测，杂气无穷，茫然不可测，专务六气，不言杂气，岂能包括天下之病欤！"又在《原序》中说："夫温疫之为病，非风、非寒、非暑、非湿，乃天地间别有一种异气所感。"在《原病》中说："疫者感天地之疠气，在岁运有多寡，在方隅有厚薄，在四时有盛衰。此气之来，无论老少强弱，触之者即病。"因此认为疫气致病乃六淫之外的一种特异致病因子，故称之为疫气、杂气。在《杂气论》中还说："疫气者，亦杂气中之一，但有甚于他气，故为病颇重，因名之疠气。"认为疫气非常复杂，由于人所触之气不同，患病各异，故名杂气。又说："时行疫气即杂气所钟，为病各种，是知气之不一也。""所谓杂气者，虽曰天地之气，实由方土之气也，盖其气从地而起，有是气则是有病，譬如所言天地生万物，然亦由方土之产也。"说明一病有一病之气，疫气致病有各种不同致病之气，此气是由各地不同的土壤环境气候条件所产生的。该地有这种气则会发生这种病，无这种气则不会发生这种病。吴又可在《温疫论·论气所伤不同》中说"夫物者气之化也，气者物之变也，气即是物，物即是气。"足证古代医家对传染病病因，虽未直接观察到各种致病的微生物的形态，但发现致病不同的疫气有其特异性，此说是具有辩证唯物观点的。

以往认为本病流行于我国北方省区，近年来在西南省区发现亦有流行。就陕西省克山病发病情况而言，以往陕西省北部延安地区此病流行，以后发现陕西省南部商洛、汉中地区亦有流行，可见地区性不是绝对的。在季节性上，以往认为是寒冷季节流行，后来发现云南、四川两省在6、7月夏秋之间流行。在家庭性上，以往认为一家发病一人，后来发现一家数人发病。在发病年龄上，以往成人发病多，后来发现小儿发病也不少。陕西省北部克山病发病季节多在每年春季前后，特别是气候突然变冷时多有急发流行，这和《医宗金鉴》所说"春应温而反寒，名曰寒疫"相似。病区多系荒山旷野，人烟稀少之地，山岚瘴气、腐烂植物蕴藏于溪源土壤之内，其蒸毒遏郁之气流行于大自然气交之中，或潜伏于山溪水源之内。所以对自然疫源生物性致病因子就不能忽视其在克山病发病中的作用。虽然克山病没有传染病的一般临床表现，但从它的流行情况来看，尚不能排除克山病是一种自然疫源性疾病的可能性，确切病因有待进一步研究认识。

在传染病学说方面，西医有病毒说、甲链——变态反应

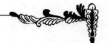

说、猪肉包子虫说等。

（二）中毒学说

中医学文献中有因过食盐类而伤害脏器，致使机体失调、骨节变大、肌肉萎缩、气伤成劳、心气受抑等疾患的记载。《素问·生气通天论》说："阴之所生，本在五味，阴之五官，伤在五味……味过于咸，大骨、气劳、短肌、心气抑。"明·李念莪《内经知要》注解说："咸为肾味，过食则伤肾，肾主骨，故大骨、气劳。盐走血，血伤故肌肉短缩，盐从水化，水化则火囚，故心气抑。"这就是说，人体的阴精来源于饮食五味，但是藏精的五脏又可因饮食五味的太过而受损，所以过多的饮食盐类则大骨就要受伤，肌肉萎缩，心气受抑。也就是说，食物的摄取是人身生长发育的源泉，不可或缺，但饮食五味的太过或偏食，则能伤害身体导致疾病。我省克山病区多见大骨节病、肌肉萎缩和克山病气伤成劳、心气受抑的症状表现同时存在，这很可能与该地区水源中含有过多的某种无机盐有关，由于人们长期饮用，蓄积中毒，伤害心肾。以上论述仅是古代医家对客观现象的一个概括认识，但是给我们提供了进一步研究克山病病因的课题。至于究竟是哪种盐类和怎样导致本病的问题，就需要我们运用近代自然科学知识去探索它的本质。

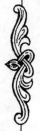

在中毒学说方面，西医有诸如慢性烟中毒、金属中毒、食物中毒、真菌中毒、藜芦中毒、水中有机物中毒、亚硝酸盐中毒等学说。

（三）营养缺乏学说

由于偏食或者因饮食习惯的改变而引起的某种营养物质

缺乏，机体精气不足，卫外功能低下，导致心肌受损。《素问·脏气法时论》说："五谷为养，五畜为益，五果为助，五菜为充，气味合而服之，以补益精气。"谷畜果菜四大类基本饮食在日常生活中是不可缺少的。我们观察克山病地区的偏食现象确实存在，对本病有一定影响，但它是否就是克山病的主要原因，尚待进一步研究。我们曾以中医"精不足者补之以味，形不足者温之以气"的理论指导实践，补益精气，临床观察疗效比较明显，这说明克山病的发病可能与偏食导致缺乏某种营养物质有关。有的学者认为克山病可能是由于缺乏心肌代谢所必须的某种氨基酸、维生素或矿物盐所致，至今尚无定论。

（四）水土学说

水土学说是指疾病的发生与该地区的水土有关，由于人们不习惯水土而发病者称之为不伏水土病。当地群众反映，克山病易于侵害外来人。我们了解无论是外来人或当地人，在病区都有发病，但外来人较多。这些外来患者，大多在进入该地区不久，有过纳减、腹泻、身体虚肿、腹胀、气短诸症的病史，后来就不知不觉地得了克山病。隋·巢元方《诸病源候论·水肿病诸候》说："不服水土者，言人越在他境，乍离封邑，气候亦殊，水土亦别，因而生病，故云。不伏水土病之状，身体虚肿，或下利而不能食，烦满气上是也。"这一段对于不伏水土病之描述，与上述克山病早期病史颇为相似。由此推论，克山病可能与水土因素有一定的关系。

古人对水土的认识，历史悠久。明·李时珍《本草纲目·土部》说："土者五行之主，坤之体也，具五色而以黄色为正色，具五味而以甘为正味，是以禹贡辨九州之土色，

《周官》辨十有二壤之土性。"《本草纲目·水部》又说:"盖
水为万化之源,土为万物之母,饮资于水,食资于土,饮
食者人之命脉也,而营卫赖之,故曰水去则营竭,谷去则
卫亡,然则水之性味,尤慎疾卫生者之所当潜心也。"《管
子·水地》说:"地者万物之本原,诸生之根苑也。⋯⋯水
者地之血气,如筋脉之通流者也。"这就说明水土与生物的
关系、水土与人的健康发育和疾病的关系是极为密切的。对
于水土美恶的不同亦有论述,《本草纲目·水部》说:"上则
为雨露霜雪,下则为海河泉井,流止寒温,气之所钟既异,
甘淡咸苦,味之所入不同。""山岩泉水⋯⋯其泉源远清冷或
山有玉石美草木者为良,其山有黑土毒石恶草者不可用。"
据古人观察,水质、水味不同,所致疾病亦各异,如战国
《吕氏春秋·季春纪·尽数》中记载:"轻水所,多秃与瘿
人;重水所,多尰与躄人;甘水所,多好与美人;辛水所,
多疽与痤人;苦水所,多尪与伛人。"轻水即天水,天水多
轻,古人认为吃雨水、山水的地方多患秃头脱发与大脖子病
(甲状腺肿大),从水质分析,这与缺碘有关。重水,指地
水,地水多重。古人认为吃重水的地方多患下肢水肿行动困
难病,这可能与水源中含有某种矿物质较多有关。水味发苦
的地方多发骨节畸形,身体矮小病。大脖子病、水肿病、骨
节畸形身材矮小病,这三种病在克山病区都是常见的。其发
病情况为灶状分布,有的村落大脖子病多,有的村落水肿病
多,有的村落骨节畸形身材矮小病多。有的村落发此病不发
彼病,有些村落发彼病又不发此病,还有的村落三病俱有或
三病俱无。这些发病特点都说明了疾病与水源水质的分布不
同有密切关系,以及克山病地区的水质分布是比较复杂的。
所谓地区性,可能与该地区有不同水质的分布有关。但是古

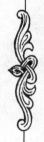

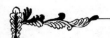

人对水土的认识仅是感性的粗浅的认识。究竟是否或哪种水质对克山病有影响，还必须运用现代自然科学知识来进行研究，这是摆在我们面前的一项艰巨任务。我省地方病工作者和有关科研单位，对病区进行了大量的野外调查及水、土、粮的化学分析，初步认为克山病的病因可能与病区粮食中化学元素，或化合物含量发生异常，或比例失调有关。据此采取了一些相应的防治措施，也收到了一定的效果。

此外，克山病的诱发因素也是多种多样的。六淫、七情、饮食不节、房室劳倦、煤烟中毒、肠道寄生虫（蛔虫）等，都可在一定的条件下直接或间接地影响人体，诱发本病，并成为进一步加重病情的条件。

上述病因，如传染、中毒、营养缺乏、水土等学说，虽有助于本病的进一步研究和防治，但皆属外因范畴。从中医发病学上看，疾病的形成不外是邪正的斗争，中医学有"正气存内，邪不可干"，"邪之所凑，其气必虚"之说，可见人之机能强弱是决定形成疾病与否的关键。陕西省中医研究所克山病防治研究组，在永寿县永平公社对6662人进行了普查，检出克山病299人，其中潜在型219人，占3.2%，慢型80人，占1.2%，总计检出率为4.4%。可见决定本病形成的因素主要是内因，而不是外因，外因只是一种发病条件。关于内因，一为先天禀赋不足，一是后天摄养失调、饮食劳倦等导致脾胃虚弱，中气不足，从而机体卫外功能低下，不能适应环境、水土等条件，构成了人体不能适应外界因素刺激的内在根据。人体素虚如再遇到特殊的地理环境、水土、气候等条件，机体不能适应，即可发生本病。在发病学上内因是起决定作用的，但是并不排除外因的作用，研究防治外因的同时必须注意内因的防治。从这个认识出发，我们对潜

在型克山病人提出了"甘温补中，健脾益气"的预防治疗法则，以加强机体的修复健壮，增强人体适应机能，从而控制本病的发展和抵抗附加因素诱发本病急发。

二、辨证论治

（一）潜在型克山病

本型是指没有急发病史的克山病人。虽有心肌受损，但损害不严重，或虽有心肌损害，心功能一级代偿者，称之为潜在型。本型病人，在病区一年四季均可检出。

本型的常见症状有头昏，耳鸣，心慌，气短，心口不适，食差，腹胀，大便溏，身困乏力，劳动后尤甚，胃寒或手足心发热，易出汗，手足发麻等。也多见神情倦怠，气怯，面色不润或灰暗，舌质淡或正常，脉多沉细、虚缓甚至结、代。据此可见，绝大多数本型患者均以不同程度的中气不足为主要临床表现。中气乃脾胃之气，有化谷生血、升清降浊、运行水湿、营养全身之功能。脾胃为后天之本，如人体素虚，为饮食、劳倦所伤，皆可损及脾胃之气，致使生化健运失常，因而表现出中气不足的种种证候，正如元·李东垣《脾胃论》所说："喜怒不节，起居不时，有所劳倦，皆损其气。""内伤脾胃乃伤其气"，"饮食不节则胃病，胃病则气短，精神少而生大热……形体劳役则脾病，脾病则怠惰嗜卧，四肢不收，大便溏泻。"

本病主要由于饮食不适，劳倦过度致伤脾胃，中气不足不能充分输送水谷之精于肝肾，进而有碍生化精血、营养心脏和全身。心营不足，心气必弱，故见心慌气短。精血不足，上不能充分供营于脑，脑气失养故见头昏、耳鸣；下不

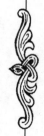

能充分供营于全身四肢，则见乏力、神倦、手足发麻。由于人体气血相依，保持平衡，倘若气血失调则证见不一。偏重气虚者则见畏寒，偏重血虚者则手足心发热。中气不足，脾胃失养则心口不适，消化吸收之力减弱，胃肠运行迟滞，故见食差、腹胀、便溏诸症。由于人体气血同源，气虚则无力生化精血，易于导致机体精血亏损，精血亏损则不能充养脏腑，从而导致脏腑气虚。精血不充，不能上荣于面，故见面色不润，甚则灰暗苍白，不能充盈血脉，故见脉细而弱，甚则沉迟或虚大。若心气无力则血循障碍，血行不利则脉律失常。此皆脾胃虚弱，中气不足，累及心气亏损之证。明代张景岳《景岳全书·虚损》论虚损病源说："凡劳伤虚损，五脏各有所主，而惟心脏最多，且心为君主之官，一身生气所系，最不可伤，而人多忽而不知也，何也？夫五脏之神皆禀于心，故忧生于心，肺必应之。忧之不已而戚戚幽幽，则阳气日索营卫日消，……虽不中邪，病从内生名曰脱营，……但其潜消暗烁于冥冥之中，人所不觉而不知五脏之伤惟心为本。"潜在型克山病之发病机制与此相类，其本质乃因饮食劳倦等病因内伤脾胃而致中气不足，进而累及心脏导致心营不足、心肌受损之病。本病由于脾胃虚弱，气血生化之力减弱，故先见气虚证候，继而由气及血，又见血虚证候，以致气血两虚同时并见。因之我们认为本型病证是属于虚劳内伤范畴的疾患。如能及时治疗尚可治愈，否则可进一步发展成为慢型。如心营亏损导致心阳不振，累及肾阳虚衰，则易发生突变成为急发。

人体为一有机整体，五脏间有相互制约相互联系的关系。阴阳互根，气血相依，脾胃虚弱，中气不足可累及心、肝、肺、肾诸脏。心脏受累，心阳不振，或心血亏损，累及

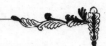

肺则生痰饮喘咳；累及肝可致肝气郁结，血瘀成癖（肝大）；累及肾可致脾肾阳虚，不能制水而生水肿诸证。所以从病理变化过程来看，慢型克山病其实质是脾胃内伤病的进一步发展，即虚劳内伤病之继发病。急型克山病亦是先有内伤脾胃，中气不足，累及心营亏损，进而导致肾阳虚衰，再受寒邪侵袭，往往阳气暴脱，卒然昏倒，四肢厥冷，心胃绞痛，呕恶汗出，脉微欲绝，此为虚劳内伤病之突变病。正如李东垣《脾胃论》所说："凡脾胃病，调治差误，或妄下之，则末传为寒中，复遇时寒则四肢厥逆，心胃绞痛，冷汗出。"

由于潜在型患者所占比例最大，而许多急、慢型患者是由潜在型发展而来，所以如能有效地对潜在型患者加以防治，对整个克山病的防治工作是有很大意义的。基于对潜在型克山病病理机制的上述认识，我们提出甘温补中、健脾益气的治疗原则。现将潜在型克山病中医证治分述如下。

1. 虚劳，心脾气虚、中气不足证

主症：长时间的头昏，心慌，气短，心口不适，食差，腹胀，乏力，畏寒，喜热饮，大便溏，尿频，易出汗，时有颜面烘热、手足发麻等症，劳动后气短乏力加重，妇女常兼有月经不调或子宫脱垂。

神倦气怯，面色不润，舌苔薄白而润，舌质正常。脉律一般正常或见迟脉、结脉、代脉、涩脉。脉象或大或细，均重按无力，呈现虚弱之象。

治法：调补脾胃，升阳益气。

方药：补中益气汤加味。

炙黄芪 35 克　当归 10.5 克　党参 17.5 克　白术 10.5 克　陈皮 10.5 克　柴胡 7 克　升麻 7 克　生姜 10.5 克　大枣 2 枚　炙甘草 10.5 克　炒神曲 10.5 克　生山楂 10.5 克　炒麦

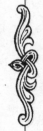

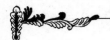

芽 10.5 克　附片 10.5 克

每次加水 700 毫升，大火煮沸，慢火煎至 40 分钟，过滤出 200 毫升，煎两次，共煎出 400 毫升。1 日分 2 次，早晚饭前温服。

每日 1 剂，服 1 月为 1 疗程，按克山病疗效判定指标复查，如无变化，可继服 1 月以观后效。

如汤药不便，改服丸剂。将本方量加 10 或 20 倍，炼蜜制成丸剂（蜂蜜量与药量相等），每服 10 克，日服 3 次，服 3 月为 1 疗程。根据复查结果，正常者可停药，如不正常者可继服 3 月，以观后效。

2. 虚劳，心脾血虚心悸证

主症：长时间的头昏、心慌、气短、乏力、食差、心口不适，经常伴有不自主的心跳、心烦、失眠、惊恐、盗汗、手足心发热，上述诸症于劳动后加重。妇女常兼有月经过多或过少、经闭、经漏等证。

神倦气怯或正常，面色少泽或灰暗，舌苔薄白而润，舌质或淡，脉律一般正常，或见数脉、促脉、结脉、代脉、涩脉，脉象或大或细，均重按无力，呈现虚弱之象。

治法：健脾益气，补血养心。

方药：归脾汤加味。

炙黄芪 35 克　当归 10.5 克　党参 17.5 克　白术 10.5 克　茯苓 14 克　炒枣仁 21 克　元肉 10.5 克　炙远志 10.5 克　广木香 3.5 克　炙甘草 10.5 克　柏子仁 21 克　炒神曲 10.5 克　生山楂 10.5 克　炒麦芽 10.5 克

煎服法、疗程均与补中益气汤同。汤药不便，亦可配制丸剂服用。

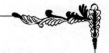

生活指导：

（1）根据病情合理安排劳动，注意劳逸结合。

（2）预防各种诱因，如过劳、寒冷、精神刺激等，以防止恶化。

（3）注意饮食合理搭配，防止偏食，并注意饮食卫生。

（4）搞好计划生育，加强妇女四期卫生（月经期、妊娠期、分娩期、哺乳期）。

（5）定期查体，主动发现潜在型病例，予以及时治疗。

（6）必须遵照医嘱，按时坚持服药。

（二）急型克山病

本型发病急剧，常有急性心功能不全的症状和体征，故称之为急型。根据病情轻重不同分为轻症和重症。急型轻症称为休克早期，重症称为休克期。西医认为此乃在心肌受损的基础上，突然发生急剧的心搏量降低，而引起心源性休克。中医辨证属厥证。

厥证的含义，一为突然气血逆乱不能顺其生理自然运行，因而发生四肢厥冷，面色苍白，昏不知人之表现；一为气血虚衰，阳气下降，生理功能衰竭之表现。发生厥证的原因很多，其临床表现不外以上两种情况。克山病之厥证，实由患者平素心营亏损，心阳不振，中气不足，导致肾阳虚衰，再突然遭受某种外因过度刺激（如过度受寒、暴饮暴食、情志过激、疲劳过度等），机体无力抵御外邪，心气被遏，导致全身功能降低，各脏器功能无力代偿，剧变而成厥证。

心主血脉，心为气血运行之主宰，气为血之帅，血为气之母，气行则血行，气滞则血滞，气脱则血脱。若心气虚衰，无力主宰血液运行，阳气不能随血脉通达于四肢体

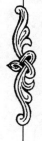

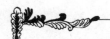

表，则见畏寒身凉，四肢厥冷，脉微细，甚则欲绝。本型由于中气不足，脾胃虚弱，不能输水谷之精于肝以养心肺，心肺失养则血瘀，气虚则无力吸清吐浊，因而形成缺氧缺血现象。故面色口唇手指色青，呼吸迫促，心律失常，此为气衰血瘀，血液运行障碍之表现。肝藏血，肝脾失调，肝血失养则肝郁气逆，肝气横逆则犯胃，胃虚失养故心口难受，甚则恶心欲吐。肝胆互为表里，肝病及胆，胆气上逆故见呕吐黄水。此为肝胃失调，气血逆乱之证。肺虚气郁不能输津于肾，肾精亏损，命火失养，无力上承以救济心气，心气更衰，故见阴盛阳微。阳气下陷不能化湿生津，故见口渴引饮，此为机体饮水自救。但饮入即吐，又为胃虚气逆，不能纳水之故。肾精亏损，肾阳无力行血化水，故见尿少。肾气虚脱，故见小便失禁。此时代偿功能衰败，心气孤立，救济无援，心气作最后之挣扎，即形成所谓孤阳上越之证。临床所见多为身冷，无脉，口渴，烦躁，面赤发热，此为阳气微弱，不能内守而外越竭绝之象。《素问·阴阳应象大论》说"阴在内，阳之守也，阳在外，阴之使也。"说明人体阴液能在内正常运行而不外泄者，为阳气旺盛卫外为固也。凡见阳气外越之证，为人体阴液亏竭，阳气失养所致。因之克山病虽说是以心肌损害为主的疾患，最后必导致全身功能虚衰而无力代偿。心阳衰竭，肺肾衰竭。肺主诸气，肺气衰竭则不能固表，故见额出冷汗，喘促息奔。心肾互为因果，心阳衰竭，肾阳无力代偿，亦随之衰竭，故见脉绝，身冷而成阴竭阳亡寒厥暴脱之候，纯系一派阴盛阳微之象，此为心源性休克之表现。其病理机制正如《素问·厥论》所说："阳气衰于下，则为寒厥。"

急型克山病临床所见厥证，虽为心气衰竭，实为肾气

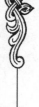

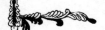

衰竭。因肾为人体先天之本，肾间动气——命门，包括元阳（命火）、元阴（精水）两种物质功能，古代医家称此为原气。此气在人身起着原动力的作用。《难经·八难》说"然诸十二经脉者，皆系于生气之原，即肾间动气也。此五脏六腑之本，十二经之根，呼吸之门，三焦之原，一名守邪之神。故气者，人之根本也，根绝则茎叶枯矣。"心脏虽然位居上焦，主宰血液运行，为循环枢纽，其动力实根于肾间动气。人之肾气充足旺盛与否，是决定本型转归的关键。人之肾气不衰则厥证可以治愈，若肾气虚衰，心气救济无源，诸脏之气随之下陷，即可形成全身衰竭之证。中医在治疗本型厥证时处处照顾肾气，就是这个道理。明·张景岳《景岳全书·瘟疫》说："伤寒温疫俱外侮之证，惟内实者能拒之。即有所感而邪不胜正，虽病无害。最畏者惟内虚之人，正不胜邪，邪必乘虚深入，害莫大矣。故曰：伤寒偏打下虚人。"说明人之肾气衰竭如草木之根绝，其茎叶无不枯萎。克山病急型抢救无效而死亡者，多因肾气衰竭，心气无援救济代偿之故。急型患者平素中气不足，心肾阳虚，突受外感严寒杀戾之气，或遇过劳、饮食不适等而诱发。急型克山病为虚劳内伤中寒之突变病，是为夹虚伤寒。《素问·热论》说："两感于寒而病者，必不免于死。"古人尚有遇夹虚伤寒而不知速救根本，则百无一生之说，强调了治疗本型厥证时必须抓住顾护肾气这个关键所在。

急型克山病之厥证，在陕西地区所见者皆系寒厥，这可能与当地气候环境有关。此种厥证，即中医所谓伤寒直中三阴寒厥暴脱证，以往多认为预后不良，其说也不是绝对的。如《伤寒论》说："厥逆在经则生，在脏则死。"说明厥证虽为危候，但根据患者机体的虚衰程度和病邪侵犯的轻重而决

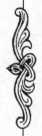

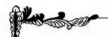

定它的转归。本证如能及时适中病情，予以合理的治疗是可以转危为安的。

急型克山病患者抢救无效而死亡者，多因拖延失治，病情已到晚期，或因当时医药准备不及，或因有合并症、夹杂症的错综交织。所以对急型病人的治疗应强调认真贯彻三早——早发现，早诊断，早治疗。及时纠正厥逆是治疗急型克山病的关键。根据我们的经验，本病厥逆时间越长越难治，治疗时用药越复杂越难治，患者精神越紧张越难治。厥逆时期难以治者，乃心肾阳气衰微，反应迟钝，药力难达病所之故。越复杂越难治者，机体衰败难以负担过重过多治疗刺激之故。精神越紧张越难治者，患者解除精神武装，丧失治疗信心，过度恐惧甚或产生预死感，这对治疗最为不利。因之遇到这种情况就要头脑冷静，紧张而有秩序地安排治疗，仔细认真地分析病情，积极进行抢救。中医对本型病人的治疗，首先是投以回阳固脱、救逆复脉之剂为主，外用艾灸神阙、足三里等穴以助阳气回升。令病人安静休息，予以保暖条件，如烧热炕、室内生火，以保持一定的室温。给病人的药物必须耐心看其服下，如发生呕吐，更要耐心劝其服药。如遇外观似为热象，实为真寒假热之证，当采取热药冷服，寒因寒用反治之法，以达回阳救逆之效。本证由于孤阳上越，肾阳将脱，下寒上热，若遇热饮即抗拒纳入，往往因此畏难停药而失败。改用热药冷服为其掩护辛热之品，直达下焦发挥其回阳固脱之力，使命火归原，呕吐即止。此古人在实践中探索出的救逆之法。厥证纠正后，必须注意补养气血，调理脾胃，并根据病情变化继续积极辨证论治，如投以通脉四逆汤加人尿猪胆汁亦是其例，绝不可放松治疗。急型克山病厥证证治分述如下：

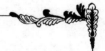

1. 伤寒血虚寒厥证

主症：发病较急，头晕，心口难受，气短，恶心，心悸，畏寒，乏力，或见呕吐，四肢厥冷，面色苍白或灰暗，口唇发青，舌苔白腻，舌质不红，脉象细弱而迟或见结脉，血压多波动，脉压差小。

治法：温经散寒，养血通脉，益气和胃，平肝降逆。

方药：当归四逆汤加人参、吴萸、生姜、白酒。

当归 21 克　桂枝 21 克　杭白芍 21 克　生姜 35 克　大枣 8 枚　通草 14 克　细辛 10.5 克　炙甘草 14 克　人参 10.5 克　吴茱萸 21 克　白酒 35 毫升

加水煎 2 次，每次加水 700 毫升，大火煮沸，慢火煎煮 40 分钟，过滤 200 毫升，再加白酒 15 毫升，趁温服。煎服两次，每 4 小时服 1 次。

服上方 1 剂后如病未缓解，再服 1 剂。若手足温暖，已不呕吐，本方可减去白酒连服两天，再更换人参养荣汤以补养气血，养血安神。

人参养荣汤：炙黄芪 35 克　肉桂 10.5 克　党参 17.5 克　白术 10.5 克　茯苓 14 克　熟地 10.5 克　当归 17.5 克　杭白芍 10.5 克　陈皮 10.5 克　炙远志 10.5 克　生姜 10.5 克　大枣 2 枚　五味子 10.5 克　炙甘草 10.5 克

加水煎 2 次，共煎出 400 毫升，1 日分 2 次，早晚饭前温服，每日 1 剂，服 2～4 周。

2. 气虚血瘀寒厥证

主症：发病较急，头昏，心慌，气短，胸疼有针刺刀割感，心口难受或腹痛难忍，恶心，畏寒，四肢厥冷，出汗，呕吐。

神倦气怯，面色苍白灰暗，口唇手指发青，舌苔白滑或

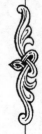

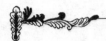

腻，舌质青紫或有瘀血点，脉象沉细而微或见结、代、疾、涩、屋漏、雀啄等脉。

治法：通窍活血，益气复脉，回阳固脱。

方药：加减通窍活血汤、人参四逆汤合剂。

麝香 1.2 克（另包）　赤芍 35 克　川芎 10.5 克　桃仁14 克　红花 14 克　生姜 17.5 克　大枣 4 枚　葱白 4 根　人参 17.5 克　干姜 35 克　制附片 35 克　炙甘草 35 克　当归 35 克　黄芪 35 克　桂枝 17.5 克

此方除麝香外，共煎 3 次，第 1、第 2 次加水 900 毫升，第 3 次酌减加水量。3 次共煎出 800 毫升，分 4 次温服，3～4小时 1 次。每次服时冲服麝香 0.3 克。

服药后如症状改善，可继服 1 剂。症状纠正后可改用人参养荣汤，每日 1 剂，服 2 周。如脉律不整可用炙甘草汤调治。

3. 伤寒直中三阴寒厥暴脱证

主症：患者突感严重不适，不仅上述寒厥症状显著加重，恶寒倦卧，四肢厥冷，额出冷汗，呼吸短促，少尿或无尿，口渴，烦躁不安，反复呕吐甚则吐黄水，身冷寒战，便意窘迫或有预死感。儿童多有腹痛。

精神萎靡，面色苍白且暗灰，舌苔白腻或白滑，手足指甲及口唇发青，体温低或不升（发热者多有合并感染或心肌坏死后反应）。脉象细微欲绝或扪不到，尚可见到迟、急、结、促、代、散、涩、屋漏、雀啄等脉象。血压多迅速下降，甚至测不出。

治法：回阳救逆，益气生脉。

方药：回阳救急汤加减。

人参 17.5 克　白术 35 克　茯苓 35 克　姜半夏 17.5 克

炙甘草 35 克　干姜 52.5 克　肉桂 17.5 克　制附片 35 克
五味子 10.5 克　生姜 17.5 克　麦冬 28 克　红花 10.5 克　麝
香 1.2 克（另包）

上方除麝香外，共捣碎末。煎服法同加味通窍活血汤、
人参四逆汤合剂。

服用上方后，以手足温暖，脉见有力，血压回升正常稳
定，即可停服。用人参养荣汤、香砂六君子汤、补中益气汤
调理恢复。人参养荣汤、补中益气汤方见前述。香砂六君子
汤方剂量及用法如下：

党参 17.5 克　姜半夏 10.5 克　白术 14 克　茯苓 14 克
陈皮 10.5 克　炙甘草 10.5 克　生姜 10.5 克　大枣 2 枚　广
木香 3.5 克　砂仁 10.5 克

加水煎 2 次，共煎出 400 毫升，1 日分 2 次，早晚饭前
温服。

如遇伤寒直中三阴寒厥暴脱证，因病情紧急，煎药往往
来不及，可用姜酒汤或制备硫黄散、正阳散急服，同时配合
针灸或大葱、吴萸熨脐法。

（1）姜酒汤：生姜 30 克放入臼窝捣烂，少加开水再捣，
用纱布包握取汁，加白酒 30 毫升，煎沸待温顿服。如无生
姜可用干姜末 15 克加入酒内煎沸，过滤顿服亦可。

（2）硫黄散：石硫黄 35 克，硝石 17.5 克。共研极细末，
分为 3 份。每次取 1 份用白酒 30 毫升同煎，候焰起即倒入
杯中，用碗盖上待温灌服，15 分钟服 1 次，连服 3 次。

（3）正阳散：制附片 35 克，干姜 7 克，炙甘草 7 克，
皂荚 35 克（去皮，酥炙黄，去子），麝香 3 克。

共研极细末，装磁瓶内勿使泄气。每服 7 克，开水调
服，连服 3 次，隔 15 分钟服 1 次。

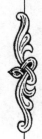

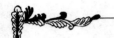

以上 3 方系米老总结以往治疗该证型经验时新提出的方剂，以便今后应用于病情紧急、煎药来不及的情况。

（4）艾灸法：灸神阙、气海、关元穴各 20 壮。

用约一钱币厚的鲜生姜片，在姜片上用针扎 7～8 个小孔，放穴位上；再将艾绒搓成大拇指头大之艾炷，上尖下大平置姜片上，燃着后待燃成灰烬再换，连续 20 壮。如无鲜生姜垫艾，可用食盐研末盖穴上一钱币厚作艾垫。亦可用附片、葱根作艾垫。灸至脉搏恢复，手足温暖，可暂停灸。

（5）针刺法：顽固性呕吐可针刺足三里穴，配内关、中脘穴。昏迷不醒，可刺百会、人中、涌泉穴。

（6）熨脐法：用大葱根白 2 斤，切碎放锅内炒令极热，用纱布分包为两包，轮换熨于脐上。冷则用水拌湿更炒熨之。或用吴茱萸 500 克，放锅内炒极热，用布分作两包，轮换熨腹脐部亦可。

急型克山病的护理：

（1）劝患者安静休息，不要随意搬动，就地治疗，以防病情急剧恶化，失去抢救机会。

（2）注意保温，室内必须生火炉或烧热炕。如无热炕，被内可放热水袋、热砖。温度要适宜，避免烫伤及烟熏。

（3）宜用低盐或无盐富有营养的流质饮食，如小米稀饭加豆类或半流质饮食。恶心呕吐严重者，可暂禁食直至恶心消失后再进食。

（4）情志刺激对本病的治疗是极为不利的。应注意做好病人的思想工作，避免生气、伤悲、恐惧情绪。医务人员的态度要镇静、热情，处处体贴同情患者的痛苦，作到待病人如亲人。

（5）注意勿受凉、感寒，避免合并感染。

（6）做好保护性医疗，严密观察病情变化。如病情好转，应嘱患者不宜过早下床活动。不宜过分禁食，也要注意防止食复、劳复的发生。

（三）慢型克山病

急型克山病患者经治疗后，心脏未能修复而转为慢性充血性心力衰竭，或在潜在型克山病的基础上发展为慢性充血性心力衰竭。这类病人往往病程迁延数年，故称之为慢型，已往称为痨型。中医将此型称之为杂痨，实为虚劳内伤病之继发病。

其病理变化，主要为心营亏损，导致心阳不振以致运行血液之主宰力减弱，因而其他诸脏气血不充，整个机体气血亏损，血行不畅，水湿代谢障碍，形成全身性慢性虚衰疾患。中医认为，脾为生血之源，主化湿；肝为藏血之器，主生化精血；心为血液运行之主宰，又主神明；肺主诸气司呼吸，又主肃降，通调水道；肾为藏精之所，主行水，中寓命门，包括元阴、元阳两种物质功能活动，为十二经之根，生命之原动力。而人肺气之功能活动全赖心气运行血液以充养，心气虚损则无力供血以养肺，肺气失养则肺虚，肺气虚则运行气血不利，因而形成肺脏血瘀气滞、痰阻气道、喘促咳嗽、心悸不宁诸症。若痰涎壅阻过盛，气道被阻，则压迫肺之络脉，肺络被伤则见咯血。肺肾相应，肺气虚则无力吸清吐浊，导致肾不纳气，而肾气虚衰无力救济心气，形成肺肾不交，心力衰竭，故见息奔虚脱之证。

肺虚血瘀则通调水道之力减弱，导致机体代谢失调，脾不运湿，肾不行水，故见水肿。脾虚不能化湿生血以养肝，肝气失养无力生化精血以养心、脾、肺、肾，则肝气郁结

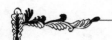

以致血瘀，故见肝郁胁癖。轻则肝脾肿大，重则导致全身血液运行之力受阻，故见面色隐青紫暗，口唇手指发青，颈侧、腹壁、下肢静脉曲张，肌肤甲错，此乃全身血液运行障碍，血瘀之表现。加之脾虚无力生血化湿，机能失养不能制水以循常道，而水湿泛滥成痰成饮，因之湿聚于肺，运行不利则成痰阻气道，故见喘咳，心悸不宁，此为痰饮凌心，心气不宁之证。湿聚于胸，则成悬饮（胸水）；湿聚于腹，则成鼓胀（腹水）。肾寓命火，命火虚衰，无力行水，故见尿少，甚则水邪上逆，反凌心阳，心阳不振，无援救济，则见心阳虚衰、肺肾两脱之虚喘心悸水肿证。总之，本型的发展过程，始于胃，逐渐累及心肺，终于累及肝肾，成为全身性虚衰疾患，不独为心脏一脏之病。

本型虽由脾胃虚弱，中气不足，累及心脏，心阴亏损，心阳不振发展而来，但临床表现证候多种多样，证候转化亦颇为复杂，病情时轻时重，迁延难愈。如遇外因过度刺激则又易恶化，因而形成一种因劳致虚，因虚成劳，恶性循环的慢性虚衰与突变相结合的疾患。因之对这类病人的治疗不能操之过急，必须耐心坚持长期观察治疗，精心调理，在治疗心脏的同时，必须从整体观点出发，照顾其他脏器的调治以及合并症、夹杂症的治疗。因为其他脏器的健康与否，也是促进心肌修复和影响愈后的重要环节。所以我们认为对本型克山病人的治疗应调整其全身机能，以温补肾阳、健脾和胃、补益肺气、疏肝化瘀、养心复脉为主，若遇急发，则按急型克山病治疗处理。

本型中医证治如下：

1. 慢性左心衰竭

主症：呼吸困难，心悸，咳嗽，痰中带血甚至大咯血，

严重时不能平卧，面目浮肿。口唇面色轻微紫绀，呼吸迫促，舌苔白腻略黄质青，脉细而数或疾脉、促脉、雀啄等脉象。

辨证：心气虚损，肺瘀喘促，咯血证。

治法：益气定喘，补肾纳气，宣肺止血。

方药：参麦地黄汤加知母、贝母、阿胶、三七、五味子。

熟地 28 克　山药 14 克　山萸肉 14 克　茯苓 35 克　泽泻 17.5 克　丹皮 10.5 克　人参 10.5 克　麦冬 28 克　五味子 10.5 克　知母 28 克　贝母 28 克　阿胶 10.5 克　三七 10.5 克

加水煎 2 次，共煎出 400 毫升，分 2 次温服，每 4～6 小时服 1 次。如不缓解，可日服 2 剂，连服 3～6 天。

本证到了严重阶段，不但心气衰竭，肺肾同时衰竭，以致喘逆加剧，烦躁不安，肢冷汗出，脉浮大无根，乃属阳气虚脱的危证，宜急用参附汤、黑锡丹等扶元救脱、镇摄肾气以图挽救。

（1）参附汤：人参 17.5 克　制附片 35 克

加水煎出 200 毫升，顿服。

（2）黑锡丹：金铃子（蒸去皮核）　葫芦巴（酒浸炒）木香（不见火）　附子（炮去皮脐）　肉豆蔻（面裹煨）　破故纸（不见火）　大茴香（炒）　阳起石（酒煮 1 日焙干研）各 35 克　肉桂（不见火）17.5 克　黑锡（去滓净称）　石硫黄（透明者）各 70 克　沉香 10.5 克

制法：将黑锡、硫黄放入新铁锅内，炒热结成砂子，取出置地上出火毒，研令极细，其他药共捣箩细末。然后将两者放一处和匀，再研极细，以黑光色为度，酒糊丸如梧桐子

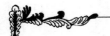

大，阴干，装入布袋内拭令光莹。每次服 3 ～ 10 克，每日 2 ～ 3 次，用人参 10.5 克煎汤冲服。

2. 急性肺水肿

主症：病人高度呼吸困难，端坐呼吸，咳嗽并咯出大量粉红色泡沫状痰，两肺布满湿啰音，腹胀，小便不利。神气萎靡，面唇、手指常有明显紫绀，舌苔黄厚而腻，舌质红，脉疾而细。

辨证：痰阻气逆，血瘀肺胀息奔证。

治法：宣肺化痰，降气泻水，活血止血。

方药：越婢葶苈大枣泻肺汤加味。

麻黄 14 克　生石膏 28 克　杏仁 10.5 克　甘草 10.5 克　炒葶苈 35 克　大枣 10 枚　瓜蒌 35 克　贝母 28 克　炒苏子 35 克　三七 10.5 克　知母 24 克　生姜 10.5 克　姜半夏 10.5 克　人参 10.5 克　桔梗 14 克

如大便秘结不通，可加枳实 10.5 克，生大黄 10.5 克。

加水煎 2 次，每次加水 900 毫升，大火煮沸，慢火煎煮 40 分钟，过滤 300 毫升，共煎出 600 毫升。分 3 次温服，隔 4 小时服 1 次，连服 2 ～ 3 剂。服药后，如病情纠正，再根据证候转变情况调理治疗。

3. 慢性右心衰竭及心律紊乱

主症：心悸，头晕，胸闷，胃胀，食差，口不欲饮，气喘，乏力，小便短少，畏寒肢冷，时或恶心呕吐，自觉心中空虚，心悸动甚。神气疲倦，轻微浮肿，舌苔白腻，舌质淡，脉微弱而数或见结、代脉。

辨证：心阳不振，水气凌心心悸证。

治法：振奋心阳，益气行水，安神定悸。

方药：六君子汤加桂枝、附子、龙骨、牡蛎。

党参 17.5 克　白术 17.5 克　茯苓 17.5 克　炙甘草 10.5 克　陈皮 10.5 克　姜半夏 10.5 克　桂枝 17.5 克　制附片 17.5 克　煅龙骨 14 克　煅牡蛎 14 克　生姜 10.5 克　大枣 2 枚

每次加水 700 毫升，大火煮沸，慢火煎煮 50 分钟，过滤 200 毫升，煎两次，共煎出 400 毫升。一日分两次，早晚饭前温服。每日 1 剂，服 2～4 周。

如见胸闷心痛阵作，痛时汗出肢冷，此为心气欲衰之象，当以补养心气为主，上方加黄芪 35 克，当归 17.5 克益气养心。如心痛发作，心络挛急，气滞血瘀，则宜以温通心阳为主，上方去龙牡，加瓜蒌 17.5 克，薤白 17.5 克。痛止后脉见结代者，为气血两亏，血行不畅之象，当用炙甘草汤辛润通阳，气血并补而通利血脉。病后仍可用此方调补，亦可将炙甘草汤制成丸剂，每服 10 克，日 3 次以巩固疗效。

4. 心源性哮喘

主症：咳逆喘息不得卧，其形如肿，浮肿多见于面部，痰沫多而色白，往往历年不愈，遇寒即发。甚至发则寒热，喘满咳吐，腰背疼痛，口不欲饮，食差，乏力，舌苔白腻，脉弦紧。

辨证：痰饮喘咳证。

治法：温肺化饮，止咳平喘。

方药：小青龙汤加厚朴、杏仁、茯苓。

麻黄 10.5 克　桂枝 10.5 克　姜半夏 10.5 克　杭白芍 10.5 克　干姜 10.5 克　细辛 10.5 克　五味子 5 克　炙甘草 10.5 克　厚朴 10.5 克　茯苓 14 克　杏仁 10.5 克

如内有郁热，舌苔厚黄腻者，可加生石膏 14 克。

煎服法同前方，每日 1 剂，服 1～2 周。如咳喘渐平，

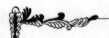

可用六君子汤加干姜、细辛、五味子、杏仁、厚朴，健脾益气，温中化饮。

党参 17.5 克　姜半夏 10.5 克　白术 10.5 克　茯苓 14 克　陈皮 10.5 克　炙甘草 10.5 克　干姜 10.5 克　细辛 10.5 克　五味子 5 克　厚朴 10.5 克　杏仁 10.5 克

煎服法同前，每日 1 剂，服 2 ～ 4 周。

如喘促动甚，形寒神疲，脉沉细，为肾阳衰微不能化饮，宜温肾助阳，于上方加杭白芍 10.5 克，附片 10.5 克治之。

平常宜用金匮肾气丸，每服 10 克，每日 2 ～ 3 次，连服 3 个月为 1 疗程。

5. 水肿

主症：下肢浮肿兼见颜面、上肢浮肿，心慌，气促发喘，腹胀，腰痛酸重，食差，口不欲饮，小便量少，畏寒，四肢厥冷，乏力。神气萎靡，颜面浮肿，面色灰暗少泽，舌苔白腻，舌质胖色淡，脉沉细而迟或见结、代脉，腰以下肿甚，按之凹陷不起。

辨证：脾肾阳虚，水湿不行。

治法：温壮肾阳，健脾行水。

方药：真武汤。

制附片 17.5 ～ 30 克　白术 17.5 克　杭白芍 17.5 克　生姜 17.5 克　茯苓 35 克

如虚寒过甚，可加胡芦巴 10.5 克，巴戟天 10.5 克，肉桂 10.5 克，加强温补肾阳的作用。

如喘息自汗不得卧，可加人参 10.5 克，炙甘草 10.5 克，五味子 10.5 克，煅牡蛎 14 克。

每次加开水 700 毫升，大火煮沸，慢火煎煮 40 分钟，

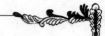

过滤 200 毫升，煎两次，共 400 毫升。1 日分 2 次，早晚饭前温服。

若脾肾阳虚水肿证，复感寒邪，寒水相搏，肿势转甚，恶寒无汗者，可用小青龙汤加茯苓、泽泻、附片以解表散寒，温肺化饮。

若脾肾阳虚水肿证，兼见阴虚症状，浮肿反复发作，精神疲倦，头晕耳鸣，腰痛遗精，牙齿出血，为阳损及阴，阴虚不能敛阳，虚阳扰动所致。治宜扶元阳滋阴液，兼利小便以去水邪。方用大补元煎配服济生肾气丸。

大补元煎方：人参 10.5 克　熟地 28 克　山药 14 克　山萸肉 14 克　杜仲 14 克　当归 14 克　枸杞 14 克　炙甘草 10.5 克

煎服法同前方，每日 1 剂，服 2～4 周。配服济生肾气丸，每服 10 克，1 日 3 次。

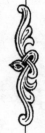

本证如经常有轻微浮肿不退者，可用参苓白术散加黄芪 35 克，桂枝 10.5 克，或加附片 10.5 克，补骨脂 10.5 克。并可用豆类、小米稀饭作为辅助治疗。

参苓白术散（汤）方：党参 14 克　白术 10.5 克　茯苓 17.5 克　山药 14 克　莲子肉 10.5 克　白扁豆 10.5 克　薏仁 10.5 克　桔梗 10.5 克　砂仁 10.5 克　炙甘草 10.5 克

煎服法同前，每日 1 剂，服 2～4 周。

凡水肿证宜戒忿怒，远房室，适寒温，禁食盐、醋及生冷，一般在肿退后可酌情逐渐增加饮食中食盐用量。

本证久而不愈，如唇黑，缺盆平，脐突，足下平满，背平者，为五脏俱伤，乃属危候。又有屡次反复发作，致腹胀喘急，恶心呕吐，不思饮食，大便稀溏，或有下血者，是脾胃衰败，气不统血，亦为危重之候。

6. 鼓胀

（1）脾肾阳虚鼓胀证

主症：腹胀大如鼓，早宽暮急，脘闷纳呆，畏寒肢冷，或下肢浮肿，小便清白而短少不利。神气倦怠，面色㿠白或苍黄，舌苔白腻，舌质淡紫，脉沉细而弦。

治法：温补脾肾，消胀行水。

方药：济生肾气汤与六君子汤加桂枝、附片、猪苓、泽泻交替服用。

济生肾气汤：熟地 28 克　山药 14 克　山萸肉 14 克　丹皮 10.5 克　茯苓 35 克　泽泻 14 克　肉桂 17.5 克　附片 17.5 克　牛膝 10.5 克　车前子 35 克（布包）

每次加开水 700 毫升，大火煮沸，慢火煎煮 50 分钟，过滤 200 毫升，煎两次，共量 400 毫升。1 日分 2 次，早晚饭前温服，每日 1 剂，服 2 周。

六君子汤加味：党参 17.5 克　姜半夏 10.5 克　白术 17.5 克　茯苓 35 克　陈皮 10.5 克　炙甘草 10.5 克　生姜 10.5 克　大枣 2 枚　桂枝 17.5 克　附片 17.5 克　猪苓 17.5 克　泽泻 17.5 克

煎服法同上，每日 1 剂，服 2 周。

（2）肝肾阴虚鼓胀证

主症：腹大胀满，口干燥，小便短少色黄，手足心发热，齿鼻时或衄血。神疲气弱，面黄隐青，苔薄白，舌质红绛，脉弦细数。

治法：滋补肝肾，清热利水。

方药：知柏地黄汤加焦栀、黄芩、牛膝、车前子、柴胡。

熟地 28 克　山药 14 克　山萸肉 14 克　丹皮 17.5 克　茯苓 35 克　泽泻 17.5 克　知母 14 克　黄柏 10.5 克　牛膝

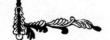

10.5 克　车前子 35 克（布包）　焦栀 14 克　黄芩 10.5 克　柴胡 7 克

煎服法同前，每日 1 剂，服两周。

服药后如腹水消退，可用归芍六君子汤补血养肝，健脾益气，调理 2 ～ 4 周。

如腹胀不减，小便不利，可用舟车神祐丸攻下逐水，每服 7 克，空腹开水送服。每日 1 次，以腹水消退为度，但必须与六君子汤或知柏地黄汤交替服用。

舟车神祐丸：黑丑（研末）140 克　甘遂（面裹煨）35 克　芫花（醋炒）35 克　大戟（醋炒）35 克　大黄 70 克　青皮 17.5 克　陈皮 17.5 克　木香 17.5 克　槟榔 17.5 克　轻粉 3.5 克

研为极细末，水糊为丸如小豆大，每服 7 ～ 10 克，每日 1 ～ 2 次，温开水送下。

（3）湿热壅滞鼓胀证

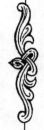

主症：腹胀大，腹皮绷急，肋下胀满或疼痛，烦热口臭，小便量少色赤，大便秘结，或溏垢而黄，不欲饮食。神气倦怠，面色灰暗，唇色紫褐，舌苔黄腻，舌质有瘀血点，脉细涩或弦大，或芤脉。

治法：清热利湿，疏肝和胃。

方药：柴苓汤加厚朴、陈皮、香附、郁金。

柴胡 28 克　姜半夏 10.5 克　党参 10.5 克　黄芩 10.5 克　桂枝 10.5 克　白术 10.5 克　茯苓 35 克　猪苓 17.5 克　泽泻 17.5 克　生姜 10.5 克　大枣 2 枚　炙甘草 10.5 克　厚朴 10.5 克　陈皮 10.5 克　制香附 14 克　郁金 14 克

每次加水 700 毫升，煎出 200 毫升，共煎 2 次，早晚饭前温服，每日 1 剂，服 1 ～ 2 周。

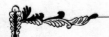

7. 水留胸胁悬饮证（伴有胸水）

主症：胸胁胀满，气粗发喘，不能平卧，咳唾则牵引胸胁疼痛，烦热，小便短少色黄，或大便秘结。神倦，呼吸迫促，不能平卧，或头面浮肿，舌苔黄腻，脉沉数。

治法：分利湿热，攻逐水饮。

方药：

①柴胡陷胸汤加味

柴胡 28 克　姜半夏 10.5 克　黄芩 10.5 克　党参 10.5 克　炙甘草 10.5 克　生姜 10.5 克　大枣 2 枚　黄连 10.5 克　瓜蒌 14 克　葶苈子 17.5 克　枳实 10.5 克　茯苓 35 克　白术 14 克　猪苓 17.5 克　泽泻 17.5 克　桔梗 10.5 克

煎服法同前。如证不减，可用十枣汤攻下逐水。

②十枣汤

炒甘遂 35 克　芫花 35 克　大戟 35 克

共研极细末，每服 7 克，用大枣 10 枚煎汤和药冲服。每日 1 次，空腹服，连服 3 天，停药 1 天，根据病情再服用。服药期间用小米稀粥养胃，禁忌生冷硬食和不易消化食物。

8. 肝郁胁癖证（伴有肝脏肿大）

主症：中脘及右胁下有积块，按之觉硬，痛而不移，时隐痛或有刺痛、胀痛感。食差，乏力，饭后胃胀，大便溏，小便黄，妇女或见闭经。神气抑郁，形体瘦弱，面色隐青不润泽，舌苔薄白，舌质或青紫，脉弦细或涩。

治法：补养气血，活血化瘀。

方药：八珍汤加味。

党参 17.5 克　白术 17.5 克　茯苓 14 克　炙甘草 10.5 克　熟地 14 克　当归 14 克　赤芍 14 克　川芎 10.5 克　桃

仁 10.5 克　红花 10.5 克　香附 14 克　郁金 14 克　青皮
10.5 克　鳖甲 17.5 克

煎服法同前。每日 1 剂，服 1 月。

若大便干燥如羊屎者，可配服大黄䗪虫丸，每次服 7
克，1 日 2 次，早晚饭前开水送下，连服 3 月为 1 疗程。

大黄䗪虫丸：大黄（蒸）87.5 克　黄芩 70 克　甘草
105 克　桃仁 35 克　杏仁 35 克　芍药 140 克　干地黄 350
克　干漆 35 克　虻虫 35 克　水蛭 35 克　蛴螬 35 克　䗪虫
70 克

研为极细末，加蜜 1000 克炼制和丸，每丸重 7 克。

（四）克山病合并症、夹杂症

1. 心律失常（阵发性心动过速、频发性多源性期前收缩、完全性房室传导阻滞、心房纤颤等）

中医辨证：心血亏损，血流不畅心悸证。

主要症状：心悸动甚，气短，虚烦失眠，虚热咳嗽，痰
中有血丝，自汗，盗汗，咽干舌燥，大便秘，舌光少苔或质
干而萎，脉虚数而见结脉、带脉、雀啄脉。

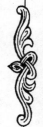

治法：益气滋阴，补血复脉。

方药：炙甘草汤（又名复脉汤）加五味子。

炙甘草 28 克　桂枝 10.5 克　生姜 10.5 克　大枣 4 枚　生
地 35 克　阿胶 10.5 克　人参 10.5 克　麦冬 28 克　火麻仁 10.5
克　五味子 10.5 克

每次加水 700 毫升，煎 2 次，共煎出 400 毫升，去渣
再入阿胶烊化，1 日分 2 次，早晚饭前温服。每日 1 剂，服
2 ～ 4 周。

如见屋漏脉者（心动过缓），可用人参养荣汤加附片

10.5 克，每日 1 剂，服 1 月。

2.脑血栓形成偏瘫

中医辨证：血瘀痰厥偏瘫证。

主要症状：患者突然昏不知人事，痰涎涌盛，语声不出，牙关紧闭，四肢不温，两手固握，面白唇紫，舌苔白滑或腻，脉沉滑。

本证多发生在急型或慢型急发期间，主要因下元虚衰，虚阳上浮，痰浊上泛，堵塞清窍，阳气不能运行以致血瘀痰厥。属于中医类中风疾患。

治法及方药：急用苏合香丸以辛温开窍，再用涤痰汤息风豁痰，并配合针灸。待苏醒后再用地黄饮子以滋肾阴补肾阳，病情好转后可服补阳还五汤，益气养血，祛瘀通络，并配合针灸进行调治。恢复期可经常服用活络丹以巩固疗效。

①苏合香丸：每服 1 粒，开水冲化送服，口服 3～4 粒。

②涤痰汤加减

姜半夏 10.5 克　茯苓 14 克　橘红 10.5 克　炙甘草 10.5 克　枳实 10.5 克　胆南星 10.5 克　天麻 14 克　僵蚕 14 克　石菖蒲 14 克　郁金 14 克　人参 10.5 克　牛膝 10.5 克　桂枝 10.5 克　红花 10.5 克　益母草 10.5 克

每次加水 700 毫升，煎 2 次共煎出 400 毫升，分 2 次温服，每隔 4 小时服 1 次，日服 2 剂，根据病情观察服用。

③地黄饮子

生地 28 克　山萸肉 14 克　石斛 10.5 克　麦冬 28 克　五味子 10.5 克　石菖蒲 14 克　远志 10.5 克　肉桂 10.5 克　附片 10.5 克　肉苁蓉 10.5 克　巴戟天 10.5 克　薄荷 3.5 克　生姜 10.5 克　大枣 2 枚　白茯苓 10.5 克

每次加开水 700 毫升，煎 2 次，共煎出 400 毫升，1 日

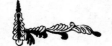

分2次温服。

④补阳还五汤

黄芪140克　当归10.5克　赤芍5克　川芎10.5克
桃仁10.5克　红花10.5克　地龙10.5克

⑤活络丹：每服1粒，1日2～3次，早晚饭前开水
送服。

⑥针灸取穴：人中、百会、风池、风府、曲池、合谷、
环跳、风市、阳陵泉、昆仑。

3. 肠系膜动脉栓塞腹痛证

中医辨证：血瘀腹痛证。

主要症状：腹痛较剧，痛处不移，脘腹胀闷，痛而拒
按。舌质紫暗，脉象细涩。

治法：调气化瘀，活血止痛。

方药：

①新订吴茱萸加乌药甘草汤

人参10.5克　吴茱萸10.5克　黄连7克　姜半夏10.5
克　茯苓14克　木瓜10.5克　乌药35克　甘草35克

②少腹逐瘀汤

当归21克　川芎7克　赤芍14克　肉桂21克　干姜
10.5克　小茴香10.5克　没药14克　元胡10.5克　蒲黄
21克　五灵脂14克

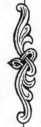

4. 合并其他腹痛诸证

克山病患者无论急、慢型，出现腹痛的原因很多。除上
述瘀血腹痛外，往往多见虚寒腹痛、寒积腹痛、滞食便秘腹
痛、寒邪郁久化热腹痛、蛔积腹痛等。

（1）虚寒性腹痛证

主要症状：腹痛绵绵，时作时止，喜热恶冷，痛时喜

按，饥饿及过劳时腹痛更甚，大便或溏，兼有神疲、气短、怯寒等症。舌苔淡白，脉沉细。

治法与方药：甘温补养，益气散寒，方用小建中汤为主。腹痛较重且呃逆者，则用大建中汤以温中补虚，降逆止痛。若兼肾阳虚证者，宜附子理中汤以温补脾肾。

方药：

①小建中汤加味

炙黄芪 35 克　桂枝 10.5 克　杭白芍 21 克　生姜 10.5 克　大枣 4 枚　炙甘草 10.5 克　饴糖（小米糖）28 克　当归 10.5 克

加水煎 2 次，去渣，纳饴糖，放火上微煎消解，分 2 次温服。

②大建中汤

川椒 10.5 克　干姜 14 克　人参 10.5 克　饴糖 28 克

煎服法同上。

③附子理中汤

附片 10.5 克　人参 10.5 克　白术 10.5 克　干姜 10.5 克炙甘草 10.5 克

（2）寒邪内积腹痛证

主要症状：腹痛暴急，遇冷更甚，得温则舒，口不渴，小便清利，大便溏薄，舌苔薄白，脉象沉紧。

治法与方药：温中散寒，理气止痛，用正气天香散为主方。如腹中痛不可忍，喜按喜温，四肢逆冷，脉细微者，为肾气虚寒，宜通脉四逆汤以温通肾阳。如肾气虚寒，腹痛，大便闭结不下者，可用温脾汤以温经散寒，通便止痛。如少腹拘急冷痛，苔白，脉沉紧，为下焦受寒，厥阴之气失于疏泄，宜暖肝煎加味以温肝散寒。如腹中寒痛，手足逆冷，而

身体疼痛，为内外皆寒，宜乌头桂枝汤以散内外之寒。如腹中切痛，胸腹逆满而呕吐，为寒邪上逆，宜附子粳米汤以温中和降。如腹痛较缓，得热则剧，苔黄脉数，为寒邪郁久化热，宜金铃子散以清热平肝镇痛。

①正气天香散（汤）

乌药14克　香附14克　干姜14克　紫苏10.5克　陈皮10.5克　良姜14克

②通脉四逆汤加味

干姜52克　附片35克　炙甘草35克　葱白4根

③温脾汤加味

人参10.5克　干姜52克　附片35克　炙甘草35克厚朴17.5克　枳实10.5克　生大黄17.5克

④暖肝煎加味

肉桂10.5克　小茴香14克　茯苓14克　乌药14克枸杞子10.5克　当归14克　生姜10.5克　沉香3.5克（研末，分两次冲服）吴萸10.5克　干姜10.5克　附片10.5克

⑤乌头桂枝汤加味

乌头17.5克　桂枝10.5克　杭白芍21克　生姜10.5克　大枣4枚　蜂蜜17.5克　炙甘草7克

先将蜂蜜煎化，加入乌头慢火数沸，再下诸药，加水煎两次，早晚分2次，饭前温服。

⑥附子粳米汤

附片17.5克　粳米17.5克　姜半夏10.5克　炙甘草10.5克　大枣4枚

⑦金铃子散

金铃子10.5克　元胡10.5克

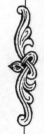

（3）饮食积滞腹痛证

主要症状：脘腹胀满疼痛拒按，恶食，嗳腐吞酸，或腹痛而欲泄，泄后痛减，苔腻，脉滑。

治法与方药：以和中消食为主，方用保和丸（汤）加味。如腹满而痛，大便不通，舌苔黄腻，脉实有力，为食积久而化热，腑气不通，宜枳实导滞丸改用汤剂以下气泄满，除热消积。

①保和丸（汤）加味

姜半夏10.5克　陈皮10.5克　茯苓14克　山楂14克　神曲14克　莱菔子10.5克　连翘17.5克　麦芽14克　谷芽14克　鸡内金10.5克　藿香10.5克　佩兰10.5克　白术10.5克　白芍14克　枳实10.5克　槟榔10.5克　厚朴10.5克　香附14克　黄连7克　黄芩105克

②枳实导滞丸（汤）加味

大黄10.5克　枳实10.5克　神曲10.5克　白术10.5克　茯苓14克　泽泻10.5克　黄连10.5克　黄芩10.5克　木香7克　槟榔10.5克

（4）蛔积腹痛证

主要症状：胃脘嘈杂，腹痛时作时止，贪食，面黄肌瘦，或鼻孔作痒，睡中龄齿，唇内有小点如粟粒状，或面上有白色虫斑，或突发腹中剧痛，按之有块，或脘部剧痛，甚至汗出肢冷而厥，呕吐蛔虫者则属蛔厥。又或有右腹疼痛拒按，右腿不能伸，或右胁剧痛等症。

治法与方药：以驱虫为主，佐以健脾化湿。先救仓猝之变，然后可选用下列方药服用。脾虚者用香砂六君子汤调理。

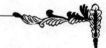

①追虫丸加味

槟榔 35 克　雷丸 35 克　木香 10.5 克　苦楝根皮 35 克　皂荚 10.5 克　黑丑 17.5 克　茵陈 35 克

共研细末，炼蜜为丸如小豆大，每服 10 克，1 日 2 次，饭前空腹开水送服。

②化虫丸加味

鹤虱 35 克　槟榔 35 克　苦楝根皮 35 克　胡粉（炒）35 克　使君子 17.5 克　芜荑 17.5 克　白矾（煅枯）8.5 克

共研细末，用酒煮面糊作丸。根据病人年龄大小，酌量服用，若 1 岁小儿，可服 1.5 克。

③使君子散

炒使君子 140 克　甘草（猪胆汁浸）芜荑各 35 克　苦楝子 70 克

共研为细末，每服 3 ～ 10 克。

④乌梅丸（汤）

乌梅 10.5 克　川椒 10.5 克　桂枝 10.5 克　细辛 10.5 克　黄连 10.5 克　黄柏 10.5 克　干姜 10.5 克　附片 10.5 克　人参 10.5 克　当归 10.5 克

5. 合并外感

（1）气虚外感风寒证

主要症状：恶寒发热，头项强痛，肢体酸痛，无汗，鼻塞声重，咳嗽有痰，舌苔薄白而润，脉浮紧。

治法：益气解表，祛风散寒。

方药：人参败毒散。

党参 10.5 克　茯苓 10.5 克　川芎 10.5 克　羌活 10.5 克　独活 10.5 克　柴胡 10.5 克　前胡 10.5 克　枳壳 10.5 克　桔梗 10.5 克　甘草 10.5 克　生姜 10.5 克　薄荷 7 克

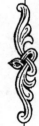

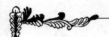

加水 700 毫升，大火煮沸，慢火煎 30 分钟，过滤 200 毫升，煎 2 次共 400 毫升，1 日分 2 次温服，隔 6 小时服 1 次，每日 1 剂。可根据病情连服 2～3 剂，汗出热退，停药调理。

（2）外感风寒咳喘证

主要症状：症状同外感风寒，兼见咳嗽严重，吐白稠痰，胸闷，呼吸气粗，痰鸣喘息，不欲饮食，大便溏，小便清少，舌苔白腻或滑，脉浮紧或沉弦。

治法：辛温解表，祛风散寒，温肺化饮，佐以益气。

方药：小青龙汤加党参、茯苓、杏仁、厚朴。

麻黄 10.5 克　桂枝 10.5 克　姜半夏 10.5 克　杭白芍 10.5 克　干姜 10.5 克　细辛 10.5 克　五味子 5 克　炙甘草 10.5 克　党参 10.5 克　茯苓 14 克　杏仁 10.5 克　厚朴 10.5 克

煎服法同上，每日 1 剂，病重者日服 2 剂，连服 3 天，可根据病情观察服用。

（3）外感风热咳喘证

主要症状：咳嗽严重，吐黄稠痰，胸闷，呼吸气粗，痰鸣喘息，鼻翼煽动，口干渴，大便干，小便黄少，舌质红，舌苔薄白略黄，或黄厚而腻，脉浮大而数。

治法：辛凉解表，疏风清热，宣肺化痰，佐以养阴。

方药：麻杏石甘汤银翘散合剂加沙参、贝母。

麻黄 14 克　生石膏 28 克　杏仁 10.5 克　银花 17.5 克　连翘 17.5 克　薄荷 10.5 克　竹叶 10.5 克　淡豆豉 10.5 克　牛蒡子 10.5 克　芥穗 7 克　桔梗 10.5 克　生甘草 10.5 克　苇根 35 克　沙参 14 克　贝母 14 克

大便燥结者加生大黄 10.5 克。

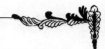

6. 特殊情况

怀孕妇女患克山病，更增加心脏负担，易于诱发或加重克山病休克。若证见气血两虚，倦怠少食，应注意固肾安胎，补养气血，以防坠胎及加重病情。

方药：泰山盘石散（汤）加杜仲、菟丝子。

炙黄芪 35 克　党参 17.5 克　白术 14 克　熟地 14 克　当归 10.5 克　杭白芍 10.5 克　川芎 10.5 克　甘草 10.5 克　川断 10.5 克　黄芩 10.5 克　砂仁 10.5 克　糯米 17.5 克　杜仲 14 克　菟丝子 10.5 克

加水 700 毫升，大火煮沸，慢火煎煮 50 分钟，煎 2 次，共量 400 毫升，1 日分 2 次，早晚饭前温服。每日 1 剂，服 1 ～ 2 周，继之或隔三、五日进服 1 剂，服至妊娠 4 月后可停用。有热者，重用黄芩，减砂仁；胃弱者，重用砂仁，减少黄芩；出血者，加阿胶、艾叶。

三、小儿克山病证治

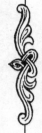

小儿克山病在我省的发病情况，据我们所见，年龄分布以 3 ～ 10 岁小儿较多。小儿克山病的潜在型，其症状和体征不易察觉，所见者多为慢型及慢代（偿）型。其临床表现主要为颜面及下肢浮肿，咳嗽气喘，不欲饮食，腹泄，腹胀，肝大，小便少，怕冷，精神萎靡，面色㿠白晦暗，颈静脉怒张，甚或前阴水肿，或时腹痛，或吐蛔，便蛔，脉象细而急，患病时间多已数月。在上述情况下，往往因饮食不适，寒冷刺激，病情突变呈现恶心或剧烈呕吐，腹痛，颜面苍白，口唇手指发青，四肢冰冷，烦躁不安，脉见沉急而细微甚至无脉。此为慢型急发之表现，往往抢救不及而死亡。

在治疗上，我们认为与成人克山病的辨证论治原则是一

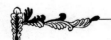

样的。小儿为稚阳之体，病情易于突变恶化，应时刻提高警惕。对患克山病慢型急发者，因当前中药剂型受限，煎药往往来不及，宜积极采用中西医结合治疗措施进行抢救。

小儿克山病证见脾肾阳虚水肿喘咳，当温补脾肾，消肿利水，益气定喘，方用真武汤加干姜、细辛、五味子、黄芪、防己。病情重者加人参、肉桂、猪苓、泽泻，每日1剂，服1～2周。水肿消退后，可用补中益气汤加附子，健脾补血，益气助阳。腹胀食差者，可用香砂六君子汤健脾益气，和中消胀。如脉律不整，面色㿠白不好转者，用人参养荣汤补养气血，调理心脾。症状基本消退而机体尚未修复者，用参苓白术散以健脾益气，渗湿和中；或用金匮肾气丸，滋补肝肾，健脾助阳进行调治，3个月为1疗程。

慢型急发者，多为伤寒直中三阴暴脱证，急当回阳固脱，益气复脉，活血通阳，方用回阳救急汤配服苏合香丸，并用艾炷灸神阙、关元、气海等穴。服药后如厥愈，手足温暖，脉见好转，恶心呕吐及腹痛消失，可按慢型诸证之治法进行调理。如有腹痛绕脐，或右胁及右下腹疼痛，吐蛔或便蛔而厥者，可用乌梅汤温脏安蛔，待厥证愈后再驱虫。

关于方剂用药量应酌减，如对10岁左右之患儿，药量宜用成人2/3量；6岁左右用成人半量；3岁左右，用成人1/3量。

四、预防

我们根据本病的病因学说和流行特点，认为克山病不是一种单一因素所形成的疾患。在防治本病上，首先要认真贯彻党的面向工农兵、预防为主、团结中西医、卫生工作与群众运动相结合的卫生工作方针。必须抓紧改变山区卫生面貌，

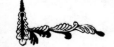

增强山区人民的体质，增强适应山区环境和抗病的能力，走中西医结合的道路，与克山病作斗争。在当地各级党政领导下，实行领导与群众、技术人员相结合，从各方面采取防治措施以杜绝克山病的发病条件。为此建议病区各级党政领导结合治山、治水、农田水利基本建设，开展常年综合性的预防措施，实行四改、二管、一灭、一结合的预防措施。

（一）四改

1. 改水

宣传发动群众保护水源，采取加高井台，设置井盖，修筑井房，使用公共水桶汲水等办法，保持饮水清洁，以防水源污染。有条件的地方还可以打深井，并可采取在井、泉中放置硫黄、木炭等方法进行水改的经验。建立健全管水制度。

2. 改善环境卫生

积极开展群众爱国卫生运动，除四害，讲卫生，保持室内外环境卫生以及锅灶和厕所的卫生。经常开展积肥运动并作好粪肥的管理工作，这样既利于防病，又利于生产。同时加强讲究个人卫生的宣传，养成勤换洗衣服、被褥，饭前便后洗手的习惯。绝对不要吃病死牲畜的肉和不清洁食物以及生冷饮食。并避免暴饮暴食。

3. 改善居住条件

改进烟囱、炕、灶、门窗，及时修补房屋、窑洞，保证冬季发病季节室内温暖、干燥、无烟，以预防克山病之诱发条件。积极创造条件，建立居民点。

4. 改进膳食，纠正偏食

对病区居民进行饮食调剂，纠正偏食，增强人民体质和

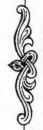

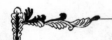

适应环境的能力，对克山病有既防且治的作用。建议当地党政领导从农业生产安排上注意加强多种经营，增加农作物品种，多种植一些小米、豆类、油类作物以及蔬菜、果树（尤其是核桃树）等。多饲养家禽、家畜，养蜂酿蜜，杂粮酿酒等。

（二）二管

管好水、肥和对现患克山病人的治疗管理工作，就叫二管。对克山病现患者，一般设家庭病房，对潜在型病人除给服药观察外，应控制其劳动强度。慢型病人如出现水肿、肝大，应绝对休息。治疗时，应兼顾合并症及夹杂症的治疗。对急型病人应积极就地抢救治疗。认真贯彻执行三早制度（早发现、早诊断、早治疗），是降低克山病发病率，减少病死率的重要措施。

（三）一灭

灭鼠及其体外寄生虫。

（四）一结合

根据病情合理安排劳动，作到劳逸结合。作好计划生育工作，加强对妇女四期卫生的管理。

五、病案举例

1. 伤寒直中三阴寒厥暴脱证案（克山病并发休克）

张某，男，1960年初诊。

患者夜间突然发病，感心口难受，恶心欲吐，胸痛，气喘，呼吸迫促，四肢厥冷，双手无脉，血压测不出。米老认

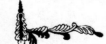

为系伤寒直中三阴寒厥暴脱证。嘱急用大艾灸神阙穴 20 壮，以升阳固脱。当灸至 8 壮时，收缩压升到 70 毫米汞柱，脉搏出现。灸至 20 壮时血压恢复正常，症状明显减轻而脱险。

【按语】神阙穴主治尸厥、中风脱证、不省人事、角弓反张，具有回阳固脱、理气健脾之功能。"神"乃变化莫测，"阙"指要处、门阙。该穴位因胎儿赖此输送营养，灌注周身，同时是神气出入之门户，故名神阙，配足三里治虚脱效佳。本例是米老在当时医药条件不良的情况下采用的一种急救方法，系据文献的启示，结合自己临证实践，充分发挥中医学优势，为抢救急型克山病合并休克提供了一个重要的辅助疗法。

此后米老又用灸法治疗了 10 例克山病低血压伴心律不齐患者，用灸法治疗皆获显效。

艾灸处方：灸神阙及足三里（双侧），每日 1 次，每次 20 壮，5 天为 1 疗程。如伴有腹胀、纳呆、心律不齐症状者，灸后食欲大增，脉律整齐，精神好转。

2. 伤寒血虚寒厥证案（慢型克山病急性发作、心肌缺氧）

王某，女，1959 年 12 月 1 日初诊。

主诉：突发心口难受。

主症：恶心欲呕，呼吸迫促，张口抬肩，四肢厥冷，神气苦楚，颜面口唇手指色青，舌苔白滑，脉微欲绝。

辨证：伤寒血虚寒厥证（慢型克山病急性发作、心肌缺氧）。

治法：温经散寒，养血通脉，益气和胃，平肝降逆。

方药：当归四逆汤加味。

当归 21 克　桂枝 21 克　白芍 21 克　生姜 35 克　大枣

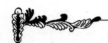

8枚　通草14克　细辛10.5克　人参10.5克　吴茱萸21克　白酒60毫升

1剂，水煎服。服第1煎后约2小时，患者手足温暖，脉转有力，呼吸转平稳，心口难受和恶心症状消失。服药第2煎后，精神明显好转，症状消失，病人已脱险。

【按语】本例系克山病之厥证。患者平素心血亏损，心阳不振，中气不足，久致肾阳虚衰，突然过度受寒，机体无力抗御外邪，心气被遏，导致全身功能低下，各脏器功能无力代偿而成。心主血脉，为气血运行之主宰，心气虚，无力主宰血液运行，阳气不能随血脉通达于四肢体表，则见四肢厥冷，脉微欲绝。患者由于中气不足，脾胃虚弱，不能输布水谷之精以养心肺，心肺失养则血瘀，气虚则无力吸清呼浊，因而形成缺氧缺血现象，故呼吸迫促，颜面口唇手指色青，此为气衰血瘀运行障碍之表现。肝藏血，肝脾失调，肝血失养则肝郁气逆，肝气横逆犯胃，胃虚失降则心口难受，恶心欲呕。方中以温经散寒、养血通脉之当归四逆汤加人参、生姜、吴茱萸以益气和胃，平肝降逆，加入白酒60毫升，使诸药借助白酒上行，故1剂而证转。

传染性肝炎

传染性肝炎是由肝炎病毒引起，经消化道传染，主要侵犯肝脏的一种急性全身性传染病。一年四季均可发生，以秋季多见，常发于儿童及青年。具有传染性较强、传播途径复杂、流行面广泛、发病率较高等特点。本病属于中医"黄

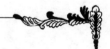

疸""胁痛""郁证""腹胀"等证范畴。

一、辨证论治

（一）黄疸型肝炎

本型初期，一般呈现外感证候，如恶寒，发热，食差口苦，厌油腻，恶心，胁痛，腹胀，身困乏力，舌苔薄白略腻或略黄，脉浮弦而数，继之两目发黄、皮肤黄染、小便深黄等症出现。本病在未出现黄疸以前，称为黄疸前期。中医辨证处理，按外感湿热郁滞，肝胃不和证治，法当和解表里，清热化湿，避秽解毒，方用柴胡温胆汤加味治疗。如果出现黄疸则称黄疸期。中医对黄疸的辨证，有热胜于湿、湿胜于热、热毒炽盛内陷营血、湿郁化寒脾阳不振之分。一般临床最常见热胜于湿、湿胜于热两种类型表现。热胜于湿，中医称之为阳黄，热毒炽盛内陷营血为阳黄之重症，中医名为急黄，可能包括现代医学的急性黄色肝萎缩。湿郁化寒，脾阳不振，中医名为阴黄，此为湿胜于热，郁久化寒之演变证。

对热胜于湿证，法当清热、利胆、通便，以茵陈蒿汤为主加味应用。湿胜于热证，法当助阳除湿、利胆，以茵陈五苓散为主加味应用。热毒炽盛，内陷营血急黄证，法当凉血解毒，清热救阴，方用清瘟败毒饮，配服安宫牛黄丸急救治疗。湿郁化寒，脾阳不振阴黄证，法当健脾和胃，温化寒湿，方用茵陈术附汤加茯苓、泽泻治疗。黄疸消退后，称黄疸后期。善后调理，法当健脾益气，和胃渗湿，方用参苓白术散连服1个月。如肝大腹微胀者，可用越鞠保和丸，服1～3个月，加之注意饮食调养，即可逐渐恢复。

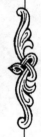

1. 黄疸前期证治

主症：恶寒发热，头昏头痛，食差，口苦，恶心，胸闷胁痛，腹胀乏力，舌苔薄白略腻或略黄，脉浮弦而数或滑数。

辨证：外感湿热郁滞，肝胃不和。

方药：柴胡温胆汤加藿香、茵陈、白茅根。

柴胡 14 克　半夏 10.5 克　黄芩 10.5 克　党参 10.5 克　茯苓 14 克　陈皮 10.5 克　枳实 10.5 克　竹茹 10.5 克　生姜 10.5 克　大枣 2 枚　炙甘草 10.5 克　藿香 10.5 克　茵陈 14 克　白茅根 35 克

煎法：每次加水 700 毫升，大火煮沸，慢火煎煮 40 分钟，滤出 200 毫升，1 剂煎 2 次，共量 400 毫升。1 日分 2 次，早晚饭前温服（以下煎法未注明者同此）。

每日 1 剂，服 3～6 剂，以症状消失为度。

2. 黄疸期证治

（1）热胜于湿阳黄证

主症：身目黄色鲜明，发热口渴，小便少，色黄赤，大便秘结，或心烦恶心，腹部胀满，舌苔黄腻或干燥略黄，脉弦数或大而滑数。

方药：茵陈蒿汤加味。

茵陈蒿 35 克　焦栀 14 克　生大黄 10.5 克　生甘草 10.5 克　枳实 10.5 克　生山楂 10.5 克　郁金 14 克　茯苓 14 克　泽泻 10.5 克　神曲 10.5 克　麦芽 10.5 克

每日 1 剂，服 2～3 周，以黄疸消退为度。

如高热不退，口大渴者，方用柴胡白虎茵陈蒿汤加减治疗。

柴胡 14 克　姜半夏 10.5 克　黄芩 10.5 克　杭芍 10.5 克

枳实 10.5 克　生大黄 10.5 克　知母 28 克　茵陈 35 克　生石膏 35 克（后下）　焦栀 14 克　生姜 7 克　大枣 2 枚　郁金 14 克　茯苓 14 克　炙甘草 10.5 克

煎法：加水煎 2 次，共煎出 600 毫升，1 日夜分 3 次温服，每日 1 剂，服 3～6 剂，以热退为度。

（2）湿胜于热阴黄证

主症：身目黄色，但不如热重者明显，头重身困，胸腹胀满，食欲减退，大便稀溏，小便不如热重者深黄，舌苔厚腻略黄，脉弦细而濡。

方药：茵陈五苓散加味。

茵陈蒿 35 克　桂枝 10.5 克　白术 10.5 克　茯苓 17.5 克　猪苓 10.5 克　泽泻 10.5 克　藿香 10.5 克　薏仁 17.5 克　郁金 14 克　厚朴 10.5 克

每日 1 剂，服 2～4 周，以黄疸消退为度。

（3）热毒炽盛内陷营血急黄证

主症：急黄为阳黄之重症，发病急骤，病情险恶，症见身目呈红黄色，高热烦渴，胸满腹胀，神昏谵语，便血或皮肤出现斑疹，舌质红绛，苔黄而燥，脉象弦滑而数。

治法：凉血解毒，清热救阴。

方药：清瘟败毒饮加茵陈，配服安宫牛黄丸。

生石膏 70 克　知母 28 克　犀角 10.5 克　生地 35 克　赤芍 14 克　丹皮 14 克　焦栀 14 克　黄连 10.5 克　黄芩 10.5 克　桔梗 10.5 克　生甘草 10.5 克　元参 28 克　连翘 17.5 克　竹叶 10.5 克　茵陈蒿 70 克

煎法：加水煎 2 次，共煎出 800 毫升，1 日夜分 4 次温服，每日 1 剂，服 3～6 剂，如大便燥结不通，可加生大黄。

安宫牛黄丸：每服 1 粒，开水冲化顿服，一日夜服 3～4

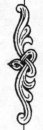

粒，证候减退则停药。

（4）湿郁化寒，脾阳不振阴黄证

主症：身目黄染，其色晦暗，食少胸闷，腹胀，大便稀溏，小便黄少，神疲乏力，肢冷畏寒，舌苔薄腻质淡，脉沉细而弦或迟濡。

方药：茵陈术附汤加减。

茵陈蒿 35 克　干姜 17.5 克　白术 17.5 克　附子 17.5 克　炙甘草 17.5 克　茯苓 17.5 克　泽泻 10.5 克

每日 1 剂，服 2 ～ 4 周，以黄疸消退为度。

3. 黄疸消退

黄疸消退之后，体力未能完全恢复，如食欲欠佳、腹微胀、身困乏力等，方用参苓白术散健脾益气渗湿，每次 9 克，每日两次，开水冲服，服 1 月为 1 疗程。如肝脏肿大，方用越鞠保和丸，每服 9 克，每日两次，服 1 ～ 3 月为 1 疗程。

（二）无黄疸型肝炎

本型大多起病缓慢，早期呈现外感证候，与黄疸型早期外感湿热郁滞，肝胃不和证相同，但继无黄疸出现，治疗处理仍按黄疸型早期治疗。本病往往外感证候虽已解除，而食差、腹胀、胁痛、乏力缠绵不愈，兼见肝脏肿大或肝脾均大，中医辨证则按"肝郁胁癖"证治。本病临床表现在此期不外为湿热郁滞，肝胃不和证，法当清热除湿，消食解郁，以柴平饮为主；湿热郁滞，脾虚湿盛证，法当健脾益气，清热利湿，方用茵陈苡仁茅根汤治疗，配服越鞠保和丸，消积解郁，服 1 ～ 3 个月。

本病若迁延日久，则变证百出。在临床上常见证候有湿

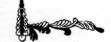

困脾阳证，法当健脾助阳利湿，以胃苓汤为主，或健脾益气，和胃除湿，方用香砂六君子汤为主；如见血虚肝郁证，法当补血清肝，理气解郁，以补血清肝汤或丹栀逍遥散为主；肝肾阴虚证，法当滋肾补血，清肝泄火，方用滋肾清肝饮、知柏地黄汤加味治疗；气血双亏证，法当补养气血，以归脾汤、十全大补汤、归芍六君子汤加味调理；兼见瘀血肠燥便秘证，法当活血祛瘀，缓中补虚，可配服大黄䗪虫丸或血府逐瘀汤。以上证候往往交替出现，或同时并有，在治疗上必须分清主次，进行辨证论治。

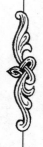

本病往往因调养失宜，情志不舒，易怒易悲，营养过差，精神过度疲劳，性欲不节等因素而使机体精血过度耗损，以致精不能养气，气不能生精，精气失养，导致脾肾气衰，运化失权，水湿蓄聚不化而成鼓胀，即现代医学称之为肝硬化腹水，中医名为鼓胀，或单腹胀、水鼓、气鼓、血鼓等名。在治疗上中医则按鼓胀证治，此时补血养肝，健脾行水是其关键。补血养肝，方用人参养荣汤；健脾行水，方用胃苓汤加减为主。本病如用以上治疗方法不能达到消胀行水之目的，在必要时可采用急则治标，缓则治本的原则，急用十枣汤或舟车神祐丸，泻水消胀，以缓解症状；待症状缓解后，仍用以上方法调治，直到腹水消退为度。

本病发展至严重阶段，出现呕血或昏迷抽风。中医对呕血按三焦相火亢极，迫血妄行之呕血证治，方用犀角地黄汤、滋肾清肝饮合剂治疗。昏迷抽风则按肝肾精竭、血不养肝、肝风内动、热扰神明所致的内闭外脱证治，方用参麦地黄汤加味，固养气阴，消胀行水，并配服安宫牛黄丸，清热解毒，通窍息风，挽救危急。

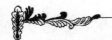

1. 湿热郁滞肝胃不和证

主症：头昏，食差，不欲饮，口腻口苦欲呕，腹胀较著，胁隐痛，大便正常或稀溏，矢气多，微恶寒，或有轻微潮热，舌苔白腻略黄，脉弦滑或弦细。

方药：柴平饮加味。

柴胡 14 克　姜半夏 10.5 克　党参 10.5 克　黄芩 10.5 克　炒苍术 10.5 克　厚朴 10.5 克　陈皮 10.5 克　生姜 10.5 克　大枣 3 枚　炙甘草 10.5 克　茵陈 14 克　郁金 14 克　山楂 10.5 克　神曲 10.5 克　炒麦芽 10.5 克

每日 1 剂，服 2 ～ 4 周。

2. 湿热郁滞脾虚湿胜证

主症：除与上述证候相同外，特别疲乏无力，四肢酸困，嗜卧食差，恶心腹胀，大便稀溏较著，小便黄少，脉象舌苔同上，唯唇色较淡。

方药：茵陈苡仁茅根汤，或藿香正气丸。

茵陈蒿 35 克　生苡仁 17.5 克　生白扁豆 10.5 克　藿香 10.5 克　厚朴 10.5 克　姜半夏 10.5 克　茯苓 14 克　陈皮 10.5 克　生姜 7 克　炙甘草 10.5 克　白茅根 35 克

每日 1 剂，服 2 ～ 4 周。

3. 湿困脾阳证

主症：除与上述证候相同外，日泻稀便或水样便三至四次，小便少，颜面四肢有轻度浮肿，手足发凉，畏寒较著，舌苔白腻或滑，脉弦滑或沉细而濡。

方药：茵陈胃苓汤加减，香砂六君子汤调理。

茵陈胃苓汤：茵陈蒿 35 克　炒苍术 10.5 克　厚朴 10.5 克　陈皮 10.5 克　炙甘草 10.5 克　桂枝 10.5 克　白术 10.5 克　茯苓 17 克　猪苓 10.5 克　泽泻 10.5 克　生姜

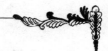

10.5 克

如体虚肢冷，脉细者加党参 10 克，附子 10 克。

每日 1 剂，服 1～2 周。

香砂六君子汤：党参 17.5 克　姜半夏 10.5 克　白术 10.5 克　茯苓 14 克　陈皮 10.5 克　生姜 10.5 克　大枣 3 枚　广木香 6 克　砂仁 10.5 克　炙甘草 10.5 克

每日 1 剂，服 1～2 周。

4. 血虚内热肝郁证

主症：头昏头痛，口干苦欲饮，胸胁痛，大便秘，尿黄或灼热，手足心发热，心烦易怒，失眠较著，舌苔薄白或略黄，舌质时红，脉弦滑而数或弦细而数。

方药：丹栀逍遥散加味，补血清肝汤调理。

①丹栀逍遥散加味

丹皮 10.5 克　焦栀 10.5 克　生杭芍 14 克　当归 10.5 克　白术 10.5 克　茯苓 14 克　柴胡 7 克　黄芩 10.5 克　薄荷 3.5 克　煨姜 3 克　炙甘草 10.5 克　制香附 14 克　郁金 14 克　枳实 10.5 克

每日 1 剂，服 2～4 周。

②补血清肝汤

生地 14 克　当归 10.5 克　杭芍 14 克　川芎 10.5 克　柴胡 7 克　黄芩 10.5 克　麦冬 14 克　酸枣仁 14 克　木瓜 10.5 克　炙甘草 10.5 克　焦栀 10.5 克　丹皮 10.5 克

每日 1 剂，服 2～4 周。

5. 肝肾阴虚证

主症：除与上述证候相同外，伴有耳鸣腰酸，潮热盗汗，遗精，或有出血倾向，如鼻或皮肤有出血点，舌苔脉象同上。

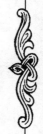

方药：滋肾清肝饮或知柏地黄汤加味。

①滋肾清肝饮加味

熟地 28 克　　山药 14 克　　山萸肉 14 克　　酸枣仁 14 克　茯苓 10.5 克　　丹皮 10.5 克　　泽泻 10.5 克　　当归 14 克　　生杭芍 14 克　　焦栀 10.5 克　　黄芩 10.5 克　　柴胡 7 克　　杜仲 14 克

②知柏地黄汤加味

生地 28 克　　山药 14 克　　山萸肉 14 克　　茯苓 14 克　　丹皮 17.5 克　　泽泻 10.5 克　　知母 14 克　　黄柏 10.5 克　　麦冬 14 克　　阿胶 10.5 克　　焦栀 10.5 克　　黄芩 10.5 克

前方服 2～4 周，有出血倾向用后方。

6. 气血双亏证

主症：除一般临床证候如食差胁痛，腹胀乏力外，尚有面色㿠白少泽，气弱懒言，心慌心跳，失眠，怕冷怕热，倦怠嗜卧，形瘦体弱，妇女有月经不调，或经漏白带等症。舌质淡苔薄白，脉虚大或细弱。

方药：归脾汤或十全大补汤。

①归脾汤加味

炙黄芪 35 克　　当归 10.5 克　　党参 17.5 克　　白术 10.5 克　　茯苓 14 克　　远志 10.5 克　　酸枣仁 21 克　　元肉 10.5 克　广木香 3 克　　炙甘草 10.5 克　　制香附 14 克　　郁金 14 克

如有烦热者加焦栀 9 克，丹皮 9 克。

每日 1 剂，服 2～4 周。

②十全大补汤

炙黄芪 35 克　　肉桂 10.5 克　　党参 17 克　　白术 10.5 克　茯苓 14 克　　当归 10.5 克　　熟地 14 克　　炙甘草 10.5 克　　杭芍 10.5 克　　川芎 10.5 克　　生姜 10.5 克　　大枣 2 枚

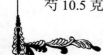

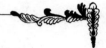

每日 1 剂，服 2～4 周。

7. 血瘀肠燥证

主症：除一般临床表现外，胁痛固定不移，有针刺感，肝脾肿大，大便燥秘，色黑如羊屎状，两眦暗黑，肌肤甲错，或下肢有瘀血斑或血缕，舌苔脉象同上所见，舌质或有瘀血斑。

方药：血府逐瘀汤加味，或服大黄䗪虫丸调治。

①血府逐瘀汤加味

生地 14 克　当归 10.5 克　赤芍 14 克　川芎 10.5 克　桃仁 14 克　红花 14 克　柴胡 7 克　枳壳 10.5 克　桔梗 10.5 克　牛膝 10.5 克　炙甘草 10.5 克　青皮 10.5 克　鳖甲 21 克　制香附 14 克　郁金 14 克

每日 1 剂，服 2～4 周。

②大黄䗪虫丸：每次 1 粒，每日 1～2 次，早晚饭前温服，连服 1～3 月为 1 疗程，服至肝脾肿大消失为止。

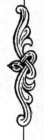

二、并发症的治疗

1. 肝郁胁癖并发鼓胀证治

主症：腹满不能饮食，四肢羸瘦，腹胀大如鼓，腹壁青筋暴露，尿少色黄，倦怠嗜卧，舌苔浊腻或白腻略黄，脉弦细。

方药：加味胃苓汤、舟车神祐丸、人参养荣汤、济生肾气汤调治。

①加味胃苓汤

炒苍术 10.5 克　厚朴 14 克　陈皮 10.5 克　炙甘草 10.5 克　桂枝 10.5 克　白术 10.5 克　茯苓 35 克　猪苓 17.5 克　泽泻 17.5 克　生姜 10.5 克　牛膝 10.5 克　车前子 35 克（包）

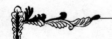

舌苔黄腻或黄干，潮热者加黄连 10.5 克，黄芩 10.5 克；舌苔白腻或白滑，肢冷便溏，畏寒者加人参 10.5 克，附子 10.5 克；舌苔浊腻而厚者加山楂、神曲、麦芽各 10.5 克；反酸者加吴茱萸 10.5 克。

煎法：加水煎出 600 毫升，日分 3 次，饭前温服。

每日 1 剂，服 2～4 周。

如腹水不下可配服舟车神祐丸，每服 6 克，日两次，空腹开水送服，连服 3 天，或停服 3 天再服，至腹水消退为度。如腹水不下兼有胸水，气喘不能平卧者，可急服十枣汤，消其大半即可停药。因本药对胃有刺激，不宜连续服用，可间隔服用，或再服济生肾气汤，或人参养荣汤调治。

②十枣汤

甘遂（面煨） 芫花（醋炒） 大戟（醋炒）各等分

共研极细末。每服 3.5～10.5 克，以大枣 10 枚煎汤送服，日服 1 次，清晨空腹服。

③济生肾气汤

熟地 28 克 山药 14 克 山萸肉 14 克 茯苓 35 克 丹皮 10.5 克 泽泻 175 克 肉桂 10.5 克 附片 10.5 克 牛膝 10.5 克 车前子 35 克（包）

煎法：加水煎出 600 毫升，日分 3 次温服。

每日 1 剂，服 2～4 周。

④人参养荣汤

炙黄芪 35 克 肉桂 7 克 人参 10.5 克 白术 10.5 克 茯苓 35 克 熟地 14 克 当归 14 克 炙甘草 10.5 克 杭芍 10.5 克 陈皮 10.5 克 远志 10.5 克 五味子 6 克 生姜 10.5 克 大枣 3 枚

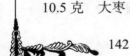

每日 1 剂，服 1～2 周。

2. 呕血、便血证治

在上述证候治疗期间，如有呕血，可用犀角地黄汤、滋肾清肝饮合剂加减治疗。如有便血可用黄土汤加减治疗。

①犀角地黄汤、滋肾清肝饮合剂加减

犀角 10.5 克　生地 28 克　山药 14 克　山萸肉 14 克 茯苓 35 克　丹皮 17 克　泽泻 17.5 克　杭芍 14 克　当归 10.5 克　焦栀 14 克　黄芩 10.5 克　柴胡 7 克　阿胶 10.5 克 麦冬 14 克

煎法：加水先煎犀角 20 分钟，再下诸药煎 30 分钟即成，亦可加三七粉 3 克。

②黄土汤加减

灶心土 28 克　白术 10.5 克　炒黄芩 10.5 克　生地 28 克　杭芍 14 克　丹皮 14 克　阿胶 10.5 克（烊化兑入）炙甘草 10.5 克　地榆炭 14 克

3. 谵妄昏迷证治

本病晚期往往出现躁动不安，神昏谵妄，舌质红绛无苔，脉细微或虚大，方用参麦地黄汤，配服安宫牛黄丸，挽救危急。

①参麦地黄汤

东北人参 17.5 克　麦冬 35 克　熟地 35 克　山药 14 克 山萸肉 14 克　茯苓 35 克　五味子 7 克　丹皮 17.5 克　泽泻 17.5 克　牛膝 10.5 克　车前子 35 克（包）

煎法：加水煎出 600 毫升，1 日夜分 4 次温服。

②安宫牛黄丸：每服 1 粒，开水冲化顿服，日服 3 次。

三、病案举例

1. 黄疸病（阳黄证）

刘某，男性，26 岁，教师。住院号：45962。以"两眼发黄，右肋下压痛"之主诉于 1959 年 6 月 3 日入院。入院后经各种检查，西医诊断为"急性黄疸型肝炎"，转中医治疗。症见：头晕乏力，皮肤及巩膜发黄，腹胀纳差，恶心欲呕，厌油腻，右肋下胀痛，时感午后发热，大便稀，一日二次，小便如茶色，肝肋下 2 指，有触痛感，中等硬度。舌苔黄腻，脉象弦滑。中医诊断：黄疸病，阳黄证。治法：清热利湿健脾，舒肝利胆退黄。方用茵陈五苓散去桂枝，每日 1 剂，连服 6 剂。

二诊：皮肤及巩膜黄退，便溏，日 2～3 次，小便色淡，口苦纳差，舌苔白腻略黄，脉象弦濡。继用上方加黄连 10.5 克，广木香 7 克，木通 10.5 克，6 剂，以清热利湿，行气健脾。

三诊：症状完全消失，肝功检查正常，舌苔薄白，脉象弦细，方以六君子汤 6 剂善后。

2. 肝郁胁癖并发鼓胀证

张某，男性，55 岁，干部。患者因腹胀，乏力，双下肢浮肿伴纳差月余，以病毒性肝炎，HBsAg（＋），肝硬变（晚期）住北京原 721 医院。入院后经检查确诊为"病毒性肝炎"，HBsAg（＋），肝硬化（晚期）。经服中西药未见好转，患者要求出院来西安服中药治疗。

初诊：头昏乏力，口苦咽干，胸闷气短，咳嗽吐痰，腹胀纳差，四肢无力，手心发热，心烦失眠，腰膝酸软，大便呈糊状，日 2 次，尿少色黄，肝肋下未触及，脾肋下 3 厘米，质中，腹水征阳性，双下肢浮肿。舌质红苔薄腻略黄，舌边有齿痕。脉象：右手弦，左手细弱。中医诊断：肝郁胁癖并发鼓胀证。治以健脾益气，消胀利水。方用补中益气汤加桂枝 10.5 克，厚朴 10.5 克，每日 1 剂，连服 14 剂。

二诊：头昏，腹胀，手心发热，大便稀，日 1 次，下肢轻度浮肿，舌质红苔薄白，脉弦细。继服上方 14 剂。

三诊：腹微胀，大便稀，日 1 次，舌质淡红苔薄白，脉弦细。继服上方 14 剂。

四诊：上述症状完全消失。复查：① HBsAg 测定：反向间接血凝阴性，对流免疫电泳法阴性。②乙型肝炎抗原抗体检查：HBsAg（－），抗–HBs（＋），抗–HBC（－），DHA–P（－）。检查结果乙型肝炎痊愈。3 月后又作复查，结果同前。随访 1 年未见复发。

3. 鼓胀（脾肾两虚证）

魏某，女，27 岁，农民，住院号：48257。以"产后腹胀 18 日"之主诉于 1959 年 10 月 12 日收住院。入院后西医诊断为"肝硬化腹水"，转中医治疗。

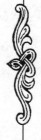

症见：神疲乏力，形体消瘦，面色苍白，头晕气短，腹胀脐外凸，两下肢浮肿，双足发凉，口苦，便溏，有恶露。舌质淡苔白，脉细弱。中医诊断：鼓胀，脾肾阳虚证。治宜温肾健脾，化气行水。方用济生肾气汤，每日 1 剂，连服 6 剂。

二诊：腹胀减轻，尿量增多，无恶露，大便日一次，脉舌同前。继服上方 3 剂。

三诊：腹胀消退，腹变平坦，面色较前红润，下肢浮肿消失，饮食增加，但食后腹稍胀，舌淡苔薄白，脉象虚细。治宜健脾益气，温阳利水。方用六君子汤加附片 10.5 克，车

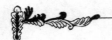

前子 35 克，6 剂。

四诊：诸症消失，无不适，苔薄白，脉缓细。痊愈出院。注意休息，内服舒肝丸调理。

【按语】鼓胀又称"单腹胀"，临症有"气鼓""血鼓""水鼓"等，西医所谓肝硬化腹水属于本证范围。本例证属脾肾阳虚，方用济生肾气汤健脾温肾，化气行水，渐以图进。服药后，腹胀脚肿消退，恶露已净，病已衰去，进食腹胀，舌淡，脉虚细，为产后体虚。因脾为后天之本，故以健脾益气，培土固本，方用六君子汤加味善后。

4. 胁痛案（慢性肝炎、肝硬化）

孙志清，男，49 岁，1989 年 3 月 31 日初诊。

患者头晕，乏力，胁痛，纳差，腹胀，受凉加重，大便秘结，舌暗苔薄黄腻，脉象弦涩细，曾在西医处诊为慢性肝炎早期肝硬化，近日上述症状加重。中医诊断：胁痛，证属肝郁胁癖，脾虚胃弱证。

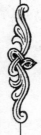

方药：①香砂六君子汤加厚朴、制香附各 14 克。每日 1 剂，服 7 剂。

处方：广木香 3.5 克　砂仁 7 克　陈皮 10.5 克　姜半夏 10.5 克　党参 17.5 克　白术 10.5 克　茯苓 14 克　炙甘草 10.5 克　厚朴 14 克　制香附 14 克

②大黄䗪虫丸，每服 1～2 丸，每日 2 次，早晚饭前送服。

4 月 10 日二诊：纳差、腹胀、便秘消失，舌淡苔白腻，脉弦细。继服上方 7 剂。

4 月 18 日三诊：诸症消失，继服大黄䗪虫丸 3 月调理。

【按语】本例肝郁胁癖，脾虚胃弱证，方用香砂六君子汤加味，乃补气充血，健脾和胃，疏肝解郁；配服大黄䗪虫丸，为活血化瘀，缓中补虚。此为见肝之病，当先实脾之法。

5. 鼓胀、支饮（肝硬化腹水、右侧胸腔积液）

周某，男性，25 岁，工人，住院号：44808。以"腹胀四月，四肢浮肿，咳嗽 1 月余"之主诉于 1959 年 3 月 24 日入院。入院后西医诊断为"肝硬化腹水、右侧胸腔积液"，转中医治疗。

症见：精神不佳，面色苍黄，形体消瘦，腹部膨隆，脉络暴露，腹胀尿少，胸闷气短，咳嗽吐黄痰，时有血丝，鼻衄，下肢浮肿，头晕，乏困无力，皮肤发痒，纳少，双手肝掌，手背及两上肢见蜘蛛痣，肝脾肿大，有痛感，舌质红苔白，脉象沉弦。中医诊断：鼓胀、支饮。证属脾虚湿阻，饮停胸胁。治宜健脾消胀，通阳化水，攻逐水饮。方用十枣汤，每日 1 剂，连服 3 剂；胃苓汤加车前子 35 克，3 剂。

二诊：胸水减少，腹胀减轻，尿量增多，下肢浮肿，乏困无力。胸闷，舌质淡，苔薄白略腻，脉沉细。继服胃苓汤加车前子 35 克，连服 15 剂。

三诊：腹胀明显减轻，下肢轻度浮肿，尿量增多，稀便日 2 次，苔白，脉沉濡。继用上方加附子 10.5 克，连服 6 剂。

四诊：胸透右侧胸腔积液已消失，下肢稍浮肿，腹微胀，舌苔薄白，脉沉细。继服上方 6 剂。

五诊：腹水、胸水、下肢浮肿消失，舌淡苔薄白，脉细，痊愈出院。注意休息，节制饮食，内服六君子汤 6 剂调理。

【按语】 以肝失疏泄为基本病机的胁痛、黄疸、积聚、鼓胀等证，中医泛称为肝病。其中包括现代医学的黄疸型

肝炎、无黄疸型肝炎、慢性肝炎、肝硬化腹水、肝昏迷等病，临床治疗颇为棘手。米老对本病的治疗有着极为丰富的经验，结合大量的临床经验，总结出了一套完整的肝病辨证论治规律，并提出了对传染性肝炎的护理、注意事项及预防办法。

四、护理及注意事项

1. 一般护理

传染性肝炎虽有药物治疗，但一般护理得当，不仅可以及早恢复，而且可以避免发生某些严重的并发症，如鼓胀、呕血、昏迷等危重证候。因此，患病以后，必须卧床休息，保持心情舒畅，精神愉快，思想乐观，切忌忿怒抑郁，控制性生活，这对本病的恢复是很有好处的。

2. 饮食宜忌

须吃清淡易于消化的食物，适当加强营养（如鸡蛋、豆腐、糖类、蔬菜等）。切忌暴饮暴食，以及辛辣油腻厚味、生冷饮食，绝对忌酒。在胃纳不佳的时候，不要勉强多进饮食。

3. 注意观察体征变化（如脉象、体温、皮肤色泽、呕吐物及二便颜色），防止并发症的发生。

五、预防

传染性肝炎是一种常见病，要做好本病的预防工作，具体可分以下四个方面：

1. 首先要认真贯彻"预防为主"的卫生工作方针，加强党的领导，积极开展爱国卫生运动，广泛宣传有关肝炎的预防知识教育，做到群防群治。

2.消除传染源，对传染源要实行严格的管理，凡是急性肝炎患者，一定要隔离，对病人感染物应严格消毒，切断一切传染途径，控制肝炎流行。

3.加强体育锻炼，增强抵抗力，加强营养，注意饮食卫生和劳逸结合，防止外界诱发因素。

4.药物预防方面：中医学几千年来在与疾病作斗争中积累了极为丰富的经验，为我国人民健康作出了巨大的贡献。通过多年来的临床实践，现介绍几种既有营养，又有功效，普、简、验、廉的药物煎汤服用，可起到有病治病，无病防病的作用。药物及用法如下：

（1）茵陈绿豆汤

茵陈蒿 35 克　绿豆 35 克或赤小豆 35 克

加水煎，每次饮 1 碗，每日 2 次，连服 3 天，每周服用 1 次。

（2）茵陈茅根汤

茵陈蒿 35 克　白茅根 35 克

加水煎，每饮 1 碗，每日 2 次，或当茶饮。

（3）马齿苋馍

鲜马齿苋，不拘多少，切碎用麦面拌和做成馍状，蒸熟可吃，本品既可解毒，又能充饥。

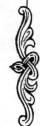

（4）茵陈六一解毒汤

茵陈蒿 35 克　滑石 31 克　生甘草 3.5 克　蒲公英 35 克　大青叶 10.5 克

加水煎出 400 毫升，每日分 2 次，早晚饭前温服。连服 3 天，每周服用 1 次，连服 3 周。

本方既可防治肝炎，又可防暑。

流行性乙型脑炎

流行性乙型脑炎是由乙型脑炎病毒引起的中枢神经系统急性传染病，严重危害人民的身体健康。本病由蚊虫传染，其流行有严格的季节性。在亚洲东部，北至西伯利亚滨海省，南至东印度，皆有广泛流行。根据本病的临床表现和流行季节，以及中医对本病治疗的经验，属于中医学温病学说"暑温""伏暑""暑痉""暑痫""暑风""暑厥"之范畴。

温病学说源于《内经》，孕育于《伤寒论》，产生于金元，成熟于清代。它是我国劳动人民在与传染病作斗争中积累下来的极为丰富的经验和理论知识，它对保护劳动人民健康、防治传染病做出了一定的贡献。

一、辨证论治

本病有轻重的不同，根据其发病情况和传变过程，可按温病学卫、气、营、血的分类方法，进行辨证施治。但本病发病急剧，传变迅速，故卫分见证，往往为期短暂，迅即传入气分或营分，甚或传入营血，又或气营证候同时并见。从脏腑经络的受病情况来说，则以心、肝、胃三经的见证为主，故本病以壮热、谵妄、神迷、痉厥等证为主。

由于暑温病毒的特征和病情特点，本病最易耗液伤阴，故治法一般忌用辛温发汗，对泄下、利水、燥湿等药，临证时亦须审慎使用。

自石家庄学术会议提出乙型脑炎不应用汗、下、利小便

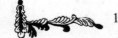

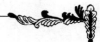

法以后，引起很多争论，其主要理由是：因为温热病温毒久炽，体液消耗过甚，最容易伤阴耗津。过汗则外伤其津，泻下则内伤其津，妄投利尿之剂，更劫其津，所以提出了这三种治法的禁忌。但中医的治疗法则，是以辨证论治为依据的。因此在临床上当汗则汗，当下则下，当利小便则利小便，不应拘泥。例如邪在卫分，有恶寒之症状，即当辛凉透邪，使其外解；大便日久不下，即应釜底抽薪，急下存阴；湿重而小便短少，应用甘淡渗湿。所以这三种治法，在乙型脑炎一症中，不是禁忌的问题，而是用之得当与不得当的问题。

温病的辨证论治以卫气营血划分病邪的深浅，作为辨证论治的纲领，这是从前人治疗热性病的经验发展而来的。辨证纲领如六经、卫气营血、三焦都是一脉相承的，故在运用卫气营血作为辨证纲领的同时，还应综合应用六经辨证和三焦辨证，才能比较全面。凡片面地强调某一分类，都有其局限性。临证时应根据临床见症进行辨证施治，切勿拘守偏见，发生流弊。

现代医学将本病分为极轻型、普通轻型、重型、极重型四种类型。根据中医学对本病的认识，极轻型是属于暑温的卫分轻证；普通轻型为卫分重证兼见气、营证；重型为气营两燔，逆传心包证；极重型为营血热毒内闭痉厥证或内闭外脱证。为了广大的中西医务人员在临床上便于掌握，因此按照证候的轻重以及预后，分为以下六种证型予以论述。

（一）暑温卫分轻证（极轻型）

1. 主证

突然发热，微恶风寒，或但热不恶寒，头痛，无汗或有汗，口渴或不渴，或渴而不欲饮，偶有轻度呕吐泄泻，肢体烦疼，嗜睡，体温 38 ～ 39℃，唇红略干，舌苔薄白而润，脉浮数，指纹多见浮露色红。一般 3 ～ 4 日温度可以下降，预后良好。

2. 治法

（1）本证恶寒，无汗，不渴或渴不引饮，偶有呕吐泄泻者，宜祛暑解表，化湿和中，方用新加香薷饮。

（2）但见微汗，口渴而无呕吐腹泻者，宜辛凉透表，清热解毒。可用桑菊饮加佩兰叶或板蓝根。

（3）呕吐、腹泻者，宜化湿止呕。可于新加香薷饮中加竹茹 10.5 克，藿香 10.5 克，姜半夏 10.5 克，滑石 14 克，苡仁 21 克。或用和中化湿的藿香正气散。

3. 方药

（1）新加香薷饮加味

香薷 10.5 克　白扁豆 10.5 克　厚朴 7 克　银花 10.5 克　滑石 21 克　生甘草 10.5 克　连翘 17.5 克　菖蒲 14 克　郁金 14 克

每剂加水煎 2 次，共煎出 400 毫升，分 2 次温服。服 1 ～ 2 剂，微汗出即可停服。

（2）桑菊饮加佩兰叶、板蓝根、菖蒲、郁金

霜桑叶 10.5 克　菊花 10.5 克　薄荷 7 克　杏仁 10.5 克　连翘 10.5 克　桔梗 10.5 克　生甘草 10.5 克　鲜苇根 10.5 克　佩兰叶 10.5 克　板蓝根 10.5 克　菖蒲 14 克　郁金 14 克

每剂加水煎 2 次，共量 400 毫升，一日分两次温服，服 2 ～ 3 日，以热退症状消失为度。

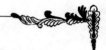

（二）卫分重证兼见气营证（普通轻型）

1. 主证

发热急剧，但或微恶寒，头痛，面红，或汗泄不畅，口渴，伴有呕吐、嗜睡、神昏等症。体温可高至 39～40℃。舌质红，苔薄微黄，脉浮滑数有力。一般治疗 4～7 日，症状消失。

治法：辛凉解表，清气凉营，解毒息风，保津养阴。

2. 方药

（1）银翘解毒饮（自拟）

银花 17.5～35 克　连翘 17.5～35 克　薄荷 10.5 克　牛蒡子 10.5 克　桔梗 10.5 克　生甘草 10.5 克　生石膏 28 克　知母 14 克　生地 14 克　元参 17.5 克　麦冬 10.5 克　焦栀 10.5 克　黄芩 10.5 克　板蓝根 17.5 克　僵蚕 17.5 克

每剂加水煎 4 次，共煎出 800 毫升，每日分 4 次温服。病重者，日服 2 剂，3 小时服 1 次。如病情无恶化，继服以愈为度。

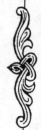

（2）加减法

①若服药后，呕吐仍不止者，加竹茹、黄连各 10.5 克，再不止加赭石、姜半夏各 10.5 克，平肝降逆。

②若嗜睡昏迷兼有惊搐者，加至宝丹 1 粒，先用凉开水化服，每日服 2～3 次。

③若时有谵妄，二便不利，或将发生痉厥者，加紫雪丹 1 粒。先用凉开水化服，每日服 1～2 次。

④若痰鸣喘促者，加瓜蒌 17.5 克，浙贝母 10.5 克。

⑤若大便秘结者，加生大黄 10.5 克，元明粉 10.5 克。

⑥若大便稀溏，小便黄浊者，加滑石 21 克，通草 10.5

克，苡仁 21 克。

小儿服药用量：

10 ～ 15 岁，每服 100 毫升，每日服 4 次；10 岁以下至 5 岁每服 50 毫升，每日服 6 次；4 岁以下至 1 岁，每服 30 毫升，每日服 6 次；1 岁以下小儿，每服 20 毫升，每日服 8 次。

至宝丹、紫雪丹、安宫牛黄丸：3 岁以下至 1 岁小儿每服半粒；1 岁以下婴儿，每服 1 粒的 1/3，病情严重者，可服半粒，甚至 1 粒；3 岁以上的小儿，每服 1 粒。根据病情轻重服用，病情严重者及成人可每服 2 粒。

（三）气营两燔、逆传心包证（重型）

1. 主证

壮热多汗，大渴引饮，频频呕吐，昏睡不醒，时发谵语，头项强急，手足时有抽搐，大便干燥，小便黄赤量少，体温急剧上升至 40℃以上。舌苔黄厚而干，质红绛，脉洪大有力，指纹多见深红或兼青紫透达命关。一般病情较长，2 ～ 3 周症状消失，有的可有后遗症。

2. 治法

大清气营，解毒开窍，平肝息风，保津养阴。

3. 方药

轻证用清营汤。重证用清瘟败毒饮配用紫雪丹、至宝丹。

（1）清营汤

犀角 10.5 克　生地 35 克　　元参 35 克　麦冬 28 克　竹叶 10.5 克　丹参 10.5 克　黄连 7 克　银花 17.5 克　连翘 17.5 克

每剂加水煎 2 次，共煎出 600 毫升，每日分 3 次温服。

（2）清瘟败毒饮

生石膏 70 克　　知母 28 克　犀角 10.5 克　生地 175 克
生杭芍 10.5 克　　丹皮 10.5 克　　栀子 10.5 克　　黄连 10.5 克
黄芩 10.5 克　　元参 17.5 克　连翘 10.5 克　桔梗 10.5 克　竹
叶 10.5 克　　生甘草 10.5 克

每剂加水先煎石膏数十沸，再下诸药。煎 3 次，共煎出
800 毫升，每服 200 毫升，3 小时服一次。病情严重者，1
日可煎服 2 剂（犀角锉成细粉末，分次和服）。服至热退症
状消退，再减剂量，可日服 1 剂。切不可过早停药或轻易更
改方剂。

加减法：

（1）见本证先用紫雪丹 1 粒，至宝丹 1 粒，凉开水化服，
日 3～4 次，待症状大减再停服。

（2）若痰涎壅盛，气促似喘，加瓜蒌 17.5 克，浙贝母
17.5 克，苏子 10.5 克，桑白皮 10.5 克。

（3）若舌苔燥黑，口唇干燥，大便二三日不下，腹胀满
或痛者，加元明粉 10.5 克，生大黄 10.5 克。

（4）若牙关紧闭，痰涎壅盛，将成痉厥者，可急用安宫
牛黄丸 1～2 粒，凉开水化服。

（5）若热盛生风，抽搐频繁者，除清瘟败毒饮之外，可
加服或交替服用钩藤息风汤，以清热息风解痉。后用清热镇
痉散。

①钩藤息风汤：钩藤 35 克　　僵蚕 21 克　　蜈蚣 10.5 克
蝉蜕 35 克　天麻 14 克　全蝎 10.5 克　地龙 17.5 克　胆南
星 10.5 克

每剂加水煎 2 次，共煎出 400 毫升，分 2 次温服，服至

抽搐缓解为止。

②清热镇痉散：羚羊角 35 克　僵蚕 28 克　蝎尾 21 克　蜈蚣 14 克　雄黄 14 克　天竺黄 14 克　朱砂 7 克　牛黄 7 克　麝香 7 克

共研细末，每服 3 克，开水冲服，日服 3 ～ 4 次。

若津气耗损，汗多而喘渴者，可用白虎汤合生脉散以清热生津，益气敛阴。

白虎汤合生脉散：生石膏 70 克　知母 28 克　生大米 17.5 克　炙甘草 10.5 克　党参 35 克　麦冬 21 克　五味子 10.5 克

加水煎两次，共煎出 400 毫升，分两次温服。

（四）湿浊痰热、蒙闭心包证（重型）

1. 主证

身热不甚，时或神昏谵语，间有清醒之时，呕吐，腹泄，舌苔黄垢腻，脉濡滑而数。

2. 治法

清热利湿，化痰开窍。

3. 方药

本证可用菖蒲郁金汤。若偏于热重者，可用本方加服至宝丹；如秽浊甚者，手足逆冷，可用苏合香丸。

①菖蒲郁金汤：石菖蒲 14 克　郁金 14 克　焦栀 10.5 克　连翘 17.5 克　菊花 17.5 克　滑石 21 克　竹叶 10.5 克　丹皮 10.5 克　牛蒡子 10.5 克　竹沥 10.5 克　生姜汁 7 克　玉枢丹 1.5 克（冲服）

②至宝丹（成药）：每服 1 粒，每日 2 次。

③苏合香丸（成药）：每服 1 粒，每日 1 ～ 3 次。

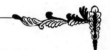

（五）营血热毒内闭痉厥证（极重型）

1. 主证

高热不退，体温急剧上升至41℃左右，周身灼热，汗闭不出，或出汗热仍不减，午后和晚上尤甚，昏迷不醒，颈项强硬，牙关紧闭，两目上视或直视，或痰鸣如拽锯，或呕吐，四肢抽搐，角弓反张，四肢厥冷，或特别灼热，或皮肤发斑，或衄血便血，面色紫暗。唇舌干燥，舌苔黄干，或燥黑，或无苔而光，舌质紫绛，或舌绛卷缩板硬，色如猪肝，或黑无津。脉洪大，或弦细而数，或沉伏不起。指纹多见紫暗沉滞，直达命关。多数患者在3～5日内死亡，其幸存者，也有严重的后遗症。

2. 治法

急宜泄火解毒，大清气营，息风开窍，保津救阴。

3. 方药

先以清瘟败毒饮加羚羊角、钩藤，配用安宫牛黄丸、紫雪丹。日服2剂，每服200毫升，用开口器将口撬开，或鼻饲，2小时服1次，或1小时服1次。大便闭者加元明粉17.5克，生大黄21克急下通便存阴。如服药后或经过出汗和泻下，热仍不减者，急宜用三甲复脉汤配服安宫牛黄丸、紫雪丹开窍搜邪，清营转气，存阴潜阳，以挽危急。

①清瘟败毒饮加羚羊角7克（锉成细末，分服），钩藤35克（本方见前）。

②三甲复脉汤：炙甘草35克　生地35克　生杭芍28克　麦冬28克　阿胶10克　麻仁10.5克　生牡蛎70克　生鳖甲28克　生龟板35克

每剂加水煎3次，共煎出800毫升，每日分4次温服。

4. 加减法

（1）若脉虚大，气喘欲脱者，加高丽参 7 克。

（2）若自汗不止者，加高丽参 7 克，生龙骨 14 克，浮小麦 17.5 克。

（六）内闭外脱证

主证：壮热神迷，口噤抽搐，眼鼻干燥无津，汗出如油，面色苍白，四肢厥冷，唇舌焦黑，脉沉伏不起，或微细欲绝，指纹多见深红紫滞，一般往往难以挽救。

治法：急宜开闭救脱。

方药：独参汤化服至宝丹，以通窍开闭，扶元救脱，然后再按前法施治。

二、急救措施

本病因变化甚速，发病突然，往往病在卫分短暂即过，重者多见气营两燔，逆传心包，内闭外脱之证。给药不及，可立转恶化，应事先准备急救成药和针灸疗法进行辨证急救，以遏止病情发展，再作处理

（一）药物治疗

1. 嗜眠，昏迷，热轻而有惊搐者，先用局方至宝丹，凉开水化服。每服 1～2 粒，每日 3～4 次，小儿用量递减。

2. 热较重者，嗜睡，谵语，或将痉厥者，先与紫雪丹冷开水化服。每服 1～2 粒，每日 2～3 次，小儿用量递减。

3. 高热，昏迷，或嗜睡，烦躁不安，谵语妄见，循衣摸床者，先用安宫牛黄丸凉开水化服。每服 1 粒，每日 3 次，小儿用量递减。

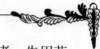

4. 嗜睡，昏迷，谵语，四肢厥冷，呕吐腹泻者，先用苏合香丸（偏湿者）开水化服。每服 1 ～ 2 粒，每日 3 次，小儿用量递减。

5. 高热，昏迷，口噤抽搐，眼鼻干燥无津，汗出如油，面色苍白，四肢逆冷，唇舌焦黑，脉沉伏不起，或微细欲绝者，急宜用独参汤冲服至宝丹，以通窍开闭，扶元救脱。

独参汤：高丽参（或东北人参）17.5 ～ 35 克，加水煎出 100 毫升。化服至宝丹 2 粒，顿服，以观后效。

（二）针灸治法

1. 高热不已，毒势炽烈者，可刺十宣穴放血，以泄其热毒。

2. 神迷不醒，可刺人中、中冲、劳宫、哑门等穴，以开窍通神。

3. 项强掣痛者，可刺大椎、曲池、合谷、环跳、阴陵泉、委中、承山等穴，以息风镇痉。

4. 牙关紧急者可加合谷、颊车、地仓等穴，以缓其痉。

以上处理，可依据见症，先作治疗，针灸、药物可以同时并用。在农村，药物条件不备，可先用针刺处理。此外，一般还可就地取材，采取桑叶、鲜荷叶、鲜白茅根、鲜苇根等各 70 克煎汤当饮料先服；另一方面详为辨证处理。以上几味药，有清热解毒、养阴、息风之作用，在陕西地区均可采到，效果显著。

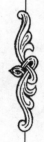

三、恢复期治疗

凡上述诸证病久，气液两伤，往往余热未尽，症见虚羸头昏，潮热自汗，气逆欲呕，食少乏力，睡眠不佳，治宜清

热和胃，益气生津养阴，方用竹叶石膏汤以善其后。

竹叶石膏汤：竹叶 10.5 克　生石膏 14 ～ 28 克　姜半夏 10.5 克　麦冬 17.5 克　沙参 10.5 克　炙甘草 10.5 克　生大米 17.5 克

加水煎两次，共煎出 400 毫升，每日分 2 次，早晚饭前温服。

加减法：

（1）咳嗽加杏仁 10.5 克，桔梗 10.5 克，利气止咳。

（2）食滞，舌苔厚腻者，加枳实 10 克，炒建曲 14 克，生山楂 14 克，消食导滞。

（3）手足心热者，加生地 10 克，丹皮 10 克，养阴凉血。

（4）大便秘者，加元参 35 克，生地 28 克，增液通下。

（5）腹胀，大便干燥，3 日未下者，加芒硝 10.5 克，生大黄 10.5 克，枳实 10.5 克，荡涤燥热，消胀通便。

四、后遗症的治疗

本病严重患者，经治疗后，邪毒虽然已退，而脏腑气血受到严重的伤害，机体功能往往不能及时恢复，因而遗留各种症状，如耳聋、痴呆、视物不清、失音、瘫痪等症。肾阴亏耗则耳聋，心神受损则痴呆，肝血亏耗则视物不清，心肺气损则失音，肝脾虚损则经络失养而瘫痪。调治之法总以培元固气、养阴和血为主。并配用针灸治疗，以加速病人的恢复。

1. 耳聋

治法：滋阴潜阳，补肾益精。

方药：耳聋左慈丸。

熟地 280 克　山药 140 克　山萸肉 140 克　茯苓 100 克

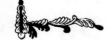

丹皮 100 克　泽泻 100 克　活磁石 140 克　五味子 70 克　菖蒲 70 克

共研极细末，加蜜 1140 克为丸，如小豆大。每服 10 克，每日 2 次，早晚饭前开水送服，连服 1 个月。

针灸疗法：取手足少阴经穴为主。实证针用泻法，兼取足少阳经穴；虚证针用补法，并可用小艾灸患部腧穴。

针灸穴位：翳风、听会、侠溪、中渚。

肝胆火盛：加太冲、丘墟。

外感风邪：加外关、合谷。

肾虚：加肾俞、关元。

2. 失音

治法：滋阴降火。

方药：百合固金汤。

百合 17.5 克　生地 10.5 克　熟地 10.5 克　元参 10.5 克　浙贝母 10.5 克　桔梗 10.5 克　生甘草 10.5 克　麦冬 10.5 克　杭芍 10.5 克　当归 10.5 克

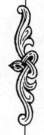

加水煎两次，早晚饭前温服。本方用量或加至 5 倍，改作蜜丸，每服 10 克，每日 2 次，服 1 月为 1 疗程。

针灸：失音往往与耳聋并见，故称聋哑。本病除先天性外，多由于急性热病后，或患聤耳（中耳炎）等病所引起，如听力尚未完全消失者，疗效较佳。

治疗方法，仍参照耳聋、耳鸣处方适当采用。

耳部腧穴，要适当深刺，间日施治 1 次，以 10 次为 1 疗程。休息 10 天后，再作第 2 疗程。如听力有所改善，而语言不清的，可再配用哑门、廉泉、通里等穴。

3. 痴呆

治法：补养心神。

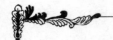

方药：天王补心丹。

人参 17.5 克　元参 17.5 克　丹参 17.5 克　茯苓 17.5 克五味子 35 克　远志 17.5 克　桔梗 17.5 克　当归 35 克　酸枣仁 35 克　天冬 35 克　生地 14 克　麦冬 35 克　柏子仁35 克

共研极细末，加蜜 370 克为丸，如小豆大，用朱砂为衣，每服 10 克，每日两次，开水送服。服 1 月为 1 疗程。

针灸：神门、间使、内关、后溪等穴。

4. 视物不清

治法：滋肾补肝明目。

方药：杞菊地黄丸。

熟地 280 克　山药 140 克　山萸肉 140 克　茯苓 100 克丹皮 100 克　泽泻 100 克　枸杞 70 克　杭菊 70 克

共研极细末，加蜜 1000 克为丸，如小豆大，每服 10 克，每日两次，早晚饭前淡盐开水送服，服 1 月为 1 疗程。

针灸：治以调益肝肾为主，取肝俞、肾俞。针用补法，并可配用行间、睛明、光明、养老等穴。

5. 瘫痪

治法：滋阴清热，补益肝脾肾。

方药：健步虎潜丸。

黄柏 280 克（酒炒）　龟板 140 克（酒炙）　知母 35 克（炒）熟地 70 克　陈皮 70 克　白芍 70 克　锁阳 52 克　干姜 17.5 克　虎骨 35 克（炙）　生地 70 克

共研极细末，加蜜 740 克为丸，如小豆大。每服 10 克，每日 4 次，早晚饭前淡盐开水送服，服 1 月为 1 疗程。

针灸治法：以取阳明经穴为主，上肢多取手阳明，下肢多取足阳明（参阅半身不遂治法）。属于肺热及湿热者，单

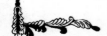

针不灸，用泻法，或兼用皮肤针叩刺法。肝肾阴亏者，针用补法。

取穴：

上肢：肩髃、曲池、合谷、阳溪。

下肢：髀关、梁丘、足三里、解溪。

肺热：尺泽、肺俞。

湿热：阴陵泉、脾俞。

肝肾阴亏：肝俞、肾俞、悬钟、阳陵泉。

发热：加刺大椎。

五、病案举例

秋温时疫风温证（流行性乙型脑炎）抢救误治例

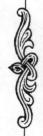

米某，女，15岁，学生。于1951年晚秋，因穿昨日洗涤未干之湿裤上学，返家即觉畏寒头痛，全身酸痛。家人以为外感风寒，投以生姜汤，令覆被汗解，未得出汗。至夜半恶寒发热加重，仍无汗。

先生诊视脉象弦滑而数，舌苔黄腻。症见头痛、口苦、咽干欲呕、胸胁苦闷、寒热往来、不欲饮食。考虑为外感未得汗解，热郁少阳证。法当和解，投以和解郁热之小柴胡汤1剂。

柴胡14克　姜半夏10.5克　党参17.5克　黄芩10.5克　甘草10.5克　生姜10.5克　大枣2枚

服后仍未解，亦无汗。至翌晨出现谵语，躁动不安，此为热扰神明之象。且大便3日未解，为热邪传入阳明腑实三阳合病证，即投以大承气汤通下泄邪。不料传变迅速，药未煎服且现循衣摸床，谵语躁动加剧，日夜不休，面色呈现若火熏之色，尤以鼻翼迎香穴部位特别明显，始终无

163

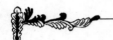

汗，不大便，尿少，颈项强硬；然无口渴引饮，脉仍弦滑洪大。先生认为是热毒侵入营血化燥，三焦相火亢极之证。急投清瘟败毒饮加生大黄，凉血散血，养阴清气，泻火通便。方药：

犀角 10.5 克（锉先煎）　生地 35 克　赤芍 17.5 克　丹皮 17.5 克　生石膏 70 克　知母 28 克　甘草 17.5 克　黄连 10.5 克　黄芩 10.5 克　栀子 14 克　桔梗 10.5 克　连翘 17.5 克　玄参 35 克　竹叶 10.5 克　生大黄 17.5 克（后下）

加水 800 毫升，先煎犀角 30 分钟，再入诸药煎煮 40 分钟，过滤出 300 毫升，连煎 3 次，除去沉淀药质，共煎出 800 毫升，1 日夜分 4 次温服。

服药 1 次，未见变化；服药 2 次后即解大便；服 3 次后便下蛔虫数条，谵妄停止。出现大汗淋漓，神怯懒言，呼吸微弱，身凉，脉细微，安睡如尸。先生认为此乃机体邪正相争，正胜于邪之战汗，此病随得以解。患者已气阴两亏，即投益气生津之条沙参 17.5 克，麦冬 35 克煎汤频服 5 日，并嘱饮大米稀粥，淡面汤养胃气，调理月余，身体始复正常。但头发脱落严重，足见此证耗伤气血甚重。幸未留下痴呆、语言失灵、下肢麻痹等后遗症。1 月后头发渐生，数月后恢复正常，体健至今。

【按语】此病发展之迅速，究其原因：①可能误用姜汤汗解，热郁于内，得姜之辛热之气，更为鸱张，病邪迅即传变至少阳、阳明而化燥，养阴清气之药未早服用。②秋余时节，燥气当令，不仅外界水分收敛，而且人体水液亦是过耗，乏津润燥，以致燥气炽盛，热毒侵入营血，气血两燔，三焦相火亢极。幸得此方清热解毒益阴，患者生命得以保全。余氏清瘟败毒饮之功效概可知矣。

本病初起在表，当用葱豉，葱姜汤亦可，目的使汗出得解。但为何汗不得出，值得深究。如用生姜汤取汗，姜用9克，当配葱白4～5根或淡豆豉，或葱豉汤，葱量宜大，啜饮、覆被，汗始出为度。表邪随汗解而愈，不至病邪传变三阳，造成危证。先生特别指出，凡使用姜汤取汗者定要慎之，切忌滥用。方中犀角必须锉末入药先煎，否则无效，反成浪费。另石膏用量务必35～70克方可。方中加减以适中病情为宜，不宜冒险而致发生变证。如大便不通加生大黄17.5克，小便量少加木通10.5克，黄疸出现加茵陈35克。

本病以西医命名为流行性乙型脑炎者，是依据发病患者证候和发病季节而拟定之病名，并非做脑脊液及血化验之确诊病名，仅作参考。此为当时历史条件所致，望读者谅解。

肾炎、肾病综合征

米伯让研究员对肾病潜心研究数十年，辨证遣药独具一格。在西安医学院工作时，采用西医诊断、中医辨证治疗的方法，主治肾病88例，疗效显著，从中可看出米老辨证遣药的特色。

一、精研四法

本病属于中医水肿、鼓胀、虚劳、腰痛病之范畴，其治法论述颇多，米老临床常用治则有四：开鬼门、洁净府、实脾土、温肾阳。开鬼门者，即用汗法使病邪从肌表排出；洁净府者，即用通利法以消逐水气；实脾土者，即用培补脾胃法使脾土健旺而散精于肺，通调水道，下输膀胱；温肾阳者，即用温补肾阳法使水有所主而不妄行。鉴于水肿病有阳水与阴水之分，所以阳水证宜开鬼门、洁净府；阴水证宜实脾土、温肾阳。

在临床上，急性肾炎浮肿多属阳水证，宜采用发汗逐水之方药，常用方以越婢汤、越婢加术汤、麻杏石甘汤、小青龙汤和五皮饮加减，方中均重用麻黄；慢性肾炎浮肿多属阴水证，宜采用实脾土、温肾阳之方药，常用方有胃苓汤、六君子汤、真武汤、济生肾气汤和甘草附子汤之类。凡诸水肿，皆佐利湿之五苓散；凡诸鼓胀，皆用攻下之舟车神祐丸。

米老还借鉴古人水气之为病，虽脾、肺、肾各有所主，但皆归于肾之论点，采用治肿必先治水，治水必先治肾之法，方以金匮肾气汤类加减，但重用桂附二药，以补命门之火而使肾气充实。此法在治疗慢性肾炎浮肿中收效较佳。

二、重用麻附

米老在治疗肾病时，重视麻黄与附子的灵活运用。在治疗急性肾炎中，均以麻黄为君药，用量多在 14～28 克，小儿亦用至 17.5 克；在治疗慢性肾炎中，均以附子为君药，用量多在 28～70 克。

麻黄与附子均具毒性，文献亦有中毒病例报告，米老在临床中用量较大，但未出现中毒现象，且治愈率甚高，其主要原因有二：

（1）配伍得当：麻黄辛温味微苦，有发汗平喘、消肿利尿之功。麻黄发汗虽强，但方中常配大寒的石膏以制之，白

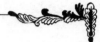

术补脾以扶之，附子扶阳壮水，甘草、姜、枣以和营卫，故汗出不多。米老通过反复临床验证，认为用麻黄应不分冬夏，关键在于辨证确切，配伍得当。若误用于虚人或虚证，加之配伍不当，可出现大汗亡阳。

（2）深研药理：附子辛热燥烈，有助心肾之阳、回阳救脱之功，常用于阴水证。以形寒肢冷、腰腿酸困、面色㿠白、小便清、大便溏、舌质淡、苔白腻、脉沉细等命门火衰之候为适应证。附子的主要毒性成分是乌头碱，但经炮制加工后，大量乌头碱已被破坏，加之附子排泄较快，无蓄积作用，故临床大剂量使用无中毒现象。

三、善补后天

米老精于辨证，注重调补脾胃。他认为本病其本在肾，但主要表现是以肺、脾、肾功能失调所致，凡肾病患者水肿消失后，恢复期均用六君子汤或补中益气汤加减，健脾养胃，升阳益气。因肾为先天之本，脾为后天之本，肾气虚则不能固摄精微，温煦脾土，导致脾失健运，化源不足，脾气不运则精微下注，脏腑失养，肾气亏虚。肾气愈虚则病久不愈，因此，治疗必须注重补脾土，益化源，才能使本病完全恢复，此乃先后天关系所定。

另外，治疗中凡出现吐饭吐药者，一般先用枳朴六君子汤健脾和胃降逆，并始终贯穿"保胃气"这一原则，亦即中医"培土制水"之义。

四、病案举例

1. 水肿并发心悸案（急性肾炎、肾炎性心脏病）

王某，男，42岁。因"全身浮肿20天"于1957年10

月 12 日收住院。

入院后检查：血压：160/96 毫米汞柱；尿常规：蛋白（++++），红细胞（+），白细胞 0～5/HP，颗粒管型（+），透明管型 0～1/HP；X 线检查：心脏向两侧扩大；眼底检查：肾型视网膜炎；腹水征阳性。西医诊断：①急性肾炎；②肾炎性心脏病。请米老治疗。

症见全身浮肿，以面部为甚，恶风发热，心慌气短，胸闷咳嗽，腹胀恶心，腰痛尿少，舌苔白腻，脉浮滑。诊为水肿并发心悸证。治宜宣肺清热，健脾除湿，消肿利水。方选越婢加术汤。

药用：麻黄 24 克　石膏 48 克　生姜　白术各 17.5 克　炙甘草 10.5 克　大枣 5 枚

每日 1 剂，服药 3 剂，症状大减，尿量剧增，日排量 4500 毫升，舌淡，苔白腻，脉沉滑。继服原方 3 剂，体重减少 1.5 千克，诸症消失，时有纳差，舌淡苔薄白，脉细。证属脾胃虚弱，治宜健脾益胃，方选六君子汤。每日 1 剂，连服 6 剂，血压、尿检一切正常，临床痊愈而出院。

2. 水肿并发支饮案（急性肾炎、胸腔积液）

史某，男，39 岁。以"全身浮肿，伴胸闷气短 12 天"于 1957 年 11 月 4 日入院。

入院后检查：血压：150/120 毫米汞柱；尿常规：蛋白（++++），红细胞（+），白细胞（++），颗粒管型（+），透明管型（+），尿比重 1.030；X 线检查：胸腔积液。西医诊断：①急性肾炎；②胸腔积液。请米老诊治。

症见全身高度水肿，以颈部尤甚，胸闷气短，头晕耳鸣，腰酸尿少，肢体困重，活动不灵，胸及下肢皮肤可见裂纹数处，并有渗出液，舌淡苔腻略黄，脉浮滑。中医诊断：

水肿并发支饮，证属水湿浸渍，饮停胸胁。治宜宣肺利气，通阳逐水。方用麻黄附子甘草汤、五苓散合剂加味。

药用：麻黄 17.5 克　附子 35 克　茯苓　白术　泽泻　桂枝各 17.5 克　猪苓　桔梗　杏仁　苏子　甘草　葶苈子各 10.5 克

每日 1 剂，连服 6 剂。服药 1 剂，胸闷气短明显减轻，继服 5 剂，尿量增多，水肿减退，舌脉同前。守方继服 6 剂，诸症消失，但时有腹胀，畏寒肢冷，舌淡苔白略腻，脉沉细。证为脾肾阳虚，治宜温肾健脾，方用济生肾气汤。

药用：熟地 28 克　山药　山萸肉各 14 克　牛膝　丹皮　茯苓　泽泻各 10.5 克　肉桂 3.5 克　附子　车前子各 35 克（另包）

服药 6 剂后，上述症状消失，舌淡，苔薄白，脉缓。血压、尿检、X 线检查一切正常，临床痊愈出院。带药六君子汤 6 剂以善后。

3. 水肿并发鼓胀案（肾病综合征）

梁某，男，17 岁。以"全身肿胀 2 月余"于 1957 年 7 月 10 日收住院。

入院后检查：血压：150/96 毫米汞柱，腹水征阳性。尿常规：尿蛋白（++++），比重 1.010，红细胞 0～3/HP，白细胞 5～10/HP，颗粒管型 0～2/HP，透明管型 0～1/HP。生化检查：总蛋白 32.6 克/升，白蛋白 22 克/升，球蛋白 10.6 克/升，胆固醇 8.580 毫摩尔/升。肾功检查：二氧化碳结合力 23 毫摩尔/升，尿素氮 18.599 毫摩尔/升。尿蛋白定量 16 毫克/升。西医诊断：肾病综合征。

经治疗 2 月余。病情急骤恶化，请米老治疗。症见精神萎靡，面色㿠白，全身浮肿，腹部膨隆，脐部凸出，青筋暴

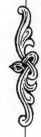

露，胸闷气喘，腹胀纳呆，畏寒肢冷，尿少腹痛。舌红苔黄腻，脉沉细滑。病为水肿并发鼓胀。证属脾肾阳虚，气滞湿阻，水湿浸渍。治宜攻下泻实，行气利水，温肾健脾。方用舟车神祐丸（成药），每服 7 克，每日 1 次，连服 3 天。又用胃苓汤 1 剂，早晚饭前温服。外用蒲灰散（蒲灰 90 克，滑石 30 克）外敷腹部。

用上药后，二便剧增，腹胀大减，水肿减退，精神好转，舌红苔黄腻，脉沉细滑，继用上方，汤剂改为知柏地黄汤，服法同前。守方 1 月，腹围由原 82 厘米减至 53 厘米，水肿消失，腹部平坦，时感饭后腹胀，腰膝酸软，畏寒，舌淡苔薄白，脉沉细。证属脾肾阳虚，治宜温肾健脾。方用济生肾气汤，每日 1 剂。服 10 剂后，诸症消失，化验检查均为正常，临床痊愈出院。考虑病后体虚，故用健脾益胃之六君子汤 6 剂，以培土固本。

4. 水肿案（急性肾炎）

案 1：李某，男，47 岁，农民。以"全身肿胀 10 天，阴囊肿胀 6 天"之主诉于 1959 年 6 月 16 日入院，入院后西医诊为"急性肾炎"，请米老诊治。

症见面色苍白，形体肿胀，头昏咳喘，全身浮肿，阴囊肿大，尿少。舌苔白腻，脉沉缓。病属水肿（石水），证属阴水，水湿浸渍。治宜温肾健脾，宣肺通阳利水。方选真武汤加细辛、五味子。处方：

茯苓 35 克　炒白术 10.5 克　杭白芍 14 克　生姜 10.5 克　附片 21 克　细辛 10.5 克　五味子 7 克

5 剂，水煎服。并忌盐、酒、劳累等。服药后咳喘消失，水肿消退，原方去细辛、五味子继服 2 剂。查尿蛋白微量，红细胞 0 ～ 1/HP，改用六君子汤。处方：

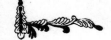

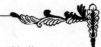

党参 17.5 克　白术 14 克　茯苓 17.5 克　炙甘草 10.5 克　陈皮 10.5 克　姜半夏 10.5 克　生姜 7 克　大枣 2 枚

服药 3 剂后浮肿消退，化验检查全部正常。带上方 3 剂出院。

案 2：陈某，男，12 岁。以"全身浮肿近半月"之主诉于 1959 年 6 月 22 日入院。西医诊为"急性肾炎"，经西医治疗未见好转，前来请米老诊治。

症见：精神欠佳，面色苍白，全身浮肿，阴囊水肿，头晕气喘，腹部肿胀，尿少色黄，舌红苔黄腻，脉浮滑。诊为水肿（阳水），证属风水泛滥。治宜散风清热，宣肺利水。方选越婢加术汤。处方：

麻黄 14 克　生石膏 28 克　炙甘草 10.5 克　生姜 10.5 克　大枣 4 枚　炒白术 14 克

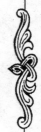

服药 7 剂后浮肿完全消退，仍感头晕，心悸，腹胀，大便 2～3 次/日，稀便，舌苔白腻，脉沉细。病本脾肾阳虚。缓则治其本，以温肾健脾利湿为主，方选真武汤。处方：

茯苓 35 克　炒白术 14 克　杭白芍 10.5 克　附子 7 克　生姜 10.5 克

服药 2 剂后诸症消失，继服六君子汤 3 剂以调理脾胃，促进恢复。此时化验报告正常，血压正常，带补中益气丸 2 盒，出院继服。

案 3：赵某，男，59 岁。以"下肢肿胀 1 周余"之主诉于 1959 年 7 月 27 日入院。

入院检查尿蛋白（+++），红细胞 0～4/HP，白细胞 0～3/HP，颗粒管型 0～1/HP，尿比重 1.010。NPN39.99 毫克％，西医诊断：急性肾炎。

中医症见：精神欠佳，面色苍白，形体较胖，下肢浮

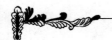

肿，尿少，头昏，舌苔白腻，脉沉滑。中医诊断：水肿病，水湿浸渍阴水证。

治法：温肾健脾，通阳利水。方用济生肾气汤。处方：

熟地 28 克　山药 14 克　山萸肉 14 克　丹皮 10.5 克　茯苓 35 克　泽泻 14 克　牛膝 17.5 克　车前子 35 克　肉桂 10.5 克　附子 10.5 克

服药 3 剂后，尿量增多，浮肿基本消退，精神好转。继服上方 2 剂，浮肿全部消退，化验检查一切正常。

大骨节病

大骨节病是一种以骨骼关节受损为主的地方病，又称柳拐子病。是分布于我国东北、华北、西北、西南和台湾某些山岳丘陵地带的一种慢性畸形性骨关节病，病因及组织受损方式至今尚未明确。本病主要侵犯青少年发育期骨关节系统，其临床表现以关节长年疼痛和对称性关节增粗变形、四肢肌肉萎缩及运动障碍为特征。患者骨骼受损后，即影响发育，形成肢体短小、臂弯、腿短、膝内外翻和扁平足畸形。因而轻病患者劳动能力有不同程度的降低，重病患者行动困难，生活难以自理，甚至残废。有些重病患者在青年时代即可变为残废，丧失劳动力，严重危害人民健康和青少年的发育成长，直接影响农业生产的发展。

一、病因病机初探

中医学认为，大骨节病发生的原因与生活饮食、居住环

境、气候条件以及体质素虚、抗病能力低下有关。如《素问·痹论》指出："饮食居处，为其病本。"说明人们摄取的饮食和居住的地理环境是导致本病的原因之一。

《素问·痹论》又云："所谓痹者，各以其时，重感于风、寒、湿三气也。""风、寒、湿三气杂至，合而为痹也。"说明气候条件也是导致发生本病的因素。

宋·严用和《济生方》认为痹证"皆因体虚，腠理空疏，受风、寒、湿而成痹也"。可见体质虚弱是发生本病的主要原因。这是泛指一般痹证的发病原因，大骨节病亦不例外，并有它的特殊性。

大骨节病的发病特点，主要发生在青少年发育时期，地区性比较明显，体征表现主要反映在骨关节增粗畸形、身材矮小、鸭步行走，发病缓慢，外观无红热现象，这是与其他痹证不同之处。目前，对大骨节病病因的研究，主要有三种观点：

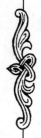

1. 生物地球化学观点

认为本病是一种化学地理性质的地方病，其发病原因属于显域性地方病可能性最大。即在一定气候——土壤地带内，某些化学元素含量不足或失去平衡而引起的营养性生物地球化学性疾病。

2. 水中有机物中毒观点

认为各种植物残体分解产物污染水源而致病的可能性是存在的。水中无机元素与本病发病率高低无直接关系。而人体从病区饮水中摄入大量的腐植酸，很可能是引起内环境硫代谢紊乱的主要原因。

3. 食物性真菌中毒观点

认为本病致病因子是通过当地产的粮食进入人体的，与

饮水无关。在病区玉米、小麦中可检查出较多的镰刀菌，大米（脱壳）内部却极少检查出。

陕西省研究情况：一是缺硒观点，认为硒是人、动物必须的营养元素之一。西北水土保持生物土壤研究所通过对病区和非病区的土壤、粮食和人发中含硒量的对比分析，发现病区明显缺硒，为进一步探讨病因提供了依据。二是西安医学院、省地方病防治所、宝鸡地方病防治所互相配合，重点研究了硫与大骨节病的关系，通过同位素 ^{35} 硫示踪法观察，初步认为，人体内硫代谢的障碍是发病机制中的一个重要环节。

米老认为大骨节病的发病不是一个单一的因素，而是一种综合因素所致的疾患，更重要的是决定于患者机体强弱的内在因素。多年来，由于我们在病区同当地群众一起生活，通过生活实践和治疗实践，得到一些看法。病区群众反映说：得大骨节病的原因，一是我们这里"水土不好"，二是患者本人"骨气弱"。这种看法虽是群众的一般反映，米老认为这是群众对本病病因的高度宏观概括认识，是有一定道理的，并结合中医学理论进行探讨分析，对大骨节病的病因提出以下看法。

（一）水土学说

所谓水土因素，即该地区水质土壤之中蕴藏着特殊的致病因子，而使人发生地区性比较明显的特殊病证，这就叫地方病。所谓地方病，即与当地生活环境气候均有密切关系。如发生痹证的原因，《素问·痹论》指出："饮食居处，为其病本。"这就是说地理环境中的化学元素，主要通过水、粮、菜和其他食品给人以营养或危害。古人对水土

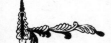

的认识，早在《禹贡》有辨九州之土色。《周官》有辨十二土壤之土性。《管子》有"地者，万物之本原，诸生之根苑也。水者，地之血气，如筋脉之通流也"之说。明代李时珍又说："水为万化之源，土为万物之母。源之于水，食之于土。饮食者，人之命脉也，而营卫赖之。故曰：水去则营竭，谷去则卫亡，然则水之性味，尤慎疾之生者，当潜心也。"这就说明水土与生物的关系，对人的健康发育和疾病的发生有极大的影响。

对于水土美恶的不同，古人也有论述，如"上则为雨露霜雪，下则为海河泉井，流止寒湿气之所钟既异，甘淡咸苦，味之所入不同"。

所谓地区性，也就是由于该地区有不同水质的分布条件，而形成该地不同疾病的发病特点。因之，可以认为克山病、大骨节病与水土的关系比较密切。但是古人对水土的认识，仅是宏观的认识，要从微观来认识水土的本质，究竟哪种水质对大骨节病有影响，还必须运用近代自然科学知识来剖析和认识它的本质。改善水源水质，以消灭大骨节病的这一发病条件，这是非常重要的，而且也是摆在我们面前的一项非常艰巨的任务。

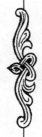

（二）中毒学说

《素问·痹论》指出："饮食居住，为其病本。"认为本病由人们日常饮食不当，或由饮食中长期摄取某种有害物质蓄积中毒而伤害脏器，致使机体失调，发生骨节变大，肌肉萎缩。气伤成劳，心气受抑，是致成痹证的根本原因。

1. 食物中有害物质蓄积中毒

《素问·生气通天论》说："阴之所生，本在五味；阴之

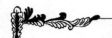

五宫,伤在五味,是故……味过于咸,大骨、气劳、短肌、心气抑。"明代李念莪注解:"咸为肾味,过食则伤肾,肾主骨,故大骨、气劳;盐走血,血伤,故肌肉短缩;盐从水化,水胜则火因,故心气抑。"即是说人体阴精的产生是来源于饮食五味,但是藏精的五脏却又可因食五味的太过而受伤。所以过多的食咸盐则骨骼系统就要受伤,发生骨关节变大、肌肉萎缩、心气受抑。这说明饮食物的摄取是人身生长发育的源泉,一旦失调,则能伤害身体导致疾病。五味的太过或偏咸都可以影响人体健康。凡是克山病区多见大骨节病、肌肉萎缩和克山病气伤成劳、心气受抑的症状表现,这很可能与本地区水源中含有过多的某些无机盐,长期饮用,蓄积过多,伤害心肾有关。当然以上古人的认识仅是一个初步的客观现象认识,但是给我们提供了进一步研究大骨节病和克山病病因的课题。至于盐类的本质问题,究竟是哪种盐可导致发生克山病和大骨节病,就需要我们运用近代自然科学知识去分析探索。

2. 水中有机物中毒

人们在与自然界长期斗争的实践中,早已认识到自然环境和饮水与人类健康的密切关系。东北《长白山同江志略》中对本病有较详细论述,文中叙述"山核桃最能伤人,枝叶花果根皮,年久朽烂于山中,加以雨雪滋润,其毒气随水流于沟渠,灌于江河,及于井泉,居山中者年不过十五六岁之男女手足缩而短,指节生痛,腿亦如是。其受害者诚以半饮山水,半饮江水,而有井者无几,偶遇一井深不满五尺,无怪其受害者多也。惟多凿深井,人即不致受害"。上述情况与病区调查结果相吻合。虽不一定是山核桃之腐烂分解物致病,各种植物残体分解产物污染水源而致病的可能性是存在

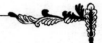

的。在我国东北、陕北、甘南某些地方，本病就发生在沼泽泥灰水环境之中。

（三）气候学说

《素问·痹论》指出："所谓痹者，各以其时，重感风、寒、湿之气也"，又说："风寒湿三气杂至合而为痹也"。认为形成痹证的因素与常年反复感受大自然使人致虚的"邪风""寒冷""潮湿"的侵袭有关。从季节气候发病的特点，据病区患者反映，当地流传有"草死草活，拐子招祸"之说法。该病病情每在春季、冬季加重，遇气候剧变时特别明显，夏季缓解，这与《痹论》中指出"凡痹之类，逢寒则急，逢热则纵"的说法是一致的。据现在流行病学调查报道，本病关于季节性发病的特点，调查发病季节时多以自觉症状加重为标志，初步看到在四季分明的温带则多发于春季（3～5月），暖温带多发于冬春之交（2～3月），寒温带则多发于春夏之交（5～6月），我省病区群众有"跑桃花水"季节多发的说法。跑桃花水，亦称"逃拐"，就是在冬春季多携小儿到外地逃避，换服水土，至夏季返回原地居住。说明风寒湿三气与本病有密切的关系。

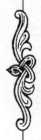

二、临床表现与分度

本病的临床表现，主要是关节和骨骼系统的变形，尤以四肢关节对称性增粗和变形最为明显。两手食指第 1 指间关节最先受累，增粗变形，次为踝关节；也有患者先由肘或膝关节开始，肩、掌、趾、跖、跗等关节则较为少见。严重的患者，在脊椎骨的横突关节面也有轻重不同的病变。由于膝关节受损，下肢可出现畸形，成为"O"形腿或"X"形

腿。又因上下肢的长骨增粗变形，运动功能受到障碍，并有疼痛、痉挛和肌肉萎缩等症状，病人就有行动困难、走路呈鸭行步态等。至于病人的头颅骨，则尚未发现有病理改变，由于关节面受损，往往在关节运动功能检查时，可以感触到关节腔内有粗细程度不等的摩擦感，有时还可听到摩擦音。

在患区常常可以见到从幼年即患本病的患者。他们由于骨骼的生长受到严重的障碍，年龄虽达成人，但身材却很矮小，而且劳动能力也受到很严重的影响。

病人的智力发育正常。本病对生命无直接威胁，患者可以活到老年。本病对两性的生殖能力无明显影响，但病情严重的女性病人常因骨盆的变形而在分娩时发生困难，患区的生育率也较非患区低。患者的子女如果照顾得当，可以正常地发育成长。本病无遗传性及传染性。患者的体温、血压、血沉和血象都正常。

血液化学的改变：血钙和碱性磷酸酶有所增高。血中无机磷微高或正常，病人血浆中维生素 A 和维生素 C 的含量，在冬春季节一般不足，在夏、秋两季则正常；二氧化结合力偏低，有酸中毒现象。

由于本病病程进展缓慢，一般根据患者的自觉症状、体征以及劳动能力的降低情况，分为Ⅰ、Ⅱ、Ⅲ度。

Ⅰ度：在自觉病状上，患者感到容易疲倦；四肢关节疼痛，劳动后加剧；早上起床后往往出现手指和小腿痉挛，运动后即可减轻或消失；关节运动不灵活。查体时可见手指关节或膝、踝关节稍微增粗，常见于双手第2、第3、第4指的第1指间关节。指、腕、肘、踝关节有轻度伸展和屈曲困难，肘关节不能完全伸展。四肢关节内出现明显而恒定的捻发性摩擦音，有时可消失或变得比较粗糙。四肢肌肉有轻度萎缩，身材高低如常人，可负担一般的体力劳动，有轻度的扁平足。

Ⅱ度：病人精神不好，容易疲乏，行走不便，尤其下坡时更感困难，只能担负轻的体力劳动。指、腕、肘、膝、踝等关节活动困难，有明显的疼痛，膝、踝关节明显增粗，屈曲困难，握拳时指头不能接触掌面。肘关节痉挛性屈曲，形成较明显的角度，前臂旋后发生显著障碍，四肢肌肉显著萎缩，常出现关节突然剧痛，扁平足较重。

Ⅲ度：病人活动困难，行走时出现典型的鸭步，有极明显的短指畸形。病人身材矮小，双手不能握拳，肘关节屈曲极为明显，不能伸展到150°。四肢肌肉极度萎缩，有明显的脊柱代偿性前屈。病人劳动能力极度下降，甚至丧失，扁平足很重。

三、治疗方法

（一）预防治疗方法

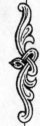

为了保护儿童、青少年健康发育成长，选择同一地区3～6岁的儿童，未出现临床症状但经 X 线检查发现骨骼的干骺有病理改变者 200 例，未发现病理改变者 200 例，采用自拟壮骨滋养粉预防治疗观察，每年采用X线检查 1 次，观察 3 年，总结疗效。

壮骨滋养粉：

新鲜羊骨（包括羊头骨、脊骨、胫骨、骨髓）21 克　生鹿角粉 7 克　黑豆粉 14 克　核桃仁 7 克　补骨脂 7 克　海带粉 7 克　白糖 7 克

以上药量共 70 克，为 1 天量，研极细末，精制成奶粉

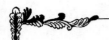

状，分作 4 包，用塑料袋装置备用。

服法：每服 1 包，开水冲化，或放火上微沸即可服用。3～5 岁儿童每日服 3 次，6 岁儿童每日可服 4 次。

为了控制和治愈大骨节病前驱期及Ⅰ度患者，在同一地区选择前驱期及Ⅰ度患者各 200 例，采用壮骨大补丸治疗观察。以 7～20 岁患者为对象，3 月为 1 疗程，观察 1 年，总结疗效。

前驱期症状表现：患者自觉四肢运动不灵活，尤其是早晨起床后，须活动后才能运动自如，手、指、肘、膝或踝关节有疼痛。手指握拳时有酸痛感，且不能迅速伸展。在检查时可发现指、腕、肘、膝、踝关节有触痛和不定时的细小捻发性摩擦音，手指末节轻度向掌侧弯曲，尤多见于食指。本期患者无关节增粗及肌肉萎缩。病人发育正常，扁平足的变形或有或无。

Ⅰ度患者症状表现：在自觉症状上，患者感到容易疲倦，四肢关节疼痛，劳动后加重，早晨起床后往往出现手指和小腿痉挛，运动后可减轻或消失，关节运动不灵活。查体时可见手指关节或膝、踝关节稍微增粗，常见于双手第 2、第 3、第 4 指的第 1 指间关节。指、腕、肘、膝、踝关节有轻度伸展和屈曲困难，肘关节不能完全伸展。四肢关节内出现明显而恒定的捻发性摩擦音，有时可消失或变得比较粗糙，四肢肌肉有轻度萎缩。身体高低如常人，可担负一般体力劳动，有轻度的扁平足，肩腕距、跟臀距可有轻度缩短，腘窝距可有轻度增加。

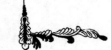

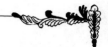

（二）治疗观察方法

1. 内治法

（1）壮骨大补丸（自拟）

组成：新鲜羊骨（包括羊头骨、脊骨、胫骨、骨髓）21克（研末） 鹿角10.5克（与羊骨、羊肾熬成胶状） 黄芪21克 肉桂10.5克 华山参1.8克 苍术4.5克 茯苓10.5克 甘草10.5克 熟地10.5克 当归10.5克 赤芍10.5克 川芎10.5克 麻黄1.8克 干姜1.2克 附子3.7克 硫黄0.9克 自然铜0.9克 补骨脂10.5克 杜仲14克 雄黄0.9克

制法：将羊骨、羊肾、鹿角研末，煮成胶状（同熬鹿角胶法）；其他药研成极细粉末，与上药合匀，用黄酒水泛为丸，如小豆大，备存服用。

用量服法：每服10克，每日3次，开水送服，连服3月为1疗程。

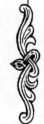

（2）独活寄生汤加减

组成：独活10.5克 桑寄生21克 秦艽10.5克 防风10.5克 桂枝10.5克 细辛10.5克 党参17.5克 白术10.5克 茯苓14克 熟地14克 当归10.5克 杭芍10.5克 炙甘草10.5克 杜仲14克 牛膝10.5克 附子10.5克

每日1剂，1月为1疗程，间隔1月服用，观察3月。

2. 外治法

（1）锅巴盐热浴：对以踝关节及手指关节疼痛、活动障碍为主要表现的病人，采取1%锅巴盐溶液热浴的方法。每晚1次，每次半小时，15天为1疗程，休息5天。

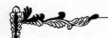

（2）透骨草 35 克　伸筋草 35 克

加水 2000 毫升，煎至 1000 毫升，日洗 3 次，连洗 1 ～ 3 月。

（3）回阳玉龙膏：炒草乌 35 克　干姜 105 克　赤芍 35 克　白芷 35 克　煨南星 35 克　肉桂 17.5 克

共研极细末，热酒调熬，日一换。

3. 针灸疗法

针刺穴位：

（1）指关节疼痛，功能障碍者

主穴：合谷、内关、外关。

配穴：太渊、三间、大陵、中渚、神门、后溪、阿是穴。

（2）肘关节疼痛，功能障碍者

主穴：曲池、曲泽、尺泽。

配穴：合谷、手三里、少海、内关、外关、阿是穴。

（3）肩关节疼痛，功能障碍者

主穴：肩髃、肩髎、肩井。

配穴：商阳、曲池、合谷、阿是穴。

（4）髋关节疼痛，功能障碍者

主穴：环跳、秩边、髀关。

配穴：风市、阳陵泉、委中、足三里、丘墟、上次髎、阿是穴。

（5）膝关节疼痛，功能障碍者

主穴：膝眼、阳陵泉、阴陵泉、足三里、委中。

配穴：鹤顶、梁丘、绝骨、阿是穴。

（6）踝关节疼痛，功能障碍者

主穴：丘墟、商丘、解溪、昆仑。

配穴：行间、太溪、太冲、内庭、照海、申脉、绝骨、

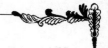

三阴交、足三里、阿是穴。

4.对Ⅱ、Ⅲ度患者的治疗

首先增强机体抗病能力，减轻疼痛或消除疼痛，使其筋骨活动好转，以达提高劳动出勤率之目的。除服壮骨大补丸外，可采用补骨活血止痛酒，观察止痛疗效。必要时还可采用综合疗法解除患者痛苦。

内服方药：

（1）壮骨大补丸（见前内治法）

（2）补骨止痛活血酒

鲜羊骨（包括羊头骨、脊骨、胫骨、骨髓）21克　鹿角10.5克　补骨脂10.5克　骨碎补10.5克　自然铜10.5克　硫黄10.5克　华山参7克　黄芪35克　当归17.5克　白术17.5克　麻黄14克　桂枝21克　川乌10.5克　附子10.5克　红花10.5克　牛膝10.5克

以上药品制成药酒，每服10～20毫升，1日2次。

（3）独活寄生汤加味

独活10.5克　桑寄生21克　秦艽10.5克　防风10.5克　桂枝10.5克　细辛10.5克　党参17.5克　白术10.5克　茯苓14克　熟地14克　当归10.5克　杭芍10.5克　炙甘草10.5克　杜仲14克　牛膝10.5克　附子10.5克

（4）五积散加味

麻黄210克　肉桂105克　当归105克　芍药105克　川芎105克　苍术840克　茯苓105克　炙甘草105克　半夏105克　陈皮210克　枳壳210克　厚朴105克　桔梗70克　干姜105克　白芷105克　党参105克　附子105克

制法：上药除肉桂、枳壳另研细末外，其他15味研为细末，慢火炒令色转，待冷，再入肉桂、枳壳末，共和

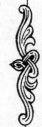

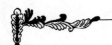

研匀。

用法：每服 10 克，用开水一杯半，放火上蒸至一半，去渣温服，每日 2 次，服 3 个月为 1 疗程。

四、常用治法简介

对大骨节病患者进行早期治疗，是一个重要环节。因为早期病人可以治愈，错过这个机会，当病人骨质已有明显损伤，关节出现畸形时，治疗就只能解除患者的一时性痛苦，关节畸形是很难改变的。所以，本病应当抓紧早期治疗这一关键。

大骨节病的治疗方法很多，兹将目前常用的综合疗法、其他中西药物的单项疗法和矿泉疗法做简单的介绍。

（一）综合疗法

综合疗法是针灸、药物、理疗、体疗的综合性方法。这种疗法不但疗效高，而且花钱少，是目前国内本病患区所经常采用的一种治疗方法。

1. 针灸

针灸是综合疗法的主要内容之一。能调整全身经络，驱除风寒，迅速解除患者的关节疼痛，并能促使挛缩的关节伸展。

（1）针刺穴位

根据疼痛部位，在局部取主穴，远端取配穴。同一穴位每天只进针一次，同组各穴分别轮换使用，每次每个肢体最多用 3～4 穴。

①指腕关节疼痛、挛缩、运动功能障碍

主穴：合谷、内关、阳池、外关。

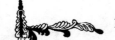

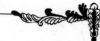

配穴：太渊、三间、大陵、中渚、神门、后溪、曲池、肩髃、阿是穴。

②肘关节疼痛、挛缩、运动功能障碍

主穴：偏历、尺泽、曲池。

配穴：合谷、肩髃、手三里、少海、内关、外关、阿是穴。

③肩关节疼痛、挛缩、运动功能障碍

主穴：肩髃、肩井。

配穴：大椎、肩髎、曲池、合谷、阿是穴。

④髋关节疼痛、挛缩、运动功能障碍

主穴：髀关、环跳。

配穴：风市、委中、足三里、阳陵泉、上次髎、阿是穴。

⑤膝关节疼痛、挛缩、运动功能障碍

主穴：委中、双膝眼、阳陵泉、足三里、阴陵泉。

配穴：鹤顶、风市、梁丘、承筋、三阴交、绝骨、丰隆、阿是穴。

⑥踝关节疼痛、挛缩、运动功能障碍

主穴：解溪、丘墟、商丘、昆仑。

配穴：行间、内庭、照海、申脉、悬钟、太溪、太冲、三阴交、足三里、阴陵泉、阿是穴。

（2）针刺手法

采用古法"泻"的手法，即强刺激抑制手法。进针后，到病人感到有酸困或胀麻感或抽感时即可停止。为了获得强烈的刺激，进针后可连续捻转针柄，或用雀啄式上下捣动，捻转度要大，捣针的次数要多，根据患者的身体健康情况和关节的疼痛程度而定。健康剧痛者捣针次数要多至7～8次，

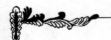

留针的时间要长，为 15 ～ 30 分钟。

（3）灸法

局部艾灸，一般应灸至皮肤微红、温热，皮内有微微发痒的感觉时为止。灸的时间 15 ～ 20 分钟。灸的次数愈多愈好，可令患者在空闲时就灸。艾灸部位与针刺同。艾灸可缓解痉挛，能促使关节活动，血行畅通。

常用的灸法有下列几种：

①艾卷灸：将艾绒用麻纸卷成 5 寸长，中指粗细的艾卷，燃着灸患病部位。此法使用方便，经医生指定要灸的部位后，患者即可自行施灸指定部位，故最为常用。

②艾绒针柄灸：将艾绒捻在针柄上，点燃灸之。

③酒精棉球灸：将浸酒精的棉球放在针刺过的穴位上，用艾卷烘烤。

④针灸次数：每日针 2 次，灸 3 ～ 5 天即可。

2. 药物

综合疗法使用的中药有四种：马钱子丸、双乌丸、虎骨酒、万应膏（贴用）。马钱子丸有兴奋神经、驱风、活血、镇痛、除寒湿、使弯曲挛缩的肢体伸展等作用。虎骨酒在治疗后服用，可以巩固疗效。双乌丸能温通经络，驱风散寒，镇痛效果较好，疗效也较持久。万应膏的驱风、散寒、利湿、温通经络、镇痛等效果较好。上述几种药物中以膏药为简便价廉，易为群众所接收。各药的处方和使用方法如下：

（1）马钱子丸

马钱子（带皮炒黄发虚）770 克　闹羊花 350 克　乌梅 520 克　血竭花 210 克　牙皂 140 克　生乳香 210 克　生没药 210 克　麻黄 210 克　僵蚕（炒黄）140 克　广木香 140 克　冰片 7 克　麝香 3.5 克

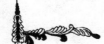

制法：将上述药物除麝香外，均混合研成细末。取一小部分药末与麝香拌匀，以小米为心，然后水摇成丸。再将其余的药末敷上成丸，每丸如梧桐子大或0.05克重。

服法：每日早晚各服一次。成人每次服1～2丸，白开水送下。服后若无其他反应，以后每次可逐渐加到3～5丸。小儿酌减。

禁忌：孕妇及患有其他疾患者禁服此药。

（2）虎骨酒

虎骨（香油炸黄）140克　当归140克　大枣140克芍药210克　生姜140克　五加皮280克　川牛膝280克麻黄280克　桂枝280克　甘草280克　黄明胶（用蛤粉炒）520克　葛根520克

制法：以上12味药装入瓷坛内，再按比例加入50度以上的西凤酒6000毫升，将坛口密封，1个月后即可服用。

服法：每日2次，每次服2～5毫升，稍加温开水服下。

（3）双乌丸

当归70克　川乌21克　草乌21克　全蝎28克　黄芪56克　桂枝41克　没药56克　乳香56克　麻黄14克

制法：共为细末，炼蜜为丸，每丸10克重，但在制药时川乌和草乌须先用甘草水煮15分钟，冷开水浸泡去脐，以无干心为度。

服法：成人早晚饭前各服1次，每次1丸。小儿酌减。数日后反应不大时，可适当加量一半。一般以30～40天为1疗程。

（4）万应膏

海风藤35克　独活70克　南星28克　官桂35克　防风35克　西吉35克　川乌70克　莪术28克　生地35克

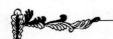

麻黄 35 克　藁本 17 克　香附 175 克　羌活 105 克　刘寄奴 70 克　首乌 105 克　陈皮 35 克　桃仁 105 克　苍术 175 克　甘松 35 克　川续断 70 克　荆芥 70 克　威灵仙 70 克　牙皂 35 克　草乌 70 克　山柰 35 克　乌药 52 克　枳壳 35 克　连翘 105 克　生姜 35 克　白芷 70 克　赤芍 70 克　川芎 35 克　柴胡 35 克　三棱 35 克　当归 70 克　五加皮 175 克　血余 70 克　广木香 35 克　血竭 35 克　红花 35 克　三七 28 克　没药 70 克　乳香 105 克　骨碎补 35 克　山甲 35 克　儿茶 35 克　生石膏 70 克　土元（土鳖子）35 克　自然铜 35 克　钟乳石 35 克　麝香 70 克　杜仲 175 克　风化硝 35 克　黄丹 105 克　松香 175 克

制法：将前 37 味药熬煎滤渣，再熬至将成膏时，加后边诸药。首先将药浸入麻油内，春 5、夏 3、秋 7、冬 10 天，放入洁净大锅内慢火款至起泡为度，住火滤渣。油的用量，以药的多少决定：每油 1 斤，对药粉半斤。熬药时用桑、柳、桃枝不时搅拌，熬至黑亮如漆、如镜，滴水成珠为度。用白布摊贴患处。

3. 理疗

包括拔火罐和热浴两种方法：

（1）拔火罐

拔火罐是我国广大人民群众常用的一种治病方法，对止痛、解除肌肉挛缩、促使弯曲的关节伸展有很好的作用。拔火罐有两种方法，即针刺什么穴位后，就拔什么穴位，或在挛缩肢体的屈面，膝关节以委中穴，肘关节以曲泽穴为中心，上下用 3 ～ 5 个火罐排成直线形拔。拔火罐的原则是要快、紧、稳，须注意火力的强弱。火力强，火罐才能拔得紧稳。拔火罐的技术要经常练习，力求达到熟能生巧。

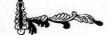

做到以上几点，才能使局部皮肤高度充血隆起，这对疗效的提高，具有重要意义

（2）洗澡或局部热浴

每日或间日用热水洗浴全身，或擦洗患病肢体关节一次。洗后，患者一般感觉疼痛减轻，关节松活。有浴池的地区或有条件修建浴池的患区，可修建简易浴池，专供患者使用。

4. 医疗体育

（1）按摩

按摩就是在患病肢体关节和附近的肌肉上进行揉捏、搓按、推摩、伸展、屈曲或回旋的运动，每次 10 ～ 20 分钟。按摩应在针刺、艾灸、拔火罐以后进行。同时应鼓励患者经常自行按摩和彼此互相按摩。做按摩屈伸运动时，应循序渐进，不要用力过猛，以免增加患者的痛苦。

（2）体育运动

每天早晚坚持做些体育活动，如跑步、体操、太极拳等。这些体育运动有助于关节屈伸灵活，减轻疼痛，并能促进弯曲关节的伸展。

5. 疗程

综合疗法一般按 8 ～ 12 天为 1 疗程，或不分疗程，一直治疗到患者疼痛消失，关节运动灵活，轻者关节完全伸直，重者接近伸直或完全伸展为止。

6. 综合疗法注意事项

（1）注意安全操作和消毒，防止发生事故，以减少病人的痛苦。

（2）对妇女和有其他疾病的患者，应仔细检查和询问。若已怀孕或合并有其他疾病，须待产后和其他疾病痊愈后再

进行治疗。

（3）刺针时，应注意病人的面色和表情，避免晕针的发生。对晕针病人应立即停止针刺，安定病人情绪或进行急救。

（4）扎针时，应避开血管，采用各种减痛进针法，免除皮下出血，减少病人痛苦。

（5）扎针前，应根据穴位，使患者采取适当的体位。同时要检查针有无生锈、弯曲，针尖是否有钩，针体与针柄连接处有无伤损等，若有上述现象即不可使用。扎针和留针期间不宜变动体位，以免弯针、断针。

（6）针刺的深度，以患者有麻木、沉重、酸胀等主观感觉为度，不能以进针的深度为准。

（7）对于症状顽固、久治不见效者，一般可用捣针法，留针时间也长至1～2小时，才能见效。

（8）对于骨关节严重变形的患者，因穴位与书中所记载的部位有出入，应特别注意穴位的选定。须依其关节的变形、错位情况进行指压进针法。

（9）针灸时，主穴必针必灸，配穴可根据病情适当配用。此外，病人连续扎针数日，针眼就不可避免地集中于一处，因此，可能感到有针眼痛。遇见这种情况，可稍微上下移动，避开老针眼。

（10）对怕扎针或移动肢体不能下针的儿童患者，可单用艾灸、拔火罐、服药等方法治疗，但止痛效果较慢。

（11）拔火罐时，应注意避免烧伤、烫伤的发生。

（12）拔火罐时，被拔部位的皮肤越红，肿起越高，效果越好。火罐口应保持清洁，以免污染针眼。拔火罐后，针眼处可能有血或液体渗出，要先对患者说明这对健康并无影响。对于渗出的液体应用酒精棉球擦除，并应注意防止针眼的污染化脓。

（二）其他单项药物疗法

1. 内服汤剂

处方：苍术5克　羌活3.5克　独活3.5克　柴胡3.5克　升麻3.5克　防风1.75克　生姜3.5克　大枣4枚

用法：加水400毫升，大火煮沸，慢火煎煮30分钟，过滤出200毫升，煎2次共量400毫升，每服200毫升，每日2次，间日内服1剂，10日为1疗程。

功效：升阳驱风，健胃除湿，散寒止痛。

禁忌：生冷风寒。

2. 止痛活血片

处方：乳香　没药　土元　地龙　赤木　降香　白芷　桑皮　虎骨　三七各等量

制法：将上述药物共为细末，压制成0.25～0.5克重的片剂。

用法：成人每日用5克，早晚分服，开水送下，小儿酌减。

禁忌：孕妇忌用。

3. 外洗方剂

处方：苍术105克　陈艾叶70克　硫黄70克　透骨草105克　桑枝105克　花椒10.5克　穿山甲17.5克

用法：加水2000毫升煎洗，每日2次，10日为一疗程。

功效：除湿，通阳，杀菌，驱风。

禁忌：风、寒、湿。

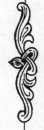

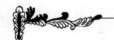

4. 维生素疗法

据洪宝源用维生素 A 治疗大骨节病的经验，认为效果很好。本法对初期病人可以改进骨质的病变，对后期病人可以阻止骨质病变的进展。其用量为每日 10000 ～ 24000 国际单位。又据陕西省乾县吴店使用鱼肝油精丸和乳酸钙片治疗本病的初步经验，效果也很好。根据他们半年的观察，在 43 例患者中，有 95% 以上的病人症状减轻，临床有效率 30.2% 以上。其方法为每日服鱼肝油精丸 1 粒（含维生素 A10000 国际单位，维生素 D10000 国际单位），乳酸钙片 1 克，连服 20 天，休息 10 天为 1 个疗程。

（三）矿泉浴疗法

大骨节病的治疗，在苏联已有丰富的经验。苏联学者曾指出，矿泉疗法和各种理疗对大骨节病的疗效很好。他们认为这种疗法能改善机体和受累肢体组织的血液循环和物质代谢，适用于大骨节病的治疗。

鉴于我国矿泉的分布比较广泛，接近患区的矿泉疗养地为数也不少。因此，特将矿泉浴的治疗方法，结合苏联的经验，作一简单的介绍，供有矿泉地区及其邻近患区使用矿泉浴治疗本病时参考。

矿泉浴的治疗方法为每日 1 次，每次 15 ～ 30 分钟，25 ～ 30 天为 1 疗程。水的温度可按病人的体质条件，由 37 ～ 40℃不等。至疗程结束时，为了使病人适应外界的气候条件，可逐渐将温度降低到 35 ～ 37℃。用这一方法治疗的最初几天，病人往往感到关节疼痛加重，甚至会反复出现，这是一种好现象，应该坚持治疗，不要中断。经验证明，疼痛反应愈重，疗效愈好，随着治疗次数的增加，这种

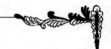

反应会逐步消失。

痊　夏

　　痊夏是一种慢性消耗虚衰性疾病，严重危害着人民的身体健康，1966 年在陕西省某地区已发现此病，1967 年于该地区又发现此病，且人数较多。同年 5 月接卫生厅指示，米老带领医疗队深入疫区，对该地区出现原因不明的发热性疾病，俗称"热热病"进行防治。通过防治调查及有关资料，认为本病属于中医学"虚劳病"之范畴。与西医所谓的"烧热病"，即棉子油酚中毒症状较相似。该病对劳动人民的健康威胁非常大，为了尽快控制和消灭这种疾病，保护劳动人民健康，支援农业生产，在县防疫站等医疗单位的协助下，通过对 20 例患者的防治研究，提出了初步治疗意见。

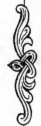

一、辨证论治

　　根据"辨证求因，审因立法，分清主次，依法定方"的精神，观察本病的临床表现有劳热，经闭，热伤元气、耗阴动风三个主要证候。前两证在临床上表现相对缓慢，第 3 种证型则常表现为急骤发作，病情危重。所以，临床处理上就应本着急则治其标，缓则治其本的原则，针对具体情况，分清主次，灵活处理。

（一）劳热证

　　临床见头晕，头痛，身困，乏力，纳呆，手脚心发烧，

心跳，心慌，气短，善叹息，手足发麻，在妇女多见经闭，男子可见遗精。

1. 肝肾阴虚

主症：眩晕，头痛，耳鸣或耳聋，目花，面部烘热，午后颧红，口燥咽干，少寐多梦，腰痛，肢体麻木、震颤，舌质红，苔少，脉弦细而数。

治法：补血养肝，滋肾养阴。

方药：补肝汤加味。

生地 14 克　当归 10.5 克　川芎 10.5 克　白芍 14 克　木瓜 10.5 克　酸枣仁 14 克　麦冬 14 克　甘草 10.5 克

每日 1 剂，加水煎两次，早晚饭前温服，连服两周。或杞菊地黄丸，每服 9 克，日服 2 次，连服 1 月。

2. 肝气郁结

主症：头痛，头晕，耳鸣，情志急燥，胸闷胁痛，嘈杂吞酸，便秘。舌质赤，苔薄黄，脉弦滑。

治法：疏肝理气，清热解郁。

方药：丹栀逍遥散加味。

杭芍 14 克　当归 10.5 克　白术 10.5 克　茯苓 14 克　银柴胡 10.5 克　煨姜 3.5 克　薄荷 3.5 克　甘草 10.5 克　丹皮 10.5 克　焦栀 10.5 克　黄芩 10.5 克

若兼见经闭加香附 14 克，郁金 14 克，生地 14 克，泽兰叶 14 克。每日服 1 剂。加水煎两次，早晚饭前温服，连服 1～2 周。

3. 肝火上炎

主症：头胀痛，眩晕，目赤，耳鸣，耳聋，面赤烘热，口苦，咽干，欲呕，胁痛，小便涩黄，尿道热痛。舌尖红，苔黄或干腻，脉象弦数。

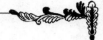

治法：清泄肝胆。

方药：龙胆泻肝汤加味。

龙胆草 10.5 克　黄芩 10.5 克　银柴胡 7 克　栀子 10.5 克　生地 14 克　当归 10.5 克　车前子 10.5 克　木通 10.5 克　泽泻 10.5 克　竹叶 7 克　灯心草 3.5 克　生甘草 10.5 克

每日 1 剂，加水煎 2 次，早晚饭前服，连服 3～6 剂。或黄连上清丸，每服 10.5 克，日服两次，连服 3 日。

（二）经闭证

1. 心脾血虚

主症：头昏，失眠，多梦，心悸，气短，手足心发热，神疲体弱，面色淡黄，舌质淡，苔薄白，脉虚细。

治法：补养心脾。

方药：归脾汤加味，配服大黄䗪虫丸，每次 1 粒，日服 1～2 次。

党参 10.5 克　白术 10.5 克　茯神 14 克　黄芪 17.5 克　当归 10.5 克　龙眼肉 10.5 克　酸枣仁 14 克　远志 7 克　木香 3.5 克　炙甘草 10.5 克　生姜 7 克　大枣 2 枚　泽兰 17.5 克　生地 17.5 克　丹皮 10.5 克　制香附 14 克

每日 1 剂，加水煎 2 次，早晚饭前服，服 2～4 周。

2. 胃热灼阴

主症：口臭，口渴，欲冷饮，五心烦热，小便黄赤，大便秘，少腹胀，舌赤，苔黄少津，脉滑数。

治法：清胃泄火，养阴通经。

方药：玉烛散加味。

生地 14 克　当归 10.5 克　川芎 10.5 克　白芍 14 克　桃仁 14 克　红花 14 克　大黄 10.5 克　芒硝 10.5 克　牛膝

10.5克　甘草10.5克

每日服1剂，加水煎2次，早晚饭前温服，连服3～6剂。

（三）热伤元气耗阴动风证

主症：感受暑热之后，突然头昏加重，面热，口干唇燥，渴喜冷饮，心悸，气短，全身乏力，四肢麻木，甚至抽搐，肌肤灼热，面红目赤，舌质红，乏津，舌苔薄黄，脉象虚数。

治法：益气清热，养阴息风。

方药：人参白虎汤加桂枝、木瓜、芍药、钩藤。

知母28克　石膏70克　粳米17.5克　甘草10.5克桂枝10.5克　木瓜17.5克　芍药35克　钩藤21克　人参10.5克

每日服1剂，加水煎2次，早晚空腹温服。病重者日服两剂，配服至宝丹，每服1粒，日服2～4次，开水化服。如无至宝丹可服牛黄上清丸，每日服2粒。

瘥后证治：病情缓解，余热未尽，宜予竹叶石膏汤加生地14克，丹皮10.5克调理。若兼见湿热郁发肌肤而现白㾦者，本方中加苡仁14克，通草10.5克，滑石21克。

竹叶石膏汤方：竹叶10.5克　石膏28克　半夏10.5克沙参10.5克　麦冬14克　粳米10.5克　甘草10.5克

二、防治措施

对本病的治疗，应采取预防和治疗相结合的办法，为了防止病人在田间劳动时，因感受暑热而加重本病，建议当地医药卫生部门积极配制夏令防暑药品，如益元散等。或发动

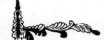

196

群众煎服竹叶白茅根汤预防本病之发作，保障劳动生产。

（1）益元散：滑石 21 克　甘草 35 克　朱砂 0.5 克　灯心草 3.5 克

共为极细末，每服 10 克，冷开水化服，日服 2 ～ 4 次。

（2）鲜竹叶 17.5 克　鲜白茅根 10.5 克

水煎，当茶饮。

观察方法：设计建立简要病历，每日填写病程记录，定期总结疗效。

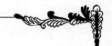

诊余漫话

十二经气血多少之探讨

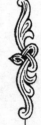

《黄帝内经》论述人体各经气血多少之说，学者感其难以理解。究其由，一是《素问》《灵枢》诸篇所载各经气血多少之数互异；二是诸篇皆言为"人之常数"。此一常数，古代医家何以得知？其来源依据是什么？特作此探讨，以供大家研究。

关于人体各经气血多少之说，首见于《素问·血气形志》和《灵枢·五音五味》《灵枢·九针论》《针灸甲乙经》《黄帝内经太素》诸书中亦有记载，先将诸书所载各篇异同分述如下：

一、《素问》《灵枢》诸篇之异同

《素问·血气形志》："夫人之常数，太阳常多血少气，少阳常少血多气，阳明常多气多血，少阴常少血多气，厥阴常多血少气，太阴常多气少血，此天之常数。"

199

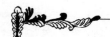

"足太阳与少阴为表里，少阳与厥阴为表里，阳明与太阴为表里，是为足之阴阳也；手太阳与少阴为表里，少阳与心主为表里，阳明与太阴为表里，是为手之阴阳也。今知手足阴阳所苦，凡治病必先去其血，乃去其所苦。伺之所欲，然后泻有余，补不足。"

刺阳明，出血气；刺太阳，出血恶气；刺少阳，出气恶血；刺太阴，出气恶血；刺少阴，出气恶血；刺厥阴，出血恶气也。"

《灵枢·五音五味》："夫人之常数，太阳常多血少气，少阳常多气少血，阳明常多血多气，厥阴常多气少血，少阴常多血少气，太阴常多血少气，此天之常数也。"

注：本篇无刺法"出血恶气""出气恶血"之文。

《灵枢·九针论》："阳明多血多气，太阳多血少气，少阳多气少血，太阴多血少气，厥阴多血少气，少阴多气少血。"

"刺阳明，出血气；刺太阳，出血恶气；刺少阳，出气恶血；刺太阴，出血恶气；刺厥阴，出血恶气；刺少阴，出气恶血也。"

综合上文，归纳见表3：

表3　《素问》《灵枢》关于十二经血气多少异同对照表

经别	脏腑		素问·血气形志	灵枢·五音五味	灵枢·九针论	治则
太阳	小肠	膀胱	多血少气			出血恶气
少阳	三焦	胆	少血多气			出气恶血
阳明	大肠	胃	多血多气			出血气
太阴	脾	肺	多气少血	多血少气	多血少气	出气恶血
少阴	心	肾	多气少血	多血少气		出气恶血

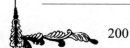

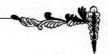

续表

经别	脏腑		素问· 血气形志	灵枢· 五音五味	灵枢· 九针论	治则
厥阴	心包	肝	多血少气	多气少血		出血恶气

注：①上列之治则皆录自《素问·血气形志》。

②治则除太阴经《灵枢·九针论》为出血恶气外，其他皆与《素问·血气形志》相同。

③表中空格为与《素问·血气形志》相同。

从上表可见，三阳经《素问》《灵枢》相同，三阴经中，太阴经《灵枢·五音五味》与《灵枢·九针论》相同，与《素问·血气形志》相反。少阴经、厥阴经，《素问·血气形志》与《灵枢·九针论》相同，与《灵枢·五音五味》相反。治则中除太阴经《灵枢·九针论》为出血恶气与《素问·血气形志》相反外，其他皆同。

二、《针灸甲乙经》诸篇之异同

《针灸甲乙经·十二经水》中，三阳经述"太阳多血气""少阳少血气""阳明多血气"三句与《针灸甲乙经·阴阳二十五人形性血气不同》不同，与《素问》《灵枢》诸篇亦不同，见表4。

表4　《针灸甲乙经》关于十二经血气多少异同对照表

经别	脏腑		阴阳二十五人 形性血气不同	十二经水	刺法 *
太阳	小肠	膀胱	多血少气	多血气	刺深五分，留七呼
少阳	三焦	胆	少血多气	少血气	刺深四分，留五呼
阳明	大肠	胃	多气多血	多血气	刺深六分，留十呼

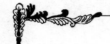

经别	脏	腑	阴阳二十五人 形性血气不同	十二经水	刺法*
太阴	脾	肺	多血少气	多血少气	刺深三分，留四呼
少阴	心	肾	多血少气	少血多气	刺深二分，留三呼
厥阴	心包	肝	少血多气	多血少气	刺深一分，留一呼

注：*示《针灸甲乙经·十二经水》与《灵枢·经水》相同。

《针灸甲乙经·十二经水》治则无"出气恶血"或"出血恶气"之文，只述针刺之深度及留针呼吸数。

《针灸甲乙经·阴阳二十五人形性血气不同》三阳经血气多少与《素问》《灵枢》诸篇相同，而三阴经与《素问·血气形志》相反，与《灵枢·五音五味》相同，少阴、厥阴经与《灵枢·九针论》相反。

此外，三阴经中，《针灸甲乙经·十二经水》"太阴多血少气"句与《针灸甲乙经·阴阳二十五人形性血气不同》同，与《灵枢》亦同，但少阴、厥阴经与《素问》同而与《针灸甲乙经·阴阳二十五人形性血气不同》相反，与《灵枢·五音五味》亦相反。

三、《黄帝内经太素》诸篇之异同

据《黄帝内经太素·任脉》与《黄帝内经太素·知形志所宜》本校，则太阳、少阳、阳明、太阴四经相同，少阴、厥阴二经两篇皆相反，见表5。

表5　《黄帝内经太素》关于十二经血气多少异同对照表

经别	脏	腑	任脉	知形志所宜	治则*
太阳	小肠	膀胱	多血少气	同左	出血恶气

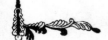

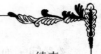

续表

经别	脏腑		任脉	知形志所宜	治则 *
少阳	三焦	胆	多气少血	同左	出气恶血
阳明	大肠	胃	多血气	同左	出血气
太阴	脾	肺	多血气	同左	出血气
少阴	心	肾	多血少气	多血多气	出气恶血
厥阴	心包	肝	少血多气	多血少气	出血恶气

注：* 示录自《黄帝内经太素·知形志所宜》。

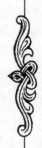

　　据《任脉》《知形志所宜》与他书对校，则少阴、厥阴经与《针灸甲乙经·阴阳二十五人形性血气不同》《灵枢·五音五味》相同，而与《针灸甲乙经·十二经水》《灵枢·九针论》以及《素问·血气形志》相反。

　　治则在《素问·知形志所宜》，除太阴经与《素问·血气形志》及《灵枢·九针论》不同外，其他均与《素问·血气形志》相同。

四、关于《素问》《灵枢》《针灸甲乙经》《黄帝内经太素》有关各经气血多少记载互异之处，历代各家注释不尽相同

　　关于太阴经气血多少，《素问》与《灵枢》之不同，明·马元台认为：《灵枢》多误，当以此节为正，观末节出血气之多少正与此节照应。"明·张景岳的见解与马元台基本相同，他说："十二经血气各有多少不同，乃天禀之常数，故凡用针者，但可泻其多，不可泻其少，当详察血气而为之补泻也。"

　　关于马元台、张景岳认为十二经血气多少不同，应以

《素问·血气形志》为正，其互异乃传录之误的说法，我意未必尽然，尚待商榷。今取《素问》《灵枢》《针灸甲乙经》《黄帝内经太素》诸经核对有关经文，从中可以看出有传录之误，亦有各家不同见解，并非尽为传录之误。因《内经》诸篇是以论文形式整理而成，非一方、一人、一时之手笔，而诸家所持之论点未必相同。若以为传录之误，则一字、一条之误是为常见，而《灵枢·五音五味》三阴经文与《素问·血气形志》何以全相反？此外，《灵枢·九针论》之太阴条、《针灸甲乙经·阴阳二十五人形性血气不同》三阴经之文、《甲乙经·十二经水》之太阴条、《黄帝内经太素·任脉》三阴经之文亦相反，若尽为传录之误，何其反者如此之多？此不能令人信为传录之误者一也。《五音五味》与《九针论》均出自《灵枢》；《阴阳二十五人形性血气不同》与《十二经水》均出自《针灸甲乙经》；《任脉》与《知形志所宜》皆出自《黄帝内经太素》。同一书中前后两篇说法不同，此其不能令人信为传录之误者二也。

隋·杨上善撰注《黄帝内经太素》时，当在《灵枢》《针灸甲乙经》之后，就曾提出过新的见解。他说："手足太阴阳明多血气，以阴阳俱多谷气故也。"（《黄帝内经太素·任脉》）就是提出新见解的例证。

关于十二经血气多少的学术理论问题，余考历代《内经》注家，未有能详释其义者。清代张隐庵《素问集注》《灵枢集注》、高世宗《素问直解》对本题虽有所阐注，但只是以天人相应之说、阴阳消长之理，推演人体脏腑各经气血之多少。岂不知我国古代医家远在周秦时期多重实践，古代医学的建立是在医疗实践知识、生活实践知识、解剖实践知识的基础上建立起来的。因此对《内经》理论的研究，首先应从本经文中寻找答案，析其本义，再为推理，比较切合其原意。古人在提出人

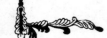

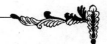

体各经血气多少之说时，必然是先有直观认识，然后推理演绎，否则本末倒置。正如人体经络现象的发现一样，首先由针刺治病的实践经验发现治病有效的穴位，继而建立经络系统。关于十二经气血多少的来源，余考据经文认为：一是从解剖实践而来，二是从观察经络在体表循行部位上的毛发状态、形体肥瘦、发育盛衰以表测里而来，分述如下：

（一）解剖实践

《灵枢·经水》："若夫八尺之士，皮肉在此，外可度量切循而得之，其死可解剖而视之。其脏之坚脆，腑之大小，谷之多少，脉之长短，血之清浊，气之多少，十二经之多血少气与其少血多气，与其皆多血气，与其皆少血气，皆有大数。其治以针艾，各调其经气，固其常有合乎。……凡此五脏六腑十二经水者，外有源泉而内有所禀，此皆内外相贯，如环无端，人经亦然。"可知我国古代医家早已通过人体解剖观察人体脏腑的形态及各经血气的多少，据此提出针灸治病的原则、针刺深度及留针呼吸之时数。而且认识到五脏六腑十二经脉的血气在人体循行是内外相贯、如环无端的闭管系统。我认为古代医家主要是通过人体解剖而认识十二经血气多少的。凡人之空腔脏器，如胆、胃、大肠、小肠、膀胱、三焦，大体在直观上则见色白血少，故云血少气多。实质脏器，心、肝、脾、肺、肾则见色红血多，故云血多气少。古代医家取类比象，以赤、白二色象征血气，如心主血，其色赤属火；肺主气，其色白属金之类。胃与大肠为空腔脏器，何以谓阳明为多气多血之经？由于阳明属胃，主纳水谷，为五脏六腑之海，故云多气多血，这可能是古人依据胃与大肠的生理功能和临床治疗经验总结而来，是一个例外。至于古代医家对各经血气多少的认识，是否完全正确，有待进一步探讨。

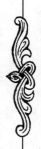

（二）根据经络学说以表测里

《灵枢·五音五味》说："圣人之通万物也，若日月之光影，音声鼓响，闻其声而知其形……是故圣人视其颜色，黄赤者，多热气；青白者，少热气；黑色者，多血少气；美眉者，太阳多血；通髯极须者，少阳多血；美须者，阳明多血。此其时然也。"这里所说"视其颜色黄赤者，多热气"，热气者，人之阳气也。阳气旺盛则面色黄赤，为人正常之色。此言黄色者，非谓黄疸病之黄色也。"青白者，少热气"，言人面色发青或㿠白者，是人阳气不足之表现，故云少热气。"黑色者，多血少气"，若面色发黑者，为阳气不足血瘀之表现。此乃观面色而测知内脏血气多少之法也。

"美眉者，太阳多血；通髯极须者，少阳多血；美须者，阳明多血。"此乃视其经络循行部位，毛发生长的盛衰而推测内在各经血气多少之法也。"美眉者，太阳多血。"言人眉毛生长之处，为足太阳膀胱经脉循行起始部位，眉毛生长美好而旺盛者，即是足太阳经脉血盛的征象，故云"太阳多血"。人之髯须生长在两耳前侧，为手少阳三焦经脉循行经过部位，见两髯生长旺盛以连须者，为手少阳经脉血盛的征象，故云"少阳多血"。因胡须生长于鼻下口唇周围，为足阳明胃经起始循行交过之处，见胡须生长美好者，为足阳明胃经脉血盛的征象，故云"阳明多血"。

《灵枢·阴阳二十五人》将三阳经分别配为手经、足经，并列举因气血盛衰出现在人体上部或下部的特征。人们从而能够从这些特征去测候气血的盛衰和脏腑内在的变化。古人这种从直观测候血气多少的方法，对中医临证有一定的实用价值。如席汉综合征，毛发脱落，尤以眉毛、腋毛、阴毛脱落显著，精神萎靡，表情迟钝，面色苍白，皮肤干糙，舌质淡，脉象沉细而迟，女子经闭，男子胡须稀少，性欲减退以至消失。知其为五脏气血亏损，导致冲、任二脉空虚，督、带二脉失养，冲脉功能低降。毛发为人之血余，见眉脱者，为心肾血气亏损之表现，因眉处为太阳经脉循行起始部位，太阳与少阴互为表里，少阴者心肾之经，心肾气血亏损故见此证；两腋为足太阴脾经、手太阴肺经循行部位，腋毛脱落则知肺脾气血亏损；前阴为足厥阴肝经交过循行部位，冲、任、督、带四脉同原异行之处，阴毛脱落则知为肝血亏损，冲、任二脉空虚。肝主宗筋，宗筋者睾丸也。宗筋失养，则性欲减退甚至消失。冲为血海，任脉主一身之阴。冲、任空虚，则天癸枯竭，月经不至。精神萎靡，表情迟钝抑郁者，为督脉失养，神失精明。督脉主一身之阳气，系之于肾，起于胞中，出于会阴，循脊上行至项风府穴入脑，上于头盖骨之上百会穴处，与诸脉会聚，交通冲任。头为精明之府，元神所在。脑为髓海，中有泥丸，为津液分泌最高之源泉，下通肾气，分布诸经。若人之血气亏损，精神失养，任督不交，故见以上诸证。此为精神气血营卫津液俱损之病，当以大补气血，充养任、督为治，方用十全大补汤，配龟鹿二仙胶、鹿茸丸、紫河车、雀脑、海狗肾之类或当归生姜羊肉汤等血肉有情之品调养任、督。

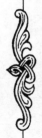

又如肾上腺皮质功能亢进者，口唇生须，四肢毫毛旺盛，中医则诊为诸脏血气有余，导致冲气偏盛而有此症状。治则当以调理冲任，泻火降气，方用大黄䗪虫丸、知柏地黄汤、芩连四物汤、丹栀逍遥散加知母、黄柏、桑皮之类。

有关气血问题，《灵枢·五音五味》中还论述了妇人无须，以及宦者、天宦不生须的原因。妇人无须者，是由于在生理上有余于气，不足于血，以其每月经水时下，冲任之脉不荣口唇，故须不生。宦者无须，是由于割去睾丸而伤其

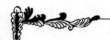

精血，故不生须。天宦无须，是因先天发育不足，其冲任不盛，宗筋失养，有气无血，唇口不荣，故不生须。

从这些论述可见，古代医家对气血概念的认识是比较广泛的。古人所说的气血不仅指血液，并将人体的内分泌腺、性腺及其内分泌功能亦概括在内，这对研究中医学的气血有很大的启发。

关于"出气出血""出气恶血""出血恶气"之说，是古代医家依据各经血气多少，提出针刺深浅，留针呼吸次数的尺度，针刺治病泻有余、补不足的治病原则。《素问·血气形志》《灵枢·九针论》只言各经"出""恶"治则，未及刺法。而《灵枢·经水》首先指出刺法，晋·皇甫谧因之收载于《针灸甲乙经·十二经水》中。归纳其治疗原则是："多血多气"之经，刺宜"出气出血"；"多血少气"之经，刺宜"出血恶气"；"少血多气"之经，刺宜"出气恶气"。明·杨继洲《针灸大成》依据《素问·血气形志》编为歌诀曰："多气多血经须记，大肠手经足经胃。少血多气有六经，三焦胆肾心脾肺。多血少气心包络，小肠膀胱肝所异。"以备临证应用。

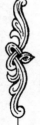

余以"多气多血""多血少气""多气少血"三项为纲，归纳诸书各篇所载各经血气多少不同之说进行分析。

"多气多血"之经：《素问·血气形志》认为手阳明大肠经、足阳明胃经为多气多血之经，针刺治则为"出气出血"，针刺应深六分，留十呼。而《针灸甲乙经·十二经水》《黄帝内经太素·任脉》则认为手太阳小肠经、足太阳膀胱经亦为多气多血之经。《黄帝内经太素·任脉》《黄帝内经太素·知形志所宜》更提出手太阴肺经、足太阴脾经为多气多血之经，治则均为"出血气"。但在《素问·血气形志》则认为手太阳小肠经、足太阳膀胱经为多血少气之经，治则为出血恶气。手太阴肺经、足太阴脾经为少血多气之经，针刺治则

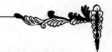

为"出气恶血"。其说如此不同，治则何能统一？

"多血少气"之经：《素问·血气形志》认为手太阳小肠经、足太阳膀胱经、手厥阴心包经、足厥阴肝经为多血少气之经，治则为"出血恶气"，针刺应深五分，留七呼。而《灵枢·九针论》《灵枢·五音五味》《针灸甲乙经·阴阳二十五人形性血气不同》《针灸甲乙经·十二经水》认为手太阴肺经、足太阴脾经为多血少气之经。《灵枢·五音五味》《针灸甲乙经·阴阳二十五人形性血气不同》《黄帝内经太素·任脉》又认为手少阴心经、足少阴肾经为多血少气之经。

少血多气之经：《素问·血气形志》认为手少阳三焦经、足少阳胆经、手太阴肺经、足太阴脾经、手少阴心经、足少阴肾经为少血多气之经，针刺治则为"出气恶血"，针刺应深四分，留五呼。而《灵枢·五音五味》《针灸甲乙经·阴阳二十五人形性血气不同》《针灸甲乙经·十二经水》《黄帝内经太素·任脉》《黄帝内经太素·知形志所宜》又认为手厥阴心包经、足厥阴肝经为少血多气之经。

综上所述，各经血气多少之互异情况错综复杂。针刺治则若按《针灸大成》所编歌诀应用，则对各篇互异之处又该如何对待，如何统一？望诸针灸学家提出自己的体会和经验。

小　结

一、本文对《素问》《灵枢》《针灸甲乙经》《黄帝内经太素》诸书所载十二经血气多少之说及其互异之处作了对照分析，认为互异之处可能为各家不同见解，并非尽为传录之误。

二、根据经文，提出古代医家关于十二经血气多少之说的来源依据：一是解剖实践，二是用阴阳互为表里的经络学说，以表测里而得出。并举例说明阴阳互为表里学说在诊断

人体各经血气盛衰上的实用价值和古人对气血概念的认识。

三、对针刺治则以多气多血、少血多气、多血少气三项为纲，列表对照，提出十二经气血多少及针刺治则各家说法不同，如何统一的问题。

以上初步认识，仅作抛砖引玉，希望中医界同仁对上述几个问题展开争鸣，以进一步探明其实质。错误之处，望请指正。

《伤寒杂病论》的分合隐现

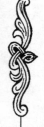

《伤寒杂病论》十六卷，为我国汉代伟大的医学大师张仲景所著。其书总结了汉以前古人和疾病斗争之经验成果，并结合自己的临证实践，进一步运用辨证施治的规律，丰富和发展了医学理论和治疗方法，创造性地为后世医家奠定了辨证论治的准则。1700多年来，历经中外医家实践反复验证，莫不公认之为医学经典著作。其书经历代兵燹，多次散失，复经整理，迄今仍不断有新的发现，仍不失为中医学重要文献和有价值之作品。谨将作者的伟大贡献和本书分合隐现介绍如下：

一、《伤寒杂病论》写作的社会背景

仲景生于东汉末年（约 150—219 年），当时封建割据，掠地称霸，连年混战，疫疬流行，民不聊生。当时的社会状况是极为悲惨的。汉代文学家曹植在《说疫气》中说："建安二十二年，疠气流行，家家有僵尸之痛，室室有号泣之哀，或阖门而殪，或复族而丧，或以为'疫鬼神所作'。夫罹此者，悉被褐茹藿之子，荆室蓬户之人耳！若夫殿处鼎食之家，重貂累蓐之门，若是者鲜焉，寒暑错时，是故生疫。而愚民悬符厌之，亦可笑也。"可见，当时疫气流行，广大劳动人民大批死亡，而富贵人家则很少有此情况。那时的贵族知识分子目睹此景，不但不关心民瘼，钻研医学，拯救夭亡，反而坐视不理。至于封建统治者竞逐荣势，荒淫无度，对劳动人民残酷压榨，对疾病更是无人过问。曹植的这篇短文，也就是仲景作此书时代背景的旁证。仲景面对此情此景，悲天悯人，努力学医，著成此书——《伤寒杂病论》。

二、作者著书立说的思想动机

仲景对于疾疫流行、广大劳动人民死亡惨重之情况十分感伤，激起了著书立说以救夭枉的愿望。在作者的《伤寒杂病论》序文中可以看出，《伤寒杂病论》不是偶然的产物，也不同于一般的著作，说明仲景极端愤恨当时士大夫之流只知钻营名利，追求个人荣势，不知留神医药，精究方术。一旦疾病临身，不是求神问卜，便为庸医所误，加之自己族人死亡，所以他有"感往昔之沦丧，伤横夭之莫救"的无限痛心感概。因而寻求古人的理论经验，采集民间群众有效医方，结合自己的实践经验，以严谨的科学态度和实事求是的精神，创造性地著成了这部中外驰名的医学巨著——《伤寒杂病论》。该书为后世医学界开辟了新的治疗道路，同时批判了当时一般医生不认真钻研医学、墨守成法和粗枝大叶、草菅人命的不良作风。又痛切地向读者呼吁关心和学习中医的必要。足见作者的思想动机纯是一片悲天悯人之感，不同于一般沽名钓誉之徒。张仲景这种济世救人的高贵品德，为医学界树立了优良典范。

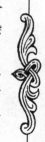

三、《伤寒杂病论》内容特点和作者的伟大贡献

《伤寒杂病论》十六卷，是我国第一部由理论到实践的临证治疗专书。内容包括各种外感病和杂病两部分。由于历史的变迁，复遭兵火，几经散失。直至宋代将本书整理分为两部，即今流传之《伤寒论》和《金匮要略方论》二书，《金匮》即杂病部分。张仲景继承《内经》《难经》《神农本草经》等古典医籍的基本理论，结合秦汉以来人民同疾病作斗争的丰富经验，创造性地提出了新的见解，以六经论伤寒，以脏腑论杂病，使中医学的基础理论与临证诊断、治疗密切结合，成为理、法、方、药比较完备而系统的辨证论治的理论体系。

《伤寒论》是作者根据《内经》的理论，把外感病在临证上呈现的复杂证候，归纳为三阴三阳六大证候群。在每一经中以有概括性的能反映本经病理机制的基本症状，作为本经的总纲。如太阳病以头项强痛、发热恶寒、脉浮为总纲；阳明病以胃家实为总纲；少阳病以口苦、咽干、目眩为总纲；太阴病以腹满而吐，食不下，自利益甚，时腹自痛，若下之，必胸下结硬为总纲；少阴病以脉微细，但欲寐为总纲；厥阴病以消渴，气上撞心，心中痛热，饥而不欲食，食则吐蛔，下之利不止为总纲。除了分别介绍各经病证的特点和相应的治法外，还说明了各经病证的传变关系，以及合病、并病或其他因治疗不当而引起的变证、坏证等的辨证和治疗方法。通过六经证候的归纳，可以深刻地了解疾病的发展规律，从而有了阴、阳、表、里、虚、实、寒、热之别，为后世八纲辨证打下了基础。在治疗上，也有了可以遵循的准则。

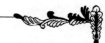

　　《金匮要略》的内容，以介绍内科杂病为主，但也涉及妇科、外科等疾病，其辨证施治的精神与《伤寒论》一致。但该书不以六经分篇，而以病类分篇。书中有许多十分可贵的医疗经验，例如对肺痈、肠痈、黄疸、痢疾、水气等病的辨证和治疗，直到今天仍有很高的实用价值和疗效。在妇科方面，对于癥病、脏躁、闭经、漏下、妊娠恶阻以及产后病等，均有详细的记载和行之有效的治法。此外，仲景根据《内经》中"虚邪贼风，避之有时""饮食自倍""起居无节"等有关病因的学说，提出："千般疢难，不越三条：一者，经络受邪入脏腑为内所因也；二者，四肢九窍，血脉相传，壅塞不通，为外皮肤所中也；三者，房室、金刃、虫兽所伤。以此详之，病由都尽。"把复杂的病因概括为三大类，对病因学的发展作出了一定的贡献。

　　张仲景对方剂学的贡献也是很大的，真实地反映了秦汉以来方剂学发展的水平。如《伤寒论》载方113首，《金匮要略》载方262首，其中使用药物241种之多。建立了因证立法，以法系方的原则。对方剂的配伍、加减变化、运用法度都非常严谨。所用剂型种类也较完备，如汤剂、丸剂、散剂、肛门栓剂、灌肠剂、酒剂、洗剂、浴剂、熏剂、滴耳剂、灌鼻剂、吹鼻剂、软膏剂、阴道栓剂等。说明当时的方剂学知识已有相当的成就，到张仲景有了更为显著的发展。因此，后人尊《伤寒论》《金匮要略》方为经方，为方剂学之祖。

　　综上所述，《伤寒论》《金匮要略》二书在医学上的贡献是很大的，它不仅总结了3世纪初我国人民和疾病作斗争的经验，并在临证实践方面，进一步地运用辨证施治的规律，丰富和发展了医学理论和治疗方法，给后世中医学术的发展

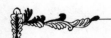

提供了极为重要和有利的条件。因此，上述二书不仅为历代中医奉为临证实践的"圭臬"，而且在国外，如日本、朝鲜等国在很早以前也都尊为医学典籍，加以深刻研究。由于张仲景的著作具有很高的价值，因而1700多年以来，不但成为历代医家辨证施治的典范，同时在他的学术思想指导下，历代医家受到他的启示，出现了许多伤寒名家，写了不少的伤寒名著，都增添了各自不同的医疗经验和见解。同时，许多学派，著名的如金元四大家，以及明清以来的温病学派，都是由于受他的影响和启示，在中医学发展上作出了巨大贡献。

张仲景的著作，在今天来说，仍是发掘中医学宝藏的珍贵资料之一，也是学习研究中医理论和治疗经验的重要医书，对于开展防病治病工作同样有它的积极作用。但是，这部书也不是完美无缺的。由于作者受当时历史条件和医学科学水平的限制，不可能做到尽美尽善。由于书中文辞古奥，义理宏深，加之后世以来的文字传抄，条文中不免有些讹谬，这也是无足为怪的。此外，《金匮要略》有关杂病治疗禁忌等方面，大多是符合科学的，但也还有些不合理之处，应当批判地接受。

四、《伤寒杂病论》在历代分合隐现的概况

仲景于汉建安时代（约232年）撰成《伤寒杂病论》十六卷。后经三国之乱，战争频仍，仲景殁后原书散失。幸赖西晋太医令王叔和搜集编次《仲景方论》为三十六卷行世。旋遭晋怀帝永嘉之乱，中原文物板荡，王氏之书亦复亡失。至唐初孙思邈《千金要方》时，年已逾百，犹未获见，乃称江南诸师秘仲景要方不传。至晚岁方得见到仲景《伤

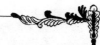

寒论》别本，乃详载其书于《千金翼方》第九、第十两卷
中。因当时印刷术尚未发明，书皆传抄，故得之不易。而天
宝时王焘撰《外台秘要》中引仲景《伤寒论》方，注出卷数
至十八，内有今《金匮要略》诸方。盖王焘所见者，又一别
本。此外，仲景之书目，见于梁《七录》有"张仲景辨伤寒
十卷"，《隋书经籍志》说有"张仲景方十五卷""张仲景疗
妇人方二卷"，《唐书艺文志》说有"王叔和、张仲景药方
十五卷""伤寒杂病论十卷"，这些书均已不存。五代时始盛
行刻版印刷术，至宋英宗治平二年（公元 1064 年）朝廷方
命高保衡、孙奇、林亿等校刊医书，将宋开宝时节度使高继
冲所献的《伤寒论》十卷刊行，杂病未见其书。翰林学士王
洙在馆阁日于蠹简中得仲景《金匮玉函要略》三卷，亦于
同时刊行。尚有《金匮玉函经》八卷为《伤寒论》之别本，
亦校刊印行，公之于世。从此以后，仲景之书始普遍流行。
此仲景遗书自汉建安至宋治平上下 800 多年中分合隐现之
概况。

今时所传的宋刊本《伤寒论》十卷，系明万历时赵开美
校刊本，总二十二篇、三百九十七法、一百一十二方。《金
匮要略方论》上、中、下三卷，乃明万历中徐镕校刊，所
谓正脉本。自杂病以下终于饮食禁忌凡二十五篇，除重复合
二百六十二方。而《金匮玉函经》八卷，乃清康熙中上海陈
世傑得何义门手抄宋本校刊，解放前该版为罕见之书，已由
人民卫生出版社影印发行，为研究《伤寒论》之珍贵刊本。

自民国以来仲景之《伤寒杂病论》乃有四种新的发现：
①湖南浏阳刘昆湘于民国初年遇张老者传授古本《伤寒杂病
论》十六卷，计四册，于 1933 年石印。其宗人刘仲迈与之
同撰义疏印行。②四川刘熔经得于涪陵张齐五云：清咸、同

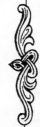

间得之由垫江来涪之医士袁某，得之明代垫邑某洞石匮所藏，为王叔和所述，孙思邈所校，亦名《伤寒杂病论》十六卷，计二册，1934年刘熔经石印刊行。③桂林左修之，当清同治三年（1864年）在岭南从师张学正，字绍祖，自称为仲景四十六世孙者。张氏传授仲景第十二稿《伤寒杂病论》十六卷于左氏，左氏于清光绪二十年（1894年）将该书授于门人桂林罗哲初。罗氏于1934年将该书授予长安黄竹斋先生，于1939年始付梓，公之于世。④日本昭和丁丑，大冢敬节所发现的康平本伤寒论（日本康平三年，适当我国宋仁宗嘉祐五年，1060年），该版本计一册，由苏州叶橘泉于1946年印行。以上4种发现，皆为研究仲景学术的重要参考文献。

五、桂林古本《伤寒杂病论》发现经过

1936年吾师长安黄竹斋先生携所著《伤寒杂病论集注》和《伤寒杂病论新释》各十六卷，往南方各地质正当世学者，并发愿诣南阳访问考索医圣张仲景祠墓。因仲景墓发现于明末清初，而文献可征者仅见于南阳县志及徐忠可《金匮要略论注》。这一伟大的医学家，惜汉书无传，可见当时统治阶级对人民病痛置若罔闻。

吾师于癸酉冬亲往南阳，拓碑六种，摄影三帧，搜查南阳县志及各医书，撰成医圣张仲景传一册。又向反动政府提出重修南阳医圣祠案，但未得到相应的重视和支持。吾师南北奔波，到处随访，每遇发现必追踪至底。路经南京书肆，偶购浙江国医图书专号一册，载有张仲景疗妇人方二卷、五脏营卫论一卷，存宁波天一阁抄本字样。此二书，其目见于梁《七录》及《宋史艺文志》，而明志及清四

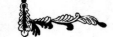

库全书总目皆未著录，知其遗失已久。吾师即往访阅，待至该阁查藏书目录时并无此书，不知浙江流通图书何所据然，颇为失望。不料在宁波名医周岐隐先生处得识桂林罗哲初。罗先生通经术，能文章，精究医术，兼擅针灸，以医自隐，出示其所藏手抄古本《伤寒杂病论》十六卷，计四册。罗先生言，此间只有一册，余存桂林。吾师披阅一过，其卷端序为清光绪二十年甲午春三月桂林左盛德撰，传授渊源序之颇详。云清道光时，左公随父宦游岭南，父赞有张公学正字绍祖者，自称为仲景四十六世孙，言仲景之书当日稿本原有十三，王叔和所传者为第七次稿，他家藏有第十二稿，历代珍藏，未尝轻以示人。左公之父，亟令左公师事之，乃克手抄一部，由是诵研，遂精于医。后旋桂林，罗先生从之学，因得手抄其书，40年来从未出以示人。虽与周先生交谊最赘，亦未曾寓目。罗君感吾师致学之诚，远来不易，特公开一览，吾师叹为奇遇，遂抄序文刊登当时中医杂志。越年乃得手抄一通。

　　不久，抗日战争爆发，南京陷，罗君返桂。吾师携副稿回陕，筹资刻制木版刊行，观其本书内容与各本大异，较湖南古本伤寒例后多杂病例一篇；六经篇前有温病、伤暑、热病、湿病、伤燥、伤风、寒病脉证并治七篇；六经后无可与不可诸条，而有金匮诸篇。其余文字亦有小异，又列黄疸、宿食、下利、吐逆、呕哕、寒疝、消渴等证于阳明、少阴、厥阴诸篇。若平脉法较宋本辨脉法条理精密。此外订正诸本《伤寒论》脱讹之处亦多。如太阳篇下"伤寒脉浮滑，表有热，里有寒，白虎汤主之"，按脉证不合，其理难通。湘古本作"表有热，里无寒，白虎汤主之"，其说似较为胜。本书作"里有热，表无寒，白虎汤主之"，较之确切不移。足

见本书与诸本截然不同，对研究《伤寒论》《金匮要略》有重要参考价值。关于本书，或有疑议、真伪问题，存在各种意见，有待进一步考证与商榷。我认为，首先应该以说理真实、应用有效为辨别之关键。即或非仲景手稿，亦无关宏旨。亦必系后学者学习伤寒、深有心得者托名而作，仍有功于中医学的发扬。

解放后，在党的中医政策的感召下，曾商同竹斋先生将此书献出刊行，但未得到足够的重视，搁置至今。据说桂林曾出版过，但至今仍未见到。吾师竹斋先生根据副本所刊之木板书，现存西安医学院图书馆。此书序文中指仲景稿本当日原有十三，而本书为仲景《伤寒杂病论》第十二稿，不知十三稿藏之名山，还是传之其人。此外，关于仲景《五脏营卫论》，1965年南阳医药卫生科学研究所蔺雪帆先生云：上海中华书局编辑张星逸君致力仲景史料研究，曾在浙江西青镇张艺城医生处抄得秘藏之《张仲景五藏论》，与敦煌石室写本对照，首尾均较完整，并有金·张元素洁古老人序冠于篇首云云。望国内同道们多加留意采访，使这一宝贵的中医学遗产不致湮没，能在向四个现代化目标大踏步迈进的伟大时代里，发挥它的巨大作用，放出异彩。

《素问》病机十九条初探

病机十九条是《素问·至真要大论》中的一节经文，是古代医家们从复杂的病情中进行分析归纳，由博返约地总结出的一种辨证求因方法，以此来指导临床实践，所以后人把

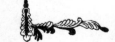

它称作病机十九条。至金代刘河间又补入"诸涩枯涸，干劲皴揭，皆属于燥"一条，现已成为二十条了。

学习本节经文时，我们首先必须明确以下几个问题，才能正确地理解和运用：①病机的概念。②本节经文中"诸"字、"皆"字、"属"字的含义。③本节经文的全貌。④本节经文对临床实践的指导意义与发展。⑤本节经文的基本精神。这里首先将病机的概念和本文中的"诸"字、"皆"字、"属"字的含义向大家介绍，以免重复讲解。

什么是病机？机者，凡发动所由皆谓之机。唐代王冰注释病机就是"病之机要"。明代张景岳说："机者，要也，变也，病变所由出也。"这就是说，凡是导致疾病的原因，以及疾病的内在变化、外现证候等都是属于疾病变化的机理问题。这就是《素问》所说的病机。用现代词汇来说，病机就是指疾病发生、发展变化的主要关键问题。

本文中"诸""皆""属"字的解释。如"诸风掉眩，皆属于肝"，要按字面讲，即凡是因风而发生的肢体振掉、头目晕眩的证候，都是属于肝经的病。这样讲就不免主观武断。这里的"诸"字是众多的意思，不能作"凡是"讲，而应当作"众多"或"许多"讲。"皆"字的含义有作"遍""同""和"的解释，不能作"都是"讲，而应当作"同"或"和"讲。"属"有"连系""隶属"之意，这里不能作隶属讲，而应当作"连系"或"有关"讲。若按这样解释，即是许多因风而发生的肢体振摇、头目晕眩的证候同肝有关。这就切合实际，对分析病因也就有余地。因为我国古汉语有一字多音、多义的解释，所以，我们要继承发扬中医学，必须对古汉语下功夫，弄清其文字的多种音义，才能正确地理解古籍中的语言含义。否则，死于句下，曲解失真。

一、经文节录"病机十九条"原文介绍

帝曰：善。夫百病之生也，皆生于风寒暑湿燥火，以之化之变也。经言盛者泻之，虚者补之，余锡以方士，而方士用之，尚未能十全。余欲令要道必行，桴鼓相应，犹拔刺雪污，工巧神圣，可得闻乎。

岐伯曰：审察病机，毋失气宜，此之谓也。

帝曰：愿闻病机何如？

岐伯曰：诸风掉眩，皆属于肝。诸寒收引，皆属于肾。诸气膹郁，皆属于肺。诸湿肿满，皆属于脾。诸热瞀瘛，皆属于火。诸痛痒疮，皆属于心。诸厥固泄，皆属于下。诸痿喘呕，皆属于上。诸噤鼓栗，如丧神守，皆属于火。诸痉项强，皆属于湿。诸逆冲上，皆属于火。诸胀腹大，皆属于热。诸躁狂越，皆属于火。诸暴强直，皆属于风。诸病有声，鼓之如鼓，皆属于热。诸病胕肿，疼酸惊骇，皆属于火。诸转反戾，水液浑浊，皆属于热。诸病水液，澄彻清冷，皆属于寒。诸呕吐酸，暴注下迫，皆属于热。故大要曰，谨守病机，各司其属，有者求之，无者求之，盛者责之，虚者责之。必先五胜，疏其血气，令其调达，而致和平，此之谓也。

上文出于《素问·至真要大论》。

〔按〕本篇经文中有关"六淫""五脏""上""下"所属病机诸条文，论中未能顺序分属排列，使人不易记忆，可能为历代辗转传抄错乱之故。为了大家便于学习掌握，将风、寒、热、湿、燥、火诸条，按六淫顺序分属归纳；肝、心、脾、肺、肾诸条按五脏分属归纳；上、下所属两条，按上下分属归纳，列于后。

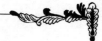

又将刘河间"诸涩枯涸，干劲皴揭，皆属于燥"增入分属表中，以补本篇经文脱简缺燥一条。

病机十九条分属：

六淫分属：

　　诸暴强直，皆属于风。

　　诸病水液，澄彻清冷，皆属于寒。

　　诸胀腹大，皆属于热。

　　诸病有声，鼓之如鼓，皆属于热。

　　诸转反戾，水液浑浊，皆属于热。

　　诸呕吐酸，暴注下迫，皆属于热。

　　诸痉项强，皆属于湿。

　　诸涩枯涸，干劲皴揭，皆属于燥。

　　诸热瞀瘛，皆属于火。

　　诸噤鼓栗，如丧神守，皆属于火。

　　诸逆冲上，皆属于火。

　　诸躁狂越，皆属于火。

　　诸病胕肿，疼酸惊骇，皆属于火。

五脏分属：

　　诸风掉眩，皆属于肝。

　　诸痛痒疮，皆属于心。

　　诸湿肿满，皆属于脾。

　　诸气膹郁，皆属于肺。

　　诸寒收引，皆属于肾。

上下分属：

　　诸痿喘呕，皆属于上。

　　诸厥固泻，皆属于下。

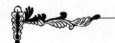

二、病机十九条对临床实践的指导意义及其发展

此节经文出自《素问·至真要大论》，而这篇的内容主要是谈"五运六气""司天在泉"。"五运六气"是古代天文气象学说中的一部分，当时医家们用来说明四时气候变化和人体生理、病理的气化活动，以及人与自然的相互联系，成为研究自然气候变化及其影响人体发病的一种学说。人类生活在自然界中，随时随地受着自然环境变化的影响。从四时气候变化的认识进而研究疾病发生发展的机理，这就是《内经》五运六气学说的基本内容。这一学说，是以阴阳五行为核心，以天人相应整体观念为基础，以天干、地支作为推算五运六气变化的一套代表符号建立起来的，通常称为"运气学说"。

"五运"就是土、金、水、木、火五行上各配以天干，来推测每年的岁运。"六气"是风、暑、火、湿、燥、寒六种气候，各配以地支，来推测每年的岁气。五运与六气两者结合起来，便成为执简驭繁、演绎变化的理论工具，用它来说明天时、地理、医学等方面的种种关系。

医学上研究运气学说的目的，主要在于掌握自然环境，掌握天时、气候的变化规律，用以预测每年的气候变化和发病情况，以便于研究六淫外感的致病因素，有利于临床诊断和预防治疗上的参考。

《内经》中专题论述运气学说的有"天元纪""五运行""六微旨""气交变""五常政""六元正纪""至真要"七篇大论以及"刺法""本病"两篇补遗。

什么叫司天？通俗地讲，就是当令的气候，即三阴三阳主气时所表现的天气变化，也就是将"风""寒""暑"

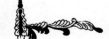

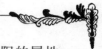

"湿""燥""火"六气，用司天位置来论述其阴阳的属性。每年上半年的天时气象，名为"司天"。

什么叫在泉？在泉是五运之化行于地气，形气相感以后，也就是地气感于不同的岁运而产生不同的气候。每年下半年以地气为主，故曰"在泉"。

但是以前反对运气学说的人，对此常以浅陋视之，唯于这十九条都很珍视。由于它对临床实践有着指导意义，所以前人对于本节经文的钻研，或者发掘它的根源，或者辨别它的疑似，或者推论它的转变，均有深一层的看法。如唐代王冰、金代刘河间、明代张景岳，对此都有其独到见解和精辟的阐发。

尤其是金代医家刘河间（刘守真），他依据病机十九条，参考王冰注释，认为此节经文脱简，他补入"诸涩枯涸，干劲皴揭，皆属于燥"一条。"涩"是物不滑泽的意思；"枯"是气液衰少，物不荣旺；"涸"是无水之意；"干"是物不滋润；"劲"是物不柔和；"皴揭"是皮肤启裂的表现；"燥"者干也，对湿言之。这条是刘河间概括性地总结了因燥致病的临床证候表现，对此专力阐发，予以系统的分类说明，演成了《素问玄机原病式》一书。《内经》本节病机原文共有319字，其中十九条只有176字，而刘河间演为277字，增加了不少症状，这对丰富中医学术内容，推动中医学的发展有很大的启发作用。而刘河间研究病机十九条的思想基础为五运六气，因此他便以十九条分别归纳于"五运六气"之中。而十九条中属于火热的条文最多，属于火的五条，属于热的四条，认为火热又为导致多种证候的原因，便根据它以充实其六气皆能化火学说，故主张以火立论。他阐发了降心火、益肾水的理论，并且善用凉药，这就是后人把他称之为

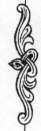

寒凉派或主火派的根据。

刘河间强调以火立论的原因，主要是由于当时热性疾病广泛流行，医者多用辛燥之法难以收效。刘氏从中领悟，认为这是由于"五运六气有所更，世态居民有所变"的关系，乃运用"运气造化自然之理"，结合他自己临床实践经验，对病机理论作了精辟的阐发，扩大了病机十九条火热病证的范围，强调火热同风、寒、燥、湿诸气的联系，即风、寒、燥、湿诸气在病理变化中皆能生热化火，而火热也往往是产生风、湿、燥的原因，故后人把这种论点称之为"六气皆从火化"。刘氏在强调火热为病的论述中，一方面固然是为了矫正当时的积习流弊，因而他在立言时不免有所片面，但更重要的一方面，与当时热性病流行的实际情况是分不开的。《四库全书提要》说："刘氏作是书，亦因时、因地，各明一义，补前人所未及。"我们认为这个评价还是比较中肯的。而刘氏的学术思想大部分是从《内经》发展的，著有《素问要旨论》《素问玄机原病式》《素问病机气宜保命集》《伤寒直格》《伤寒标本心法类萃》《宣明论方》《三消论》等，其中以《素问玄机原病式》《宣明论方》为代表作。在这些论述中提出了不少独创性的学术见解，引起了医学界对理论研究的重视，活跃了学术思想，对促进中医学的发展作出了一定的贡献。

此外，自刘河间主张以火立论之后，有盲目遵崇河间学说者，往往临证不辨火之虚实。太过、不及，唯以寒凉泻火之药投之，发生流弊，乃文过饰非，曰学有所本，实为不知河间以火立论之思想，乃因时制宜，故为是论。故清代陈修园为了纠正这种偏见，指出："河间《原病式十九条》，俱本《内经·至真要大论》，多以火立论，而不能参透经旨，如火

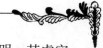

之平气曰升明，火之太过曰赫曦，火之不及曰伏明。其虚实之辨，若冰炭之反也。"说明遵崇河间学说者，当对河间学说全面理解才不至固执偏见。

但从刘河间本此十九条演为《素问玄机原病式》一书后，以后言病机者往往推崇刘氏而忽略王冰、张景岳对病机十九条的阐发。王冰对十九条的阐发着重对十九条"有无盛虚"变化作了辩证的论述，他不机械地孤立地认为某一病为寒，某一病属热，虽然在每一条下发挥并不多，但在"有无盛虚"四字上则大加阐述。张景岳对十九条的发挥，紧紧抓住"审察病机，毋失气宜"的要旨，更本着"有无盛虚"的"求""责"精神来分析各条病机的寒热虚实之辨，这样分析颇切合临床辨证论治之用。这两家的阐述都是抓住了十九条病机的最主要精神，这对我们学习病机十九条提出了更高的要求。我们学习中医学应当全面了解，系统学习，不要断章取义，否则仅为一得之见。此外，十九条的辨证求因，仅是举例而已，不等于这十九条就概括所有一切病证。但是我们如能领会病机十九条的基本精神，触类旁通的话，就不仅对明确病因起着指导作用，而且在诊断治疗上也起着很大作用。

三、病机十九条的基本精神

1. 把很多不同的症状，归纳于一种病因之下。例如：本节有属火者五条，虽然症状不一，表现不同，而其病因皆属于火，这就便于临床掌握重点。只要掌握住治火这一原则，就可以解决一系列的症状（当然治火的方法很多），如阳明腑实证、谵语、潮热、腹痛拒按、便秘等症状虽多，但只要掌握住阳明实火这一病因，用承气汤下之，就可解决上述一

系列症状。这就与本文以病因归纳症状有密切关系。

2.利用不同的病因，进行分析疑似相同的症状。例如某些症状相似而其病因却不相同，治疗亦有区别。如诸转反戾（属热）、诸痉项强（属湿）、诸暴强直（属风）三者，虽都呈现角弓反张的症状，而病因则有热、湿、风的区别，这就是症状虽同，而病因不同的例子。如何能知道它们的病因不同呢？这就必须根据其综合证候，如属于热的，必兼有水液浑浊、脉数、苔黄等细加分析。

如上所述，我们可以看出病机十九条的价值：第一，是将某些临床症状进行分类，从而把复杂的症状提出纲领，作为据证求因的概念。第二，它可以作为临床中辨析某些疑似症状的方法。

3."诸"和"皆"字的意义。

我们首先举例来说明，如何正确理解"诸"和"皆"字。例如"诸风掉眩，皆属于肝"，若按"诸""皆"二字的字义讲，即"凡是"肢体振摇及头目晕眩的现象，"都"属于肝。但事实上，肢体振摇及头目晕眩等病不尽属肝。例如《伤寒论》82条："心下悸，头眩，身𣍽动，振振欲擗地。"这些症状的原因是由于误汗而导致阳虚，水气上逆，应以真武汤扶阳利水。若是把真武汤证的头眩、身𣍽动也看成属于肝的掉眩，而用平肝息风的方法治疗，这显然是极端错误的。所以历代医家，有的主张要适当地补充经文，才能比较全面；有的认为所以不能概括全面，是由于经文有所错简。其实这些议论纷纷的原因，都是把"诸""皆"两字看成包罗一切了。

我们认为本篇"诸"、"皆"二字的意义，只能代表"至真要大论"范围，即使广泛一些，也只能包括《素问》里面

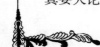

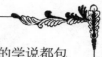

有关病机方面的一些论点，并不是关于病机方面的学说都包含在内，更不能包括后世学说。为什么这样讲呢？我们已经初步看出《内经》一书非一人手笔，由此可知一段文字是不能代表整个《内经》的，应该综合全貌，才能全面理解。后世医学的理论，都是从《内经》的基础上发展起来的。我们如果用发展的眼光看，是应该结合后世医学来充实病机十九条，而不能用病机十九条去包罗后世学说。若是机械于十九条的推敲，不从发展方面看问题，这就无怪后世医界的怀疑和争论了。

四、学习病机十九条的几点体会

疾病的变化是多端的，究竟如何才能把握其机要？约略言之，不外以下三个方面：

1. 发病

疾病的发生和变化是极其错综复杂的，但概括言之，总不外乎人的体质强弱和致病因素两个方面。中医学对发病学的看法，正如《灵枢·百病始生》说："风雨寒热不得虚，邪不能独伤人。卒然逢疾风暴雨而不病者，盖无虚，故邪不能独伤人。此必因虚邪之风，与其身形，两虚相得，乃客其形。"说明人的发病，主要决定于人体内在因素的虚弱，结合外因才能发病，否则，不易形成疾病。《素问·刺法论》还说"正气存内，邪不可干"，"邪之所凑，其气必虚"，这都说明疾病形成时外因必须依据内因而发病。毛主席在《实践论》中说："外因是变化的条件，内因是变化的根据，外因必须通过内因而起作用。"这就更说明中医学对发病学的看法是正确的，因而说"审察病机，毋失气宜"。这就说明认识到发病的一邪一正，是掌握病机的首要任务。

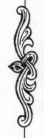

2. 病因

导致疾病的原因是多种多样的，总而言之不外三端：第一是六淫，风寒暑湿燥火。第二是七情。情志变化，首先是影响脏器，喜则伤心，而使气耗；怒惊则伤肝，而使气逆；悲忧伤肺，而使气郁；思则伤脾，而使气滞；悲则伤肾，而使气怯。第三是饮食劳倦。《内经》说："饮食自倍，肠胃乃伤。"又说："五劳所伤，久视伤血，久卧伤气，久坐伤肉，久立伤骨，久行伤筋。"此外，疫气传染、遗传、金刃创伤和虫兽伤害等因素，十九条中也应包括。可见中医学的病因学就不是六淫概括一切了。

3. 辨证

所谓辨证，就是将病人所出现的各种症状以及一切与疾病有关的因素加以综合分析，探求其病变的性质、所在部位和机理，从而了解疾病的本质。这是中医认识疾病的基本方法，其中包括八纲辨证以及经络、六经、卫气营血、三焦等辨证方法。

我们阅读病机十九条时，有两个问题亦必须明确，才可能得到比较正确的理解。

第一，十九条之前的"风寒暑湿燥火以之化之变"，这是指病因，"审察病机，毋失气宜"，这是指发病机理。十九条之后的"谨守病机，各司其属，有者求之，无者求之，盛者责之，虚者责之，必先五胜，疏其血气，令其调达，而致和平"，这是十九条的主要精神所在，如舍此而不顾则十九条就变成了僵化的东西，无辨证的价值可言。

第二，对十九条的"诸""皆""属"三字，要灵活地理解它，不能解释得太死，否则，也就没有辨证的余地，反而以词害意。

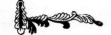

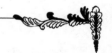

五、小结

1. 利用病因作为归纳和辨证临床症状的方法

病机十九条是利用病因对一般的临床症状进行分类归纳和辨证的方法。也可以说，依据这个方法，从临床证候群中可以得出病因的所在。例如：属火的五条，尽管症状不同，而病因则同属于火。又如"诸转反戾"（热）、"诸暴强直"（风）、"诸痉项强"（湿）三者症状是极相似的，都可呈现项强痉挛，而病因不同。于此可知，同一病因可以产生许多不同的症状，所以用一个方法可以治疗很多的症状；相反，症状相同，但病因不同，治疗的方法也就随之而异。总之，病机十九条是把复杂的症状提出纲领，作为辨证求因的初步概念。因此它在临床诊断治疗中，给我们很大的启发。

2. 从临床实际现象来正确理解病机十九条的精神实质

病机十九条是古人根据临床实践进行分析归纳的结果。因此，我们学习或研究病机十九条，也应该从临床实际现象理解其精神实质。从客观临床实际看，理论应该服从临床。

3. 应在病机十九条的基础上与后世学说互参

病机十九条只是一个示范性的举例，不能包括一切疾病的病机。因此，研究病机十九条，应和后世诸家学说联系起来互参。因为后世学说是在《内经》的基础上发展起来的。如果把一切疾病的病机都局限在病机十九条的范围之内，反而缩小了中医理论的范围。

此外，我有个希望，就是希望我们认真贯彻党的中医政策，共同努力继承发扬中医学。远在两千年前的《内经》中能够总结出病机十九条，这很不简单，直至金代刘河间才补入了"诸涩枯涸，干劲皴揭，皆属于燥"一条，已成为二十

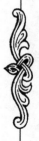

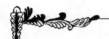
条，我们能不能再补上几条，甚至补上几十条，超过前人呢？我相信我们广大的中医、中西医结合的医家们在这优越的社会主义制度下，有党的领导，有现代自然科学的条件，一定是能超越前人的，绝不会使中医学的范围缩小，而会使中医学的范围越来越大，内容越来越丰富，这是我的展望。正如我的老师黄竹斋先生 20 世纪 30 年代在告"医圣张仲景文"中就高瞻远瞩地提出了"中华古医学，世界将风行"的看法，现在已实现了。黄师又在医学源流中写出："中华地，大而博，历史悠久贤哲多。会中西，通古今，此项工作畴担任。"就意味着要我们这一代承担起这个艰巨任务，使中医学不断地发扬光大。

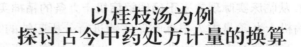

以桂枝汤为例
探讨古今中药处方计量的换算

中医学对用药计量有严格而具体的要求，以《伤寒杂病论》首为典范。他在治疗上强调辨证论治，方药组成上重视用药计量，每一方后又特别提示煎药加水量、煎服法、护理及注意事项等。然因历代计量制度迭有变更，古今差距甚大，不易使人弄清换算方法，致用药计量混乱，中医的用药有效量难以统一。为杜此境，则要求知各朝与现代之换算。如"桂枝汤"方：桂枝 3 两，芍药 3 两，炙甘草 2 两，生姜 3 两，大枣 12 枚。上五味，加水 7 升，微火煮取 3 升，去滓，适寒温，服 1 升。日 2 服，夜 1 服。若要用如轴纽，就要知汉代 1 两、1 升折合为今之重量、容量是多少，方能应用。

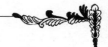

其他朝代亦然。

据南京药学院考证：东汉 1 两，折合今旧市制为 4 钱 4 分 5 厘 5 毫；东汉 1 升，折合今旧市制为 2 合。再以桂枝汤方为例，桂枝 3 两，折合今旧市制为 1 两 3 钱 3 分 6 厘 5 毫；芍药 3 两，为 1 两 3 钱 3 分 6 厘 5 毫；生姜 3 两，为 1 两 3 钱 3 分 6 厘 5 毫；炙甘草 2 两，为 8 钱 9 分 1 厘；大枣 12 枚，为 1 两 2 钱。全剂共量为 6 两 1 钱 5 毫。

《伤寒杂病论》中之 1 两，折合今旧市制为 4 钱 4 分 5 厘 5 毫。然原书如桂枝 3 两，现在却以 3 钱与之，这与原方的用量差距很大。按桂枝汤原方 1 剂，桂枝用 3 两，折合今旧市制 1 两 3 钱 3 分 6 厘 5 毫。今 1 剂桂枝用今旧市制 3 钱，约相当原方 1 剂量的 1/4。也就是说，约等于原方 1 服量（《伤寒杂病论》桂枝汤 1 剂分为 3 服）的 3/4。其古今用量差距如此之大，在临床疗效上是否能达到《伤寒杂病论》所提出的有效用量，是值得我们深入研究探讨的一个重要问题。用量差距如何演变成这样，这一演变的原因又是什么。这也是应该认真进行探讨的问题。

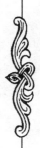

后世减用古方药物重量的原因，据历史发展过程推测，主要是因古方用药量大，煎药只煎一次，分次服用。后世医者随着社会的发展，经验的积累，认识不断深化，在用药治疗过程中，发现煎煮 1 次，不能将药物有效成分煎尽；煎煮 2 次，药味尚浓；煎煮 3 次，其味方淡。因之，在处方用药上减少了古方药物剂量而采用煎煮 2 次，以增加煎出药液量来取代古方原药物用量的方法。这一演变可谓是人们在长期的临床实践过程中，观察使用药量与功效方面的一个很大变革，为我们今后应用科学方法煎取药物有效量的先声。梁·陶隐居《神农本草经集注》云："凡建中、肾沥诸补汤，

淬合两剂，加水煎，竭饮之，亦敌一剂新药。贫人可当依此用，皆应先暴令燥。"说明此一变革先是由贫穷人服不起药而发展的。但是，这里必须指出：现在用桂枝汤1剂量是前人依据《伤寒杂病论》桂枝汤方后语"若一服汗出病瘥，停后服，不必尽剂"的服用方法发展而来的。后世的1剂量相当于古方的1服量（即1剂的1/3量），实为1次观察量。若不见效，24小时内可继进1～2剂。在煎剂演变为减用处方原用药物剂量，加大多次煎煮，增加药液量的经验基础上，曾有许多医家对古方用药计量进行过研究考证，提出了当时的用量准则。如明代李时珍、张景岳，清代陆九芝、王朴花、徐灵胎、陈修园，近人章太炎、黄竹斋、陆渊雷等对此也有论述。但所提计量方法各不相同。愚仅以李时珍、徐灵胎、陈修园之论述说明如下：

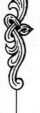

李时珍在《本草纲目》中说："古之一两，今用之一钱可也。"清代陈修园在《长沙方歌括》中亦说："大约古用一两，今用一钱是也。"可见李、陈两家的说法是一致的。他们在这里所说的1钱，是指明代或清代的钱量，其实际值约合汉代1两的1/4量。因汉代1两折合今旧市制为1两1钱9分3厘6毫。明、清两代计量数值近似，所以说李、陈二家说法是一致的。但这里所说的1两是指汉代的1两，所说的1钱是指明、清两代的1钱。更应注意的是，古之1两合用1钱的说法不是指汉与明清的实际比值，而是为临床换算方便起见的简要说明。如桂枝汤原方中用桂枝3两，可直接换算为3钱，但医者必须明确桂枝1钱的用量实际值约等于汉代1/4两，并不是说汉代1两等于明清时代的1钱。《长沙方歌括》中又说："汉之一两，惟有今之三钱半强。""大抵古之一两，今折为三钱。不泥于古而亦不离于古

232

也。"因汉代1两折合清代为3钱7分3厘，此值也与陈氏所说"汉之一两，惟有今之三钱半强"相符，也与宋·吕太临《考古图说》"汉之一两，惟有今之三钱半强，汉三两为今之一两强"相符。由此可见，陈氏所谓古之1两，今折为3钱，是将汉、清两代计量折计换算减量（将3分3厘减去）而提出的。这里论述的是汉、清两代药量的实际比值，而不是指的如前所讨论的简要换算方法。如误解为简要换算方法，则桂枝汤原方桂枝3两应换算为9钱为是。但清代医家实际所用之量不是9钱而仍是用3钱，也可以说明此点。今之用1两为1钱者，亦悉遵明、清医家提出药量的演变数值而用。现在通常用桂枝汤1剂桂枝量用3钱，是用合旧市制计算的。今用桂枝汤1剂，总量为1两4钱，换算公制为43.75克。按计量局规定用四舍五入法去其尾数，为43.8克。今旧市制计量1两与清代市制折计，较清代用量要小1钱9分4厘，今用3钱，与清代比较，实际用量只有清代库平2钱4分1厘8毫，折合公制为7.55625克，再去掉尾数为7.556克。折旧市制量，实际只有清代库平制2钱2分2厘4毫。其量不但较明、清两代的数值小，较旧市制又小3分零4厘。

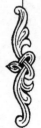

关于《伤寒杂病论》方药的煎药加水量、煎出量、服用量，均用"升""合"计量。汉代1升，合今之容量是多少呢？明·李时珍说："古之一升，即今之二合半也。"清·徐灵胎说："古一升，今之二合，汉时一斗，仅今二升。"据南京药学院考证："汉代1升，折合今旧市制升，为2合之计量相同，其容量为公制200毫升相符。"则明代2合半折今旧市制2合7勺，其量仅2勺，折今为20毫升，差异不大。

《伤寒杂病论》桂枝汤煎服法是1剂共量，折今旧市制6

两 1 钱 5 毫。加水 7 升，折今旧市制 14 合，折公制为 1400
毫升。煎 1 次，煎出量 3 升，为今旧市制 6 合，折计公制为
600 毫升。每服 1 升，为今旧市制 2 合，折计公制为 200 毫
升。日 2 服，夜 1 服，即 1 剂药煎出量分 3 次服用。

　　用汉代 1 服量（即 1/3 剂量）折今旧市制共量为 2 两 3
分 3 厘 5 毫，每次加水 4 合，折计公制为 400 毫升，煎 2 次，
共煎出量 300 毫升，每日 2 次，每次服 150 毫升。用汉代
3/4 服量（1 剂分 3 服的量），折合清代市制共量为 1 两 4 钱，
折计今旧市制为 1 两 6 钱 7 分 6 厘 1 毫，每次加水 4 合，折
计公制为 400 毫升，煎 2 次，共量煎出 300 毫升，每服 150
毫升，日服 2 次。

　　现代通用桂枝汤 1 剂，其量折合清代市制为 1 两 1 钱
2 分 9 厘 4 毫。与明清两代 1 剂量折今旧市制 1 两 6 钱 7
分 6 厘 1 毫比较，要少用 5 钱 4 分 2 厘 2 毫（合公制要少
16.93375 克）。可见现代处方虽开桂枝 3 钱，实际剂量合明
清两代 2 钱 4 分 1 厘 8 毫，不符合实际用药有效量。今用 1
钱，换算公制为 3.125 克。若尾数不计，1 钱等于 3 克，则
其量更小。如何用到治疗有效量呢？我的意见是：现代用药
今旧市制 1 钱，应折合公制 3.73125 克，如为换算方便计，
为 3.5 克，则较接近治疗有效量的实际数值。

　　余在临证应用时，以我师黄师斋先生所著《伤寒杂病
论集注·通论》中考证明代李时珍谓"古之一两，今用之
一钱可也，古之一升，即今之二合半也"为据，用《伤寒》
方 1 两，折今量 1 钱用之。如麻黄、桂枝各 3 两者，计今
量各用 3 钱。柴胡半斤，计量用 8 钱。生石膏 1 斤，计用
1 两 6 钱，是其所本。病重者，日服 2 剂。四逆汤方每开干
姜 1 两 5 钱，附子 1 两，炙甘草 1 ～ 2 两（引方从字面上

看似按《伤寒杂病论》原方计量使用，但其实际用量只约等于原方 2 剂合用的药量）。大承气汤方：大黄 4 钱，厚朴 8 钱，枳实 5 钱，芒硝 3 钱，为一般用量；病重者，可日服 2 剂，即 2 剂合用。小承气汤方：大黄 4 钱，厚朴 2 钱，枳实 3 钱。调胃承气汤方：大黄 4 钱，芒硝 1 钱 5 分，炙甘草 2 钱。以上为我临床应用常规计量之准则，并依据病情轻重加减使用。

对《伤寒杂病论》的煎药加水量、煎出量、服用量均用升计量。愚多年来据清代徐灵胎谓"古一升，今只二合，汉时一升，仅今二升"之说应用于临床。按照清《会典嘉量制度》所载：升之容积 31 寸 66 分，面底方 4 寸，深 1 寸 8 分 7 厘 5 毫。则《伤寒杂病论》用水 1 升，或服药 1 升，实为今之 200 毫升。愚通常用药计量在 4 ～ 5 两者，即加水 700 毫升。要求大火煮沸，慢火煎煮 40 ～ 50 分钟。解表药煮 20 ～ 30 分钟，每次煎出 200 毫升，煎 2 次，共量煎出 400 毫升，分 2 次服，每次服 200 毫升。如药量在 7 ～ 8 两者，每次加水 900 毫升，煎出 300 毫升，煎 2 次，或 3 次，共量煎出 600 毫升，一日分 3 次温服。此愚用药三准则。

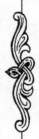

此外，《伤寒杂病论》除煎药加水、服药用量以升计量外，有些药物计量也有用升的。如半夏、杏仁、麦冬、葶苈子、芒硝、麻仁、五味子等。考证文献，《伤寒杂病论》计量之升，有水升、药升之别。煎药加水及服药计量，所用之升，即今旧市制升之 2 合，容量为 200 毫升。如清代徐灵胎谓："古一升，今只二合，汉时一斗，仅今二升。余亲见古铜量一枚，校准如此。"此即《伤寒杂病论》所用计量煎药加水与服用药液之升。

药物用升计量者，考梁·陶隐居《名医别录》云："药

以升合分者，谓药有虚实轻重，不得用斤两者，则以升平之。十撮为一勺，十勺为一合，十合为一升。升方作，上径一寸，下径一分，深八分，内散药物，按拟之正尔，微动令平尔。"清·钱天来又云："古之所谓升者，其大如方寸，以铜为之，上口方各一寸，下底各六分，深八分，状如小熨斗而方形，当于旧器中见之，而人疑其为香炉中之用器，而不知即古人用药之升也。与梁·陶隐居《名医别录》之形象分寸皆同，但多一柄，想亦所以便用耳。"愚曾按照梁·陶隐居所言药升之分寸大小制一药升，以《伤寒杂病论》所载升计之药物，用秤计量。如量杏仁1升，为今旧市制1钱2分；半夏1升，计量1钱5分；麦冬1升，计量2钱；芒硝1升，计量2钱8分；葶苈子1升，计量2钱；麻仁1升，计量2钱。其计量各药所得之数量尽不相同，轻重不一。因药有虚实不同之质，如用升计，再用秤计其量必然不能取得一致，故后世很少有人用升计量药物。例如《伤寒杂病论》小柴胡汤原方用量：柴胡半斤，半夏半斤，黄芩3两，人参3两，甘草3两，生姜3两，大枣12枚。若按陶氏药升，半夏1升折今旧市制1钱5分计量，其量与其他诸药的比值相差悬殊。据此看来，梁·陶弘景所指之药升并非《伤寒杂病论》量药所用之升。《伤寒杂病论》量药所用之升，可能即系量水所用之升。

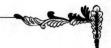

对中医文献医史整理研究的几点意见

　　中医文献医史整理研究是继承发扬中医学的主要内容之一。如何能够很好地进行此项工作，是我们当前的一件大事。我认为这是一项艰苦而繁重的劳动，需要全体同志团结一致，共同努力奋斗。一定要用科学的方法，以实事求是的态度制定好整理研究规划，并要具有科学的预见性和远见性，力争为振兴中医做出贡献，这是我之殷望！在此，我仅对中医文献医史整理研究的重要性和这项任务的紧迫性谈几点意见，供同志们参考。

一、支持文献医史研究工作，加强机构建设，培养多层次高水平的科研骨干力量

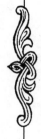

　　多年来，我们很多领导干部对文献医史研究工作认识不够，不注重人才培养，不重视机构建设，造成文献医史工作发展缓慢，使一些同志无法安心本职工作，这是此项工作目前面临的一个非常严峻的问题。它充分反映了部分领导同志对文献医史研究的知识水平和思想认识，说明了对此项工作不懂，对其重要性不理解。因此，我认为一定要重视文献医史研究机构的建设，必须有计划培养多层次的科研人才，使他们广开思路，博学广见，树立全心全意为人民服务的思想，加强造就高水平的骨干力量，为长期建设打好坚实的基础，使文献医史研究工作不断地、有计划地持续发展，繁衍昌盛，生生不已，为国家做出更大贡献。

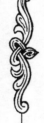

　　文献医史研究工作，不仅只是收集、整理一些资料，而是一次大规模、有组织、有计划的，全面、广泛、深入的实际科学研究工作，这就需要一定的设备。一个高等院校、高级中医科研单位，必须要具有三个重要部门，即图书馆、情报研究所、文献医史研究所。这三个部门上不去，科研人员无法出成果，医生的临床水平无法提高，这是最起码的条件。另外，文献医史研究所有其一定的特殊性，就是要有自己的资料室（工具书），它与图书馆不同，在进行科研工作时每人都需要指定的工具书。因此，文献医史研究所要有充足的工具书设备，我们各层领导干部一定要认识这一问题的重要性，支持他们加强自身建设。如我参加陕西省地方志编纂会议，大会设立了地方志展室，供大家参观，当时有的领导说："要这干啥，有什么用？"我听了感到可笑，我说，要它可以全面地了解、掌握一个地方的经济文化、资源人口、历史发展、优秀传统，对我国的发展建设有十分重要的作用。古人云：以人为镜，可以见得失；以史为镜，可以见兴替。这就说明了地方志的重要性。我认为文献医史工作与编写地方志工作同等重要，我们各层领导对此要有足够的认识，应把文献医史研究所看成科研单位里的一个重要部门，要知道它是面向全院、全省、全国、全世界的一座情报资料储存库，必须进一步高度认识此项工作的深远意义。

　　关于文化与文明的关系，我认为有文化不等于有文明，有文化不等于有知识，有知识不等于有骨气。今天，我们仍然面临着振兴祖国的历史任务，我们要振兴中华、振兴中医，首先需要人才。如一所大学，若没有高知识水平的教授、讲师、学科带头人，这所大学就难以提高发展。一所科研单位的文献医史研究所，若无一批科研骨干力量，事业就

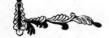

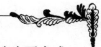

不能永恒发展，振兴就成了一句空话。所以，我认为要完成历史赋予我们的任务，就必须加强培养高文化的骨干队伍。我国是世界文明古国之一，近年来又多次提出加强两个文明建设。所以我们做文献医史研究工作的同志，不要辜负党和人民对我们的重托，一定要以司马迁受宫刑作《史记》、孔子面对乱世作《春秋》为准则，实事求是，切忌虚夸、渲染、自欺，使文献医史研究工作沿着不失真实面目的方向健康发展。

二、抓好政治思想工作，加强医德教育

现在，我们政治思想工作非常薄弱，弊病诸多，医德医风滑坡现象明显，严重影响文献医史工作的进展。因而，我们一定要提高警惕，加强修养，预防邪气侵袭。如果我们无学术修养，就不能以科学求实的态度和作风整理研究中医学这一伟大宝库，就无法为人类造福。如现在一些杂志报道某方治某病之类文章，别人拿去经实践验证，完全无效甚至是假的，这是一种什么作风？这是说假话、吹牛，是学术骗子。因此，我觉得这是一个非常严重的问题，其表现就是无医德医术修养。

所以，我认为首要端正思想作风，树立良好的学术修养，以科学求实的态度，完成人民赋予我们的任务。切忌文人相轻，互相压制，互相吹捧，搞一些无名堂的东西，更不要把自己当作书商。所谓书商，就是一切向钱看，以一把剪刀、一瓶浆糊为工具，剪剪贴贴，东凑西拼，编成一部部劣书挣钱，像这样质量不高之书，直接影响文化教育事业的发展。因而我们从事此项工作的同志千万不要把自己作为书商，必须深刻认识自己从事文献医史研究工作是一项专业

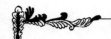

性很强，责任重大，关系到国计民生，人民之生、老、病、死、苦和国家之盛衰，种族之强弱的大事。一定要保持清醒的头脑，求实存真，切忌走到邪路上去。前车之履，后车之鉴，一定要看到历史经验对现实政治、文化发展的巨大意义。因此医药学之盛衰，治疗失误及成功失败的经验教训，医生的医德高尚与颓废，对人民的文化与文明都有很大的影响。关键在于重视培养自己的医德修养和实事求是的工作作风，否则，就会变成剽窃掠夺成性的市侩书商、文贼，最终必被世人唾弃。

三、对整理中医文献医史的建议

1.关于古文献的整理研究。我主张将浩如烟海的书籍进行一次清理工作，分门别类，删去重复，摘其精要，整理成书，使读者阅一卷即能达到了解诸家之见解而知群学博艺，使中医书籍不至叠床架屋，互相传抄，无法堆放，陈陈相因，读者无法尽览之。如我原给我院文献医史研究室提出的课题《经方古今实用类编》，就是自有张仲景经方以来，将历代医家实践应用过的经方收集在一起，分类成书，使读者一目了然，看一部书等于看了几百部书。

2.对没有划分出专门学科的书进行一次清仓查库，上至医经，下至各家，裨官野史和经、道藏中应得之本，按系统分部整理为专门学科的专著。如我原给我院文献医史研究室提出的《中医解剖生理史科系统新论》课题，其目的一是为继承发扬我国古代医家的劳动贡献和认识，将中医学有关解剖生理之认识由文献资料中搜集划分出来，整理成为一门独立的专科书籍，供大家参考学习应用；二是为了中、西医学习中医，了解中医学有关解剖生理学的知识与理论；三是

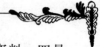

为了当前研究中医学脏腑、经络基本理论提供资料；四是为了促进中西医从理论上相结合，创造中国统一的新医药学；五是为了把中西医的知识融合在一起，达到说明几个问题之目录；六是反驳很多人（包括中医）认为中医无解剖学的观点。现在给学生一直讲脏象，为什么不能通过现象探求本质，为什么不在本质里进行发展，总是在原地踏步呢？我们中医要自身发展，决不能认为国外发展解剖生理，我们就不整理研究解剖生理，这于理难通。我们无权割断历史，更不能让后世子孙责备我们。一定要弥补其历史变迁造成之废除损失，让原宏观的认识存在，后边可以延续，像《二十四史》《十通》《通典》《通志》《文献通考》《续通考》《皇朝通考》一样。《十通》是《九通》的继续，难道《十通》就不能变成十一通、十二通吗？我认为《二十四史》可发展为二十七史，病机十九条可发展为二十条。我的看法，整理研究应弥补损失、填补空白。中医自鸦片战争之后发展缓慢，主要由解剖学的废除、物理化学没有昌明、反动政府从不重视所造成。今天，在党的中医政策光辉照耀下，我们一定要团结一致，再接再厉，克服困难，努力为整理发掘中医学宝库做出巨大贡献。

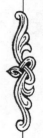

3. 整理研究中医古文献，必须以历史唯物主义和辩证唯物主义观点进行整理。如有些假托、神灵、梦授所作之书，或怪诞不经之说，貌似唯心而内含实用价值，或我们当时尚未能认识的，我认为切不可利用钢刀斩乱麻的办法。我同意当时梁启超、胡适、顾颉刚诸位学者主张整理国故的见解，亦可用之于整理中医文献，归纳有以下4点：①必须从乱七八糟中寻出一条脉络来；②从无头无脑里寻出一个前因后果来；③从胡说谬解里寻出一个真意义来；④从武断迷信

里寻出一个真价值来。因此，我把原文献医史室命为文献医史研究室，带上"研究"二字，其意就在于此。现在，中医书中假托神仙之名而著之书较多，如《洞天秘录》《辨证录》等。有收集的验方，有不经之谈、怪诞之方，如《千金宝要》《海上方》之类。诸如此类之书，急待我们整理研究，这就必须通过自己的实践经验，提出自己的看法，然后再经临床验证，使之达到为人类解除疾苦之目的。否则，只进行文字整理是无实用价值的，我们应该清楚地明白这一点。

4. 要改进文献医史研究工作的科研方法。我们进行此项工作，最重要的一点是处理好继承与发扬的关系。因此，改进文献医史研究工作的科研方法是十分必要的。具体地说，第一步先要条理系统；第二步要寻出每种学术思想怎样发生与发展，其发生以后对当代及后世有什么影响；第三步要用科学的方法精确考证，对古书的意义要明确、清楚，去伪存真，取精去粗，达到"有益当代，惠及后世"之目的。

5. 临床文献的整理研究，首先要搜集、分析真实的资料著述，综合归类，按照中医病名系统整理，从病名、病因、病理、诊断、辨证施治、护理、注意事项、诸家病案开始。要用科学的方法去整理研究，切忌急于求成的想法，必须保证每一个类型的质量要求。

6. 整理文献工作不能脱离临床实践研究。中医学是实践医学，它是从长期的医疗实践中逐步发展形成的，如果我们脱离临床实践研究去进行文献整理工作，那就会成为一名真正的抄书匠。凡是学医者，都应清楚此一问题。临床整理研究是在中医自身发展规律的基础上，用中医理论认识现代医学所讲之病证，属于中医某病范畴，包括中医某些病证。例如，现在中医的一个病包括西医几种病，西医的一个病也

包括中医几种病。要之，应该观察中医一个病包括西医哪些病，中西医学结合，取长补短，探索其中医治病之规律性、系统性、科学性，对一个病、一个证进行经验总结，逐步探索出中西医理论和疗效实质之异同，为异病同治、同病异治创辟蹊径，使文献研究最终达到中西医会通之目的。

7. 中医的形成与发展，是随着不同时期的历史、文化、自然科学、哲学的渗透，总结经验，从否定之否定的哲学思想发展研究上升成为中国独特的医学理论体系的。我从不主张因循守旧，抱残守缺，原地踏步，不可逾越古人一步之思想；我认为尊重前人劳动，继承前人实事求是的工作作风、刻苦的学习方法、严谨的治学精神是非常必要的。但是，我们要在此基础上进行创新，有所发展，有所前进。张仲景《伤寒论·自序》云：“观今之医，不念思求经旨，以演其所知，各承家技，始终顺旧，省疾问病，务在口给，……夫欲视死别生，实为难矣。”说明早在 1700 多年前的医家就告诫我们，不要原地踏步，不要始终顺旧。

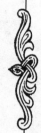

中国医药学是与社会科学、自然科学相结合的一门科学，是一个由多学科知识总结形成的一门科学，它并不是由谁写几篇文章凑在一起的东西，它的发展不能脱离时代的要求。中医现代化的发展是我们中华民族共同发展的一件大事，它的认识多是从宏观外象探求内在微观变化而总结的自身发展规律的理论，为将来从事微观研究打好基础。我们要进行研究整理，必须用多学科的知识和现代的新技术、新工具、新材料、新观点，才能研究它的实质，揭开实质之谜。

8. 医史的整理研究，首要分析研究中国医药学总趋势的盛衰原因。借鉴其原因以找寻差距，从教学、医疗、科研各方面着手改革，以图振兴。

9. 根据形势发展之需要，建议卫生部成立中国医药学文献医史研究馆，专门汇集全国各地文献史料进行审阅分类，编为大部类书《中国医药学图书集成》。

10. 为了使广大读者能够阅读古医籍，应将历代已印行的名著进行清理，对原著予以校点笺注，出版发行，以便读者易于购读。现在中古办进行的此项工作，是对古文献的一种初步认识整理方法，应进一步深入进行。

11. 对古文献中确有价值之医书，必须进行续编整理工作，如《普济方》《本草纲目》《名医类案》等。

此项任务十分繁重，困难重重，是一项艰苦的复杂劳动，而且往往不为人们注意和重视。希望同志们克服困难，团结一致，继续努力，坚持理论联系实际，正确处理继承与发扬之关系，争取多出人才、多出成果，为我国中医文献医史整理研究工作和人民健康而努力奋斗！使中国医学造福于全人类！

对中医工作的建议

1. 建议卫生部及有关领导努力解决好中西医团结问题。中医工作中存在问题很多，主要问题是领导上重西轻中的思想和做法没有得到改变，中西医之间的团结问题没有得到很好的解决，因而影响祖国医学的继承和发扬。

2. 建议国务院认真检查中央 56 号文件的落实情况。今后中医工作能不能搞好，与这个文件落实的好坏有很大关系。要求卫生部首先作出落实的典范，并在全国抓几个典

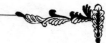

型，作出榜样。

3. 加强领导，建立健全中医工作的管理制度。要求卫生部部长分管中医工作，且有一位熟悉中医业务的领导作副部长，各省、市、自治区卫生局局长分管中医工作，并设立中医处。要制定一套中医工作和中西医工作条例，以便各地贯彻执行。

4. 办好中医学院，提高教学质量。全国应办好几所相当规模的中医学院，成为培养造就高水平中医的基地。要扩大学生的知识面，除文、史、哲以外，应加天文、地理、历史、生物、数、理、化、外文等课程。要提高教师的业务水平，附属医院要设相当数量的床位，创造提高临床业务水平的条件。

5. 加快中西医结合的步伐，充分发挥中医和西学中人员的作用。建议对脱产学习两年以上的西学中人员进行调查摸底，将愿意献身于中西医结合事业的人员集中培养使用。中医药和西学中的人员学习成绩好的，可以派出国外学习和考察。

6. 认真贯彻"双百"方针。中医药和西学中人员的论文、科研成果，完全按西医标准来评定，不符合"双百"方针。对中医药研究机构所写的学术论文、科研成果的鉴定，应结合祖国医学的特点，历史地、客观地、辩证地、实事求是地进行鉴定。

7. 对全国各地几个重点科研、教学、医疗基地的建设，必须有一位地方省委书记亲自过问，卫生局长负责来抓，按期完成。

8. 积极引进国外先进科学技术，首先用于中西医结合工作，促进早出成果。过去，对引进国外先进科学技术用于解

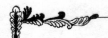

决中西医结合问题、创造中国统一的新药学重视不够，闭关自守。

9. 解决中医后继乏人的问题，必须是以扩建中医学院和中医学校招生培养为主，保证质量。不应借故扩建学校困难，完全以中医师带徒的方式取而代之。

10. 加强对中药生产和管理制度的研究。多年来，中药种植技术研究和制药器械的改进都没有得到很好解决。中药厂还停留在小生产的作坊形式。医院的中药房管理制度和操作规程，有的还不如旧式的中药店，不讲究质量，数量不准确，影响疗效。

11. 积极组织人力继承、整理、研究中医药学。建议卫生部召集全国有学识的医家，对中医文献进行整理，编写《中医各科证治全书》，然后在此基础上抽出有关部分编入《医学百科全书》。

12. 加强对中医理论的研究，研究中医中药，不能脱离中医的理论体系。这方面的研究，应由中医中药、西医、西学中及掌握现代先进技术的多学科人员参加，这样才能出成果。

13. 对中医处方用药计量改制的意见。目前，中医处方用药计量单位采用米制计量单位，废除 16 两为 1 斤的旧制，但规定 1 钱改为 3 克，尾数不计。我查阅古今有关书籍，证明现代中药处方用量已较汉、明、清时为小，今将 1 钱改为 3 克，尾数不计，其量更小，难以达到有效治疗量。建议国家计量总局召集有关单位进行研究，定出接近实际数值的克制用量。

（摘录 1979 年全国中西医结合座谈会简报第 14 期）

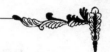

关于中医政策问题的意见

一、中医政策提出的依据

国民党反动政府一贯执行企图扼杀、消灭中医的方针。全国解放后，在 1950 年召开的全国第一次隆重工作会议上，余云岫仍提出要消灭中医，当时周总理驳斥了余云岫的意见。这次会上，提出了团结中西医的政策，广大中医药人员兴高采烈。中医政策是在中医受摧残、受歧视的历史背景下产生的。党的中医政策的依据有两条：一是我国广大人民需要中医；二是我国医学科学发展也需要中医。两个"需要"，就是我党制定中医政策的重要依据。

崔部长的报告，在阐述党的中医政策的要点之前，没能说明政策产生的依据。今天重申党的中医政策，正是由于社会上仍然存在着某些对中医的轻视、歧视，以及中西医之间、中医和西学中之间存在着团结问题。回避这一点，是不合乎实际情况的。

二、中医政策存在的问题

1. 要全面地贯彻党的政策。我们要总结过去的经验教训，上边掌握政策差之毫厘，下边谬之千里。我国有西医、中医和少数民族医，不要偏重哪一方。偏重一方，其他就会不服气，有意见。部领导在执行政策上要坚定。这次看到卫生部党组决心如此之大，我感到有信心。

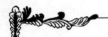

2. 对待中医、西医不能一视同仁。如对中医的科研成果，要用西医标准衡量和要求，影响了很多中医的积极性，应当贯彻科技大会提出的"同行评议"。

3. 没有认真贯彻中央（78）56 号文件中提出的要为中医创造良好的发展与提高的条件的指示。中医如何深造培养提高，是关系到中医队伍兴旺发达的问题。有人问：几十年来中医有何突破？我反问：下了多大力气？花了多大本钱？不下功夫，不花本钱，谈何突破！现在中医教学、科研、医疗的配备和条件都很差。中医一定要有实践的基地。发展中医事业需要有一定的经费。

4. "继承发扬祖国医学"是中西医共同的任务，中西医都有责任。提中医需要"保护"，使人听起来很"气"。中医的存在是人民的需要，建议把"保护"改为"鼓励"。应当提鼓励中医发奋图强，为四化积极作贡献。

三、关于中医政策的几点建议

1. 加强中医进修教育，培养一批高水平的中医接老中医的班。这个问题要下大决心，有一定措施，加强管理。

2. 科技工作不能一下子全面铺开，要集中使用人力、物力，重点突破。

3. 中医院校要加强思想教育工作，扩大中医药队伍的建设。提倡在当地培养人才，就地分配。

4. 西学中要选拔那些真正愿意献身中西医结合事业的人来学习。要讲实效，不要搞什么"运动"，学了就用，不愿用的就不要学，以免浪费人力、物力。

5. 要保障中医有参加抢救危重病人、治疗传染病和急诊值班的机会。《伤寒论》《温病条辨》等书就是中医同急危热

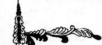

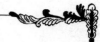

性病作斗争所产生的伟大著作，中医完全能治危重病，只不过中医的抢救和治疗方法和西医不同罢了。

6. 中、西医两大学派，存在着事实上的不平等。要加强团结，平等相待，不能用一个学派去改造另一个学派，一个学派去领导另一个学派。中西医结合不能依靠行政命令，愿意搞的人，不让他搞不成，不愿搞的人，强迫命令他搞，也搞不出来。

（摘录1980年全国中医和中西医结合工作会议简报第7期）

孙思邈医德纪念碑序

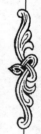

盖闻我国古有"至人无己、神人无功、圣人无名"之训。纵观古今中外，凡有志于济世活人之大业者，莫不以此崇高思想境界作为律己之准则。此虽寥寥数语，人多能言之而鲜能实践，唯我国唐代医药科学家孙思邈氏堪称当之无愧！

孙氏，陕西华原人。因"幼遭风冷之疾，屡造医门，汤药之资，罄尽家产"，阅"晋宋以来，虽复名医间出，治十不能愈五六"，"痛夭枉之幽厄，惜堕学之昏愚！"恨"末俗小人，多行诡诈，倚傍圣教而为欺绐。遂令朝野士庶，咸耻医术之名，多教子弟诵短文，构小策，以求出身之道。医治之术，阙而弗论。"乃立志献身医学事业。不为名求，不为利感，不为禄位所诱，信守忠恕之道，誓愿普救苍生之苦。精勤不倦，立德，立言，立功。集汉、晋、隋、唐医学之大成，为后世树立高尚医德之新风。嘉惠医林，造福人群，功

被万世，俨然堪为我国一代医德宗师，为医圣张仲景后之第一人也。其博大精深之学术思想、高尚医德、仁术教泽，早已播及海内外。孙氏著述散失颇多，见载于史册者20余种。得以流传闻名于世之巨著《备急千金要方》三十卷，总篇二百三十二门，合方、论五千三百首。《千金翼方》三十卷，总篇一百八十九门，合方、论、法二千九百余首，为汉后第一部临证实践经验与理论相结合之医学专著，又为综合分类、博大精深之医学百科全书。历代医家莫不受其启迪，对促进发展我国医学起到不可磨灭之贡献，至今仍为指导临证医疗各科、理论研究和发掘学习之宝库。其指出"人命至重，有贵千金，一方济之，德逾于此。"发出"大医精诚"之呼声。提出"世有愚者，读方三年，便谓天下无病可治。及治病三年，乃知天下无方可用。故学者必须博极医源，精勤不倦，不得道听途说，而言医道已了，深自误哉"之忠告。皆为垂教立法之言，医家修养仁心仁术之标准。

孙氏救死扶伤，不避艰险，不虑自己吉凶得失，护惜生命，不分昼夜、寒暑、风雨、饥渴、疲劳，一意赴救。对患者礼遇相待，不论贫富贵贱，长幼妍媸，怨亲善友，华夷智愚，一视同仁，皆如至亲之想。对麻疯、疮疡、臭恶诸疾不嫌不畏，亲为诊治，见彼苦恼，若己有之。不矜己德，炫耀声名，訾毁诸医；不恃己长、专心经略财物之高尚医德深入人心。民感其德，自发尊称孙氏为药王。祠宇遍天下，而继承其绪者代不乏人，亦不乏术。其德概可知矣。迨宋崇宁元年敕封孙氏为妙应真人。妙应者，以其治病有妙手回春之效应；真人者，为行道有德于心，真正有益于人民之高尚称号。孙氏历经隋、唐，才德出众，名显朝野，然三朝不仕，辞禄不受，愿为良医，视富贵如浮云，弃名利若粪土。四处

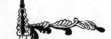

行医，随俗为变，用药因地制宜，以王室多故，隐迹关中之终南、太白，中原之嵩山、太行，川蜀之峨嵋、青城。博采众方，广求养生防病之术，体察各地民情生活风俗之殊、水土气候高下之异，以及采制药物辨性疗疾之法。总结实践经验于群众之中，传之于世以济世活人。

其学说不为一家之言所拘。编书例次，列妇、婴科为首，以妇女在人生活中贡献最大，母德为重；婴幼儿为人类新陈代谢之接续者，生生不已之本也。孙氏在当时能冲破封建社会重男轻女之思想束缚，是为历代医书编例之创举，实为倡导妇幼保健之先声。又吸收道、佛二家学说及国外医方，自成理论体系。曾自注《老子》《庄子》等书，又书写《华严经》七百五十部，研究《周易》，并指出："学医者，不知易，不可以言医"之明训。对启示医家开拓思路探索宇宙生命起源之奥秘，阐发仲景"玄、冥、幽、微，变化难极"自然观之说理，提出"妙解阴阳"有其深远意义。哲学名言有"吾闻善言天者，必质之于人；善言人者，亦本之于天"之天人合一整体观。临证处事谓："胆欲大而心欲小，智欲圆而行欲方"，为后世法。孙氏勤奋治学之精神，可谓非寻常人所能及。年逾百岁得见仲景《伤寒论》，不遗余力，又撰著《千金翼方》三十卷，以达羽翼交飞之意而辅成全书。孙氏之学堪称会天人之通，探造化之奥。其"为天地立心，为生民立命，为往圣继绝学，为万世开太平"之志，千余年来为中外医家所崇敬，学者莫不奉为德范师表！

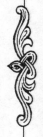

为促进社会物质文明和精神文明建设，表彰先哲，鼓励后人，陕西省铜川市政协于1985年11月曾召开"孙思邈医德学术思想研讨会"，编印论文专辑，广为交流，对社会作出有益贡献。政协文史委同志不殚烦劳，又募捐集资为孙思

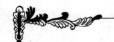

邀建立医德碑于药王山，以表饮水思源，崇德报功，宣传颂扬孙氏高尚医德。

孙氏诞生于陕西，为解除人类疾苦、丰富世界医学内容、承先启后作出巨大贡献。不仅是陕西人民之光荣，且是我中华民族之光荣也。建议将孙氏自著之"大医精诚""大医习业""备急千金要方序""千金翼方序"，以及宋代高保衡、孙奇、林亿等人"新校备急千金要方序"、"校正千金翼方表"、"校定备急千金要方后序"、日本影印宋本"备急千金要方序"，近代中医科学家长安黄竹斋先生撰述"医仙妙应孙真人传""评赞孙思邈医德文"等文刻石，以补宋人刊刻《千金宝要》《海上方》以来药王山碑石之阙如。并刻孙氏肖像供于纪念馆，以供来者敬仰、瞻拜学习。这件事得到铜川市政协、耀县党政领导及有关单位大力支持，与各界人士鼎力相助，于1988年10月20日，又与陕西省中医药研究院联合发起召开"孙思邈医德纪念碑落成典礼暨医德思想研讨会"。

当前提议学习孙思邈之高尚医德，建立医德纪念碑，表彰纪念孙氏是我们此一代人责无旁贷之事。这对教育医药卫生工作者树立优良医德、医风，发扬我国传统医德"济世活人"及"发扬救死扶伤，实行革命人道主义"之精神，大有裨益；对贯彻执行中医政策，继承发扬祖国医学，均有着重大的现实意义和深远的历史意义。与会同志嘱余为序，自愧德薄才浅，又不能文，曷敢为之。但众议难却，故不度德量力，肢述缘起。窃思孙氏殁后已千余年，骨骸已化灰烬，至今为何仍在人民群众心目中不死而受敬仰怀念者，何也？以孙氏为人民所作之贡献，与天地同流，与日月同光，其精神感召之故耳。碑石祠宇皆为有形之物，不敢云其不朽。余忝

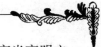

列医林数十年，深感欲作一名医易，欲作一医德高尚高明之名医难。读孙氏之文、之书易，学习孙氏之人、之行实为难矣！企望学者共同勉之。今与孙氏树碑、立传，应首明其意义。树碑为何？为何树碑？知我罪我，其唯斯文。

秦越人扁鹊墓医德纪念碑序

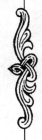

秦越人扁鹊，是我国东周时期著名医学科学家。对我国医学发展有重大贡献，史册多有记载。不幸以医技高明，被秦太医令李醯妒嫉。醯自知技不如扁鹊，唯恐秦武王重用，使人刺杀于此。当地百姓感越人济世活人之德，怜其以技见殃，恐其湮没，遂埋葬封墓，植树纪念，世代相传，保护至今，永为人们所凭吊。

汉代史学家司马迁在其巨著《史记》中首为越人立传，痛恨世俗妒贤嫉能之辈，作此残恶不仁、有害于世之事，伤越人以技见殃而鸣其不平。详载事迹，垂诫后世，并谓："女无美恶，居宫见妒，士无贤不肖，入朝见疑，故扁鹊以技见殃。"余谓妒贤嫉能，世不乏人，令人憎恨！

扁鹊先世姓秦氏，名越人。扁鹊者，则为古时良医之称号。约生于公元前5世纪，生卒年月不详。少时为人舍长，学医于舍客长桑君。长桑君为当时之名医，知越人为非常人也，以其所得之医术禁方，尽授越人。越人以济世活人为志，勤奋苦学，遂精于医，改革了古代繁难复杂之"遍体诊脉法"，依据古代医学理论与自己实践经验，创立"寸口诊脉法"和脉学理论，以执简驭繁之法决断疾病生死吉凶，是

其首创。经医家反复验证，奉为圭臬。太史公谓："至今天下言脉者，由扁鹊也。"可见越人对脉学之贡献，有划时代意义，其功伟矣！

越人之著述多散佚，流传至今名闻于世者有《难经》二卷，是书为阐发《灵》《素》之蕴奥，补经义之未发，设题八十一难，以问答之辞，辨析疑义，畅明经旨，其词简而义博，理深而旨远，诚为医家之经典。自吴·吕广迄今，中外注者50余家，各具新义。近今译、释之新作，不断问世，散失之古本、别本亦有发现。由是观之，越人羽翼先圣，启迪后贤，嘉惠医林，造福人类，促进医学发展之功，实有不可磨灭者也。

越人行医遍历燕、赵、齐、鲁、楚、晋、豫、秦各地，精通妇、儿、内、外、针灸、汤药、导引、按摩、熨贴等多种治疗方法，名闻天下。"过邯郸，闻贵妇人，即为带下医；过洛阳，闻周人爱老人，即为耳目痹医；入咸阳，闻秦人爱小儿，即为小儿医。随俗为变。"能依据当地群众需要从事医疗研究，故受到广大人民爱戴和尊敬。殁后，各地建有扁鹊墓为之纪念，其医德之高尚可知矣。

越人过虢，诊治虢国太子病尸厥而回生。天下尽以扁鹊为能生死人。扁鹊曰："越人非能生死人也，此自当生者，越人能使之起耳。"可见越人虚怀若谷，非矜己能之辈，以科学求实之精神对待己之技能，堪为后世医家之德范。

过齐，齐桓侯召见，望齐侯之色，谓病在腠理，不治将深。齐侯不然，骄恣讳疾，并谓左右曰："医之好利也，欲以不疾者为功"，越人遂去，后果验其言。齐侯体病，日深而死。越人之见微知著，非精诚医道临证经验丰富者莫能为之。

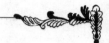

东汉医圣张仲景对越人高度赞扬，于《伤寒杂病论·序》中首云："余每览越人入虢之诊，望齐侯之色，未尝不慨然叹其才秀也！"又谓："夫欲视死别生，实为难矣！"仲景对越人之敬佩感叹，发人深思，实为警告医家对医术精益求精之呼声。

越人为我国最早之针灸学家，有"针灸祖师"之尊称。其学术思想不仅对我国医学科学发展有深远影响，在世界各国医学界亦享有崇高盛誉。如阿拉伯医圣阿维森纳，收载《难经》于其所著医典，日本阐述《难经》者亦有多家。可见越人之仁术教泽，高尚医德，早已播及海内外，实我中华民族之光荣也！

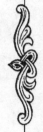

越人晚年归秦，不幸以技见殃，令人深感伤痛！先师黄竹斋先生有《难经会通》《秦越人事迹考》《难经注家考》之作，余心向往之。考《陕西通志》《临潼县志》，扁鹊墓位于临潼县东北三十里马额镇南陈村。1961年春正月二日，余专诚赴临潼拜谒，见墓侧尚有古柏一棵，树貌苍老，为元明时所植，墓顶后侧有冬青树一棵（访为该队兽医陈老先生所植）。其墓高约五尺，墓直占地约一分许，惜无碑碣。据史、志评述，越人入秦而遇害，此其真墓。其各地之扁鹊墓乃群众怀念而修之衣冠冢也。余当时拍摄场景三幅，向陕西省委领导同志汇报，倡议维修。不料十年"文革"动乱，坟墓被毁，荡然无存。

1981年，余曾责成陕西省中医药研究院文献医史研究室同志两次去临潼扁鹊墓再作考察，其结论与余1961年调查同。1982年，又呈请省委责令有关部门维修。蒙省委书记陈元方同志重视，即批示省文物局拨款与临潼县人民政府，该县领导指定文化局设计规划。1983年，扁鹊墓正式

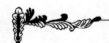

列为临潼县文物保护单位，并设立秦越人扁鹊墓文管所。省文物局拨款八万元，该县征地九亩，破土动工，修筑围墙，植树绿化，粗具规模。今夏，临潼县文物局领导同志与余商谈，县领导重视，督促修建，求余撰文以序其事，使这位伟大医学科学家之精神再次展现在中外医学界人士及各国旅游者面前，永远得以观瞻拜谒。此对表彰先哲、鼓励后人、贯彻中医政策、保护文物古迹、振兴中华医学、促进社会物质文明和精神文明建设，有其巨大的现实教育意义和深远的历史意义。

纵观李醯、王叔和，同为太医令，李醯妒贤嫉能而遗臭万年；王叔和见贤思齐，弘扬越人、仲景、华佗及晋以前各家学说著成《脉经》，造福人类而流芳后世。二者同为人也，同为医也，其善恶之行，何其大相径庭！此即天理之公与人欲之私、心术之差攸关。世谓秦法甚严，而太医李醯刺杀越人未闻治罪，则秦王朝之法令纲纪概可知矣。语云：治国不明乎刑赏，何以为国？为人若不明乎是非，何以为人？医学本无阶级性，而李醯、王叔和能同途异辙，可见此门学科应掌握在什么人手中，是一大问题。人们当警惕识别，严予褒贬，使人"择其善者而从之，其不善者而改之"。社会得以安宁，人民生命健康得以保障，医学科学得以顺利发展，是余之所厚望焉。今为越人封墓树碑，是我们此一代人责无旁贷之事，实为弘扬中华民族文化科学道德风尚之体现。故乐为之序。知我罪我，其唯斯文。

赞曰：道缵农黄，济世活人。德泽生民，万古长春。

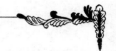

白云阁藏本、木刻版
《伤寒杂病论》重印序

　　白云阁藏本、木刻版《伤寒杂病论》是我国已故著名中医科学家、先师陕西长安黄竹斋先生于 20 世纪 30 年代发现并刊印的珍贵版本。

　　抗日战争前，先生在浙江宁波天一阁访书期间，经宁波名医家周歧隐先生介绍，得识桂林名医家罗哲初先生。先生从罗先生处发现他珍藏的《伤寒杂病论》第十二稿手抄本，计四册。该书的传授渊源为：张仲景四十六世孙张绍组授予桂林左盛德，左先生珍藏 40 余年未尝轻出示人，于清光绪二十年授予门人桂林罗哲初，罗先生又珍藏 30 余年，于民国二十四年授予竹斋先生。其内容较通行本《伤寒论》多 1/3，且纠正通行本错讹之处不遑枚举。先生认为该书为研究张仲景《伤寒论》之珍贵资料。时当抗日战争爆发，先生虑其失传，经商得罗哲初先生同意，遂亲手抄写副稿一部带回陕西，向陕西伪教育厅提请刊印，但反动政府根本不予重视。后请陕西辛亥革命将领张钫（伯英）先生捐资刻置木版始印公世，同时还刊印了先生所著之《医事丛刊》，拟待战争结束，将书版送往河南南阳医圣祠（今张仲景纪念馆）保存。因国难当头，未能如愿。当时又受经济条件限制，该书先后只印出过 250 部。直至解放后于 1958 年在党的中医政策的光辉照耀下，西安医学院大搞中西医合流运动，到处采风中医药书籍。在此感召下，我商同先生将此书版献出，以

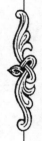

供广大中西医务人员学习研究参考。1980年7月该书木版已转存我所文献医史研究室。

回忆先生在旧社会以个人奋斗精神，南北奔波，历经艰难困苦，为继承发扬祖国医学，从事祖国医学的研究，作出了贡献。他还不遗余力地发掘此书，整理校刊并对此书作了注释，名曰《伤寒杂病论会通》，共计十六卷，分订八册，在解放前自撰、自写、自印完成该书出版任务。民国初年，他搜集古今中外诸注，删繁去芜，取精去粗，撰有《伤寒杂病论集注》十八卷，约七十余万言，分订十二册。对仲景三阴三阳学说，以中西医理撰解《六经提纲》六篇，可谓自辟蹊径，务去陈言。又著有《伤寒杂病论新释》十六卷。通过对仲景史料研究考察，著有《医圣张仲景传》一册，附于《伤寒杂病论集注》卷端。当时《中国医学大辞典》主编谢利恒先生为《伤寒杂病论集注》作序，称赞说："西安黄竹斋先生重订《伤寒杂病论集注》十八卷，都七十余万言，据生理之新说，释六经之病源，贯穿中西，精纯渊博，可谓集伤寒学说之大成，诚医林之鸿宝也。"又在谢氏所著《中国医学源流论》中称之为"近今之杰作"。《陕西通志》中亦有关于该书的记载。

先生将经方所载之药物，逐条考证，对各药之性质、诸方之制义进行研究，著有《经方药性辨》四卷。又以宋本《伤寒论》《金匮要略方论》二书的诸家不同版本为之校订，合成一书，为《伤寒杂病论读本》十六卷，分订四册；又将该书分类编纂，撰有《伤寒杂病论类编》八卷，《类证录》三卷，《经方类编》一卷，《六经提纲歌》一卷。

先生不仅从事伤寒学说的研究，对针灸学说的研究亦有很深造诣，著有《针灸经穴图考》八卷，该书以十二经为

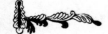

纲，三百六十五穴为目，附以奇穴拾遗。经穴图谱以正常人体点穴摄影，制铜版刊印，是其独创。该书引证之博、考据之精、折衷之当，为国内外针灸学者所称誉。又以病证为纲，著有《针灸治疗会通》八卷。重订宋代王惟一《铜人腧穴针灸图经》一卷。还著有《内经类编》四卷，《中医生理学》三卷，《儿科证治会通》十六卷。在桂林罗哲初先生处又得到白云阁藏本《难经》手抄本一册，于民国二十九年整理校订，刻制木版本印行公世，于民国三十四年为之注释，著有《难经会通》一卷。并著有《秦越人事迹考》一卷，《历代难经注家考》一卷。对唐代医学家孙思邈生平事迹进行考察，著有《孙真人传》一卷。著《医学源流歌》一卷。抗日战争期间，编著有《伤科辑要》三卷。他又研究长寿医学，搜集历代寿命在百岁以上人的资料，著有《寿考》一卷。对药物的研究，亲自采集标本，考证古书所载药物之真伪优劣，撰有《本草考证》八卷。对常用方剂以十剂分类，著有《方剂类编》二卷。又拟整理《中医各科证治全书》一百卷，已脱稿二十卷，解放后因工作繁忙，未能完成。先生于1960 年 5 月 16 日在北京病逝，享年 75 岁。

先生幼贫失学，随其父学铁匠，18 岁识字奋发治学，遂通经史，尤精于医。他在哲学方面著有《周易会通》四卷、老子《道德经会通》一卷、周子《太极图说臆解》一卷、邵子《皇极经世图说考证》一卷、《佛学考辨》一卷。天文学方面著有《五纪衍义》二卷，创制《北纬三十四度恒星平面仪》一幅，《修订国历刍言》一册。数学方面著有《求圆周率十术》一卷，《微积分提要》一卷。其他著作积稿盈尺。先生不仅重视理论考古研究，更重视学术创新。他不仅是一位医学理论家，而且是一位临床实践家。如他在北京中国中

医研究院工作期间曾治愈一位中风不语，半身不遂的德国友人东布罗斯金，这一喜讯曾在德国报刊登载。先生毕生致力祖国医学研究，自成一家。其治学之殷勤，实为我辈后学之楷模，真不愧为承前启后者也。

关于该书的公世问题，先生生前曾寄来勘误表一份，临终时还再三嘱咐我说："此书若无人印行，你一定要亲送南阳医圣祠保存，以备来者研究。"先生之嘱，使我多年来耿耿于怀，时未或释。为此，我曾向省卫生部门领导同志多次提出，领导同志亦很关心，尤其是省卫生局局长李经纶同志和唐逸民同志，经常询问落实情况。所党委对此项工作非常重视，何愻书记大力支持，现经文献医史研究室全体同志们积极努力，克服困难，由老印刷工人刘春亭同志指导，自印、自订，在短短一个月内终于将此书印行了。

"中华古医学，世界将风行。"先生的预言，在中华人民共和国成立后，已成为现实。该书的刊行，一方面可供我国中西医务人员学习、研究、临床应用参考，另一方面可供国际医学交流，以丰富世界医学的内容，造福于人类，使这一久湮人间之秘籍得以流通，仲景之学得以发扬光大，并体现我所贯彻党的中医政策、继承发扬祖国医学、大力发掘医学文献之实际行动。这不仅为我省之荣幸，亦我国之荣幸也！

以上略志梗概，俾国内外同道得知该书发现之经过及传授渊源云尔。

借此书重印之际，仅向对此书作出重要贡献的高明中医科学家黄竹斋先生敬致缅怀悼念之忱！

此书印成后，我拟亲自将该书刻版护送河南南阳医圣祠张仲景纪念馆保存，以了先生临终时对我之嘱咐，使物归原主，并释我多年来思想上之重负。

＊陕西省中医药研究院文献医史研究室按：白云阁藏本《伤寒杂病论》木刻版，已于 1981 年 12 月送河南省南阳市医圣祠、医史文献馆保存，在南阳张仲景研究会成立大会上举行了隆重的送版仪式。当时《人民日报》头版曾为此事发消息。

何谓奇难病

所谓奇难病者，为少见难治之病也。往往临证，甲医不识此病，即谓之奇病，而乙医、丙医或识之，则不以为奇，此乃少见与多识不同之故也。所谓难治之病者，往往甲医谓为难治，而乙医抑或谓难，乃延请丙医，而丙医不觉其难，迎刃而解，辄投药而愈。此乃所学医道造诣深浅高下不同之故也。凡所谓难治者，由于未能深控其疾病发病之原因、病变之部位、传化之机理，临证则茫然失从，束手无策，即言其难。

凡医者若能急病人之所急，痛病人之所痛，以救死扶伤的革命人道主义精神对待病人，思求经旨，以《素问·至真要大论》："有者求之，无者求之，盛者责之，虚者责之"的思想要求，认真分析病机，以张仲景《伤寒杂病论》六经辨证论治为纲领，旁搜历代医家诊治经验论述，博采众方，间附己意，精诚诊治，虽未能尽愈诸病，庶可见病知源。若此对奇难病证之治疗，则思过半矣。而奇者，难者，乃以医家各自不同之经验阅历言之，非谓固定永恒不变之词也。若以时间言之，今日目为奇者，岂不知医学随时代之推移衍化，

病例由奇而偶，积少成多，则不足为奇矣。今日目之为难者，当知医学与其他科学之发展而日益俱进，人们掌握诊治方法日精，思路日宽，穷理愈深，往日之难病，则治疗攻关亦必不难治矣。以空间言之，宇宙之大，无奇不有。由于医生学识不齐，而奇难之见必然各异。以中西医学言之，中医目为奇难者，而西医或不以之为奇难；而西医目为奇难者，中医或不以之为奇难，常有之矣。

医家不能以己见之奇而以为天下医家皆以为奇，以己之难而以为天下医家皆以为难。难易之道，在于知行。知行之理，在于医家致力之明诚与否。前贤有"知易行难"与"知难行易"之辨，又有"知行合一"与"知行循环，往复无穷"之见。吾人当知人生有涯，学海无涯。又贵在有知难而进之志，则与同道努力，共同前进，化奇难为常易，是余之厚望焉。

《白喉证治》序

白喉病之名，古书虽不多见，而《内经》有一阴一阳结谓之喉痹。医圣张仲景《伤寒杂病论》各经，间有咽痛，惟厥阴篇咽痛兼有喉痹之文，然皆略举病名，而未详其症状。

咽喉一科，《肘后备急方》《千金方》《外台秘要》诸书中亦曾论。及至明有《咽喉通论》《口齿类要》专著，而后始将咽喉别列一科。迨至清，喉科专书遂日见增多。《医宗金鉴》谓：膈上有风热，则咽喉肿痛。风热之邪盛则生乳蛾在会厌两旁。热极则肿闭，汤水不下，语言难出，呼吸不

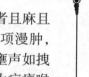

通，名曰喉痹。又有谓肿于两旁者为喉痹，肿而大者且麻且痒为缠喉风。外生瘰疬，肿塞咽喉者为锁喉毒。腮项漫肿，喉中有块如拳者为喉闭。咽喉肿痛，声音不出，痰壅声如拽锯者为紧喉风。咽喉肿塞，语言不出，牙关紧闭者为痖瘴喉风。咽喉肿痛，舌出不缩者为弄舌喉风。喉痹而暴发暴死者为走马喉风。此皆各立名目，其实皆喉痹类也，然白喉之名尚未显著。自嘉庆九年，郑梅涧著《重楼玉钥》论治喉间起白如腐一证，即白缠喉是也。经治之法，不外肺肾，以养阴清肺汤，兼辛凉散之为主。按郑氏养阴辛散之法，盖本诸《伤寒杂病论》猪肤汤、甘橘汤二方悟出。论曰：少阴病，下利咽痛，胸满心烦者，猪肤汤主之。柯韵伯言：少阴病，多下利，以下焦之虚也。阴虚则阳无所附，故下焦虚寒者反见上焦之实热。少阴脉循喉咙，夹舌本，其支者，出络心注胸中。凡肾经不足，肾火不藏，必循经上走于阳分也。咽痛胸满，心烦者，因阴并于下，而阳并于上，水不上承于心，火不下交于肾，此未济之象。猪为水畜，而津液在肤，以治上焦虚浮之火，和白蜜、花粉之甘，泻心、润肺、和脾、滋化源、培母气、水升火降。上热不行，虚阳得归其部，不治利而利自止矣。唐容川曰：白喉书言，其咽白烂，不可发汗，亦不可下，当一意清润。猪肤汤则清润之极品也。（论曰：少阴病二三日，咽中痛者，可与甘草汤。不瘥，与桔梗汤。）柯韵伯言：少阴病，若无他证而但咽痛者，又有寒热之别，见于二三日，是虚火上冲，可与甘草汤，甘凉泻火，以缓其热，不瘥者，配以桔梗兼辛以散之，所谓奇之不去，而偶之也。二方为正治之轻剂，以少阴为阴中之阴，脉微细而但欲寐，不得用苦寒之剂也。以上治咽痛之法，仲圣虽未明言为白喉病，而理与郑氏立方之意实无异也。特文字之繁简，微显不同耳。吾人切勿分道扬镳，非古是今。

当汉建安纪年，兵燹之余，瘟疫大作，仲圣之家口二百，死亡者三分有二，伤寒十居其七，是时死亡甚重，岂能无死于是病者乎。夫仲圣抱悲天悯人之志，立论救世，所著《伤寒杂病论》一书，凡外感杂病靡不尽括其中。其立方之意，非徒虚设，可想知矣。今郑氏撷医圣之精论悟知白喉，启端于此，其立方之是，可为白喉病开一新纪元。嗣后，道光中，白喉流行，浏阳陈雨春始作《白喉咙论》。湖南张善吾本其意，乃作《时疫白喉捷要》。其主张辛凉透解之法，不宜辛温。

光绪中，京师是证大发，耐修子以戚串中多遭其厄，悉心讲求，乃采郑张二家之法，撰述《白喉忌表抉微》一书，依托洞天仙师鸾谕坚人信仰。忌表之说由此传出。时人宗之牢不可破。后世有白喉病明见表证者，时医尚拘守忌表，不敢投用表药，以致病者不死于病，而死于医者之用药，诚可伤慨。甚则将甘草、桔梗亦列为禁品，不知白喉病应用何药医治方为的当，实可令人笑耳（余按，耐氏忌表之说，为忌辛温发汗亡阳，非忌辛凉）。观耐氏除瘟化毒汤，纯系辛凉解表之品凑合成方，曷尝忌用表药。惟名词笼统，后人不解真义而一味拘守，以盲引盲，愈走愈歧。由此治白喉者，分为两途，有偏用表药者，有偏忌表药者，有偏寒者，有偏热者，纷讼不息，莫衷一是。

光绪中，衡山李纪青著《白喉全生集》，对于辨证、辨脉、用药各有法度。内分寒、热、虚、实、轻、重、妇人、小儿治法。其立方用药，辛凉辛温补泻不拘，随证而施，更为周妥。其外有《喉科种福论》治寒证白喉数种，为诸家所未有。《喉证指南论》治蛾风、劳证白喉两种，亦为诸家所少见。《白喉条辨》一书，首辨病源，次辨经络、色脉，次辨太阴本病证治，次辨少阳标病证治，次辨三经标本同病，次辨善后、辨外治、辨禁忌、辨张氏无治之证、辨耐修子忌表并药忌等类，语多精警，成一家言。

以上诸家论治白喉，各有所长，其法多可采用。即近代西医所言之白喉，云其原因由白喉杆菌之传染，用白喉血清注射，是法亦当研究。

凡天下之事，有前人发明已精而后人不及者，有后人悟到而前人未发者，此其常有之事也。吾人学医应破除门户之见，消释拘泥之蔽，取人之长，而舍其短，存心以解除病者痛苦为目的。切勿拘守偏见，以人命为戏，是余之所厚望也。不揣谫陋，谨将管见白喉各书及其他论治白喉之文搜辑成《白喉证治》，以供同志之研究，临证之应用。不逮之处在所不免，尚希高明匡正是幸。

《鼠疫证治》序

鼠疫乃烈性传染病也。亦称黑死病，盖以患是病者死后尸体瘀血积聚现青黑斑点故也。西医谓其原因，由于鼠疫杆菌侵入人体之淋巴腺或血液中，分裂繁殖势甚猖獗，若蔓延全身，两三周内足致毙命。

此病在中国隋唐时已有发现，但向乏专书记载。自清·吴子存有《鼠疫治法》，罗芝园取而增删之，名曰《鼠疫汇编》，郑肖岩又从而注释，名曰《鼠约编》。余伯陶颇重是书，乃参以己见，略加增损，名曰《鼠抉微》。近人李健颐君

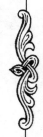

对于此病颇有研究，所著《鼠疫新篇》一书，推究鼠疫菌为传染媒介之外，发现黑蚤为直接传染之毒苗，殊有至理。

西医关于本病之治法，所最通行者惟注射抗鼠疫血清。危笃之时，则予以毛地黄等强心兴奋之剂。吾国医学注重对证用药，凡遇是病，不外清瘟、解毒、逐瘀、活血之法，如能见证施方，无不活愈。

鼠疫一证，实即巢氏《诸病源候论》、孙氏《千金方》所谓恶核是也。《诸病源候论》云：恶核者，肉里忽有核累累如梅李，小如豆粒，皮肉燥痛，左右走身中，卒然而起。此风邪夹毒所成。其亦似射工毒，初得无常处，多恻恻痛，不即治，毒入腹，烦闷，恶寒即杀人。又《千金方》云："恶核病者，肉中忽有核累，大者如梅李，小者如豆粒，皮肉疹痛，壮热瘰索，恶寒是也。与诸疮根、瘰疬结筋相似。其疮根、瘰疬因疮而生，是缓无毒。恶核病卒然而起，有毒，若不治，入腹烦闷杀人。皆由冬月受温风，至春夏有暴寒相搏，气结成此毒也。但服五香汤主之。又以赤小豆末敷之，亦煮汤渍，时时洗之。消后以丹参膏敷之，令余核尽消"云云，名虽与鼠疫不同，其理一也。余故将《外台秘要》载《千金方》治恶核之文仲五香连翘汤、延年丹参汤、玄参汤、丹参膏四首补入《鼠疫证治》，以资同志研究云尔。

痢疾之我见

痢疾之名及种类，古今医书记载颇多，诊治之法亦极其丰富，较诸西医实有过之而无有不及者也。考西医之治痢，

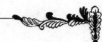

首以验菌为诊断之依据，其病原菌分有两种：一为阿米巴菌，一为杆菌。其病由饮食不洁，为阿米巴菌或痢疾杆菌之传染。只以两种病原菌概括各种痢疾，以杀菌消炎收敛之剂尽治疗之能事，未免狭隘。然吾国医哲之治痢，必先察其病因，诊其病证或为外感，或由内伤，或系传染，或是诱因，或为误治，断定属于某种之原因，必须依用某种之治法，或汗或下或温或解，酌情施方，治此而能顾彼，表里兼治，扶正祛邪。虽无西医验原虫、细菌之技，而能治西医所不治之证，真乃神而明之。存乎其人，远在 1700 余年前之张仲景所著《伤寒杂病论》，其治痢之法范广精妙，如痢初起，属外感性者，用桂枝葛根之剂，鼓邪外出；有疫性传染者，用黄连茯苓地黄知母汤、黄连阿胶汤，清热解毒；阴寒性者，用桃花汤、赤石脂禹余粮汤，温寒固脱；热痢虚极者，以白头翁加甘草阿胶汤，补虚润燥；冷热久痢吐蛔者，用乌梅丸杀虫止痢；太阳与少阳合病，自下利者，用黄芩汤，清热益阴；大汗若大下利而厥冷者，用四逆理中等汤，救阴回阳；若噤口休息下利，嗌干，喉塞痛，脉小沉涩者，宜大承气汤，泻阳养阴。以上此类治方，不胜枚举。又如当归四逆汤治痢，发热如焚不休。仓廪汤治疫痢之噤口不食，推之甘草泻心汤，小柴胡汤加黄连、木香，白头翁汤，乌梅丸，香连丸等方。此余多年临床治痢最得力之剂，其神妙不可思议之处，非近代科医所能解释者。吾人果能精研仲景之书，并参看后世历代医家之经验，则临证辨治必不难矣。

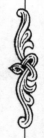

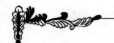

湿温之我见

　　湿温之名，见于《难经》《伤寒杂病论》第十二稿及王叔和《脉经》等书。然《难经》《脉经》二书只言其病名、脉象，未详其症状治方，惟十二稿所载详而且备。十二稿乃吾师黄竹斋先生于乙酉岁得桂林罗哲初由其师左修之所受仲圣四十六世裔孙张绍祖之家藏珍本也。然其书较诸通行本《伤寒杂病论》多三分之一条目，文义亦各有异，惟载温病于卷首，计有十七条。中湿温一条云：病温其人素有湿，发热，唇焦，下利，腹中热痛，脉大而数，名曰湿温，猪苓加黄连牡丹汤主之。余读古今治温诸书，未有若是之脉证治方。就《伤寒杂病论》言自永嘉乱后，其书失存。或云为江南诸师所秘，而孙思邈至晚岁方见仲圣《伤寒论》，乃收入《千金翼方》。迨宋林亿奉敕校刊，其中增删脱佚，在所不免，后世遂以此为通行本，而只载太阳病发热而渴，不恶寒者为温病一条，未见述及湿温之目，此条乃仲圣言温病之纲领也。后人望文生义者，咸以湿暍篇所载各条认为湿温。然湿暍乃伤湿、伤暑之病名，其条文各异，脉证不同，安能以湿暍混合而定名为湿温也？至吴又可、叶天士、吴鞠通、王孟英、章虚谷、柳宝诒辈出，高唱温病，另立门户，可称风盛一时。然读其书，玩其辞，乃各逞其说，未有不自以为是者也。

　　诸家之学说，暂置勿论，专就吴鞠通所论之湿温而言，其症头痛，恶寒，身重疼痛，苔白不渴，脉弦细而濡，面色

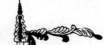

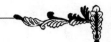

淡黄，胸闷不饥，午后身热，状若阴虚，病难速已，名曰湿温。汗之则神昏耳聋，甚则目眩不欲言，下之则洞泄，润之则病深不解。长夏、深秋、冬日同法，三仁汤主之。试观仲圣温病提纲云：太阳病发热而渴，不恶寒者为温病。而吴氏所云之头痛、恶寒、身重疼痛、苔白不渴，乃寒病之证候，何得名为温病耶？仲圣治湿温之方用猪苓、茯苓、滑石、泽泻渗湿利水，阿胶、黄连、丹皮润燥清温，诚乃治湿温病确切之对证方也。吴氏之三仁汤用滑石、通草、薏仁、竹叶渗湿利水清热之品，复羼以杏仁、蔻仁、厚朴、半夏辛燥之味，不知吴氏创制此方是何取意耶。今以吴氏之湿温较诸仲圣所论之湿温，其脉证治方不啻冰炭之别。近百年来遵用吴氏之三仁汤治湿温病者不知是否收效。余按脉证乖违，义实难通，即或收效者，亦吴氏三仁汤之湿温病，绝非仲圣所言之湿温病也。余书此不觉警惕感叹。然诸家各执己见，争辩不已。幸湮没千七百余年之十二稿今发见于诸家聚讼纷纭之时，千载疑误，一旦纠正。呜呼！若无十二稿之见，不知贻误人命伊于胡底也。遵吴者如有怀疑，可取此十二稿与叶、吴诸书相证互参，则心自释然矣。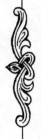

再西医以肠窒扶斯名为伤寒病，余以为仲圣所论湿温下利之类证也，非伤寒也。又言肠出血者，即下利便脓血之证，前者求国医西医化者，以此证传会吴氏之湿温，殊不类似。今以此证与仲圣所言之湿温证对照，乃相吻合矣。兹研此病，同人多有畏难范广之说，余以为湿温乃温病中之一证耳，何范广之有？

取仲圣十二稿所论之湿温为主，再引以高唱温病自为正宗者，分类相证，公诸同道以昭是非。学医者但能以仲圣之经为则，其于活人济世之术庶不差矣。

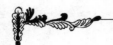

清瘟败毒饮异病同治验案及体会

清瘟败毒饮是清代乾隆年间江淮瘟疫大流行时，著名医家余师愚氏针对疫疹热毒侵入营血化燥，三焦相火亢极之证创造的方剂，见载于其所著《疫疹一得》。余氏此方组成甚有见地，且运用石膏颇有独到之处。认为"非石膏不足以治热疫"。本方是综合了石膏知母汤、犀角地黄汤和黄连解毒汤三方的药物加减组成，故具有石膏知母汤的大清气分热、泻肺胃热邪，犀角地黄汤的清热凉血、解毒化斑消瘀，黄连解毒汤的泻火解毒等作用。因此，《温热经纬》在论述本方时说"此十二经泄火之药也。……重用石膏，直入胃经，使其敷布于十二经，以退其淫热；佐以黄连、犀角、黄芩泄心肺之火于上焦；丹皮、栀子、赤芍泄肝经之火；连翘、玄参解散浮游之火；生地、知母抑阳扶阴，泄其亢甚之火，而救欲绝之水；……此大寒解毒之剂，重用石膏，则甚者先平，而诸经之火自无不安矣。"

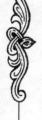

米伯让先生在行医 50 余年中，运用此方对一些温毒侵入营血化燥，三焦相火亢极之证常见效验。发现此方不仅对时疫疗效显著，且对不同病因引起的急危重证患者亦同样奏效。这就启示我们对先辈医家据临床经验创制的效验方剂应认真深入研究，对发扬中医辨论论治、审证立方、以古方治今病、"异病同治"、"同病异治"、一方治多病、一病用多方的宝贵经验有一定的意义。

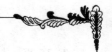

一、验案举例

1. 瘟毒发斑气血两燔水肿证（流行性出血热三期合病重危证）

李某，男，34 岁。省农林厅干部。于 1957 年秋季患流行性出血热住西安市第二人民医院，该院诊断为流行性出血热三期（发热、低血压、少尿），病情危重，经抢救不见好转。该院即组织抢救小组，延请西医专家会诊抢救，治疗 10 日未见好转。复转寄希望于中医药治疗，试图挽救于万一。该院老中医纪筱楼先生诊治亦未见效，急请先生会诊，同行前往者有西安医学院第二附属医院内科主任李景轼教授。

诊视患者卧床，全身高度水肿，神识不清，双目球结膜水肿突出，如蟹睛状，及两颊皆血肿，无法看出舌苔，问不能答语，遍体布满手掌大出血斑及搔抓样血斑，小便量极少，为血尿，如红广告色，两手三部脉及两足跗阳脉均按不见，此乃高度水肿所致。

会诊讨论时，在座者皆感对此病束手无策，唯希望寄于中医治疗，以观后效。先生分析病情，当为急性传染病导致发展之严重阶段，系中医瘟病中之一种。此乃瘟毒侵入营血化燥，三焦相火亢极，导致气血两燔，迫血妄行，外溢于皮肤，内溢于脏腑，耗津尿少，以致三焦水道失调，不能排出而症见全身水肿。上而热侵神明，故神错谵语。观其危证，先生拟用余师愚清瘟败毒饮加木通：

犀角 10.5 克（锉末）　生地 35 克　赤芍 17.5 克　丹皮 17.5 克　生石膏 70 克（先煎）　知母 28 克　甘草 17.5 克　黄连 10.5 克　黄芩 10.5 克　栀子 14 克　连翘 17.5 克　玄

参 35 克　桔梗 10.5 克　竹叶 10.5 克　木通 17.5 克

加水 800 毫升，煎煮 40 分钟，过滤出 300 毫升，煎 3次共量为 800 毫升，每服 200 毫升。该方清热解毒，凉血散血，清气养阴，通调水道，利尿消肿。先服 1 剂，无不良反应，继服 2 剂。严密观察病情变化，依据变化再约会诊。

当时该院纪筱楼先生阅此方云："我曾用中药无效，平生亦未见过此种凶危重证，米先生用此方可谓背水一战！"李景轼教授云：此方若能挽救病证，即为中医药治疗出血热病打开了治疗大门（此语均见载于病历）。当时先生对此证转危为安，亦尚不敢自信。

3 日后该院又请先生会诊，李景轼教授仍同行。该院科主任及诸医师皆喜告先生曰：患者服药后病情好转。先生见患者神识清醒，能应答，全身水肿消退，遍体大片血斑皆有收敛，并能进食，脉可摸见，为沉细滑数。先生观其脉证，指出病证虽见好转，但余热未清，血未得宁，火气未得平静。仍用原方递减服用 3 剂。先减犀角地黄汤，次减黄连解毒汤之黄连，服用 1 剂，再减去白虎汤，改服知柏地黄汤调理，以达补肾滋阴、健脾和胃、滋阴制阳之功效。并嘱食以大、小米稀粥以保胃气。

3 日后李景轼教授向该院电话询问患者情况，并谓再约米先生去看看病人恢复如何，该院即来车接先生与李教授前往。先生观患者诸证已消失，并已下床活动，甚为欣慰，即告辞返回。他们在路上说："现在病人用中医药治好了，生命救下了，我们主动地跑几次亦值得，很有收获。"此患者随访 10 年，未见复发。

2. 瘟毒急黄并发肌衄证（急性黄色肝萎缩并发胆囊炎）

姚某，女，60 岁，家庭妇女，陕西泾阳县人。于 1958

年秋患急性黄色肝萎缩并发胆囊炎住西安医学院二附院综合科。经治3日无好转，邀先生会诊，当时陪同的外科主任陈松旺教授谓此病复杂棘手，要求中医协助治疗。

患者症见高热不退，全身黄染，并有散在瘀点及手掌大的片状出血斑，神志烦躁，口渴欲饮，口唇干燥，舌绛无苔，脉象洪大滑数。

察其手指颤动，腹痛呻吟，右胁及胃部拒按，小便少而色深黄，大便几日未解，时适月经来潮，先生分析病情为瘟毒急黄并发肌衄病。此乃时疫瘟毒侵入营血，热邪燥盛，伤及肝胆，肝火上冲，胆囊肿大，故腹痛拒按；阻塞胆道，胆汁溢于皮肤故现黄疸；肝火燔炽，迫血妄行，故见皮肤溢血呈现斑疹；上至血灌白睛，下至月经来潮。患者神志烦躁，口渴唇燥，舌绛无苔，为伤津化燥之证；手指颤动为肝风内动之象；脉洪大滑数，为病邪深入，日渐化燥之象；由于燥极化火，津液耗伤，故高热不退。此为三焦相火亢极，侵伤肝胆，迫血妄行之证。法当清营解毒，凉血散血，大清气热，利胆通便，平肝息风。方用清瘟败毒饮加茵陈、生大黄二味：

犀角10.5克　生地35克　赤芍17.5克　丹皮17.5克　生石膏70克　知母28克　黄芩10.5克　黄连10.5克　焦栀14克　连翘17.5克　元参35克　竹叶10.5克　桔梗10.5克　甘草17.5克　茵陈35克　生大黄10.5克

由于缺犀角，改用羚羊角，继服3剂，斑敛黄退，腹痛消失，脉静身凉。随予清热生津、益气养胃之竹叶石膏汤及大米粥善后调养。后随访病愈出院，患者感激，赠锦旗以谢之。

3. 天行时疫伤寒阳毒发斑黄疸病（斑疹伤寒）

王某，男，45岁，干部，陕西扶风人。西安医学院第二附属医院眼科教授王守敬之叔父。因患斑疹伤寒住该院综

合科，经用氯霉素、金霉素等药物治疗，高热不退，症渐加重，且现黄疸。急邀先生会诊，协助治疗。

症见高热不退，口渴唇燥，头痛乏力，四肢困痛，食欲不振，颜面、颈项、胸腹部可见散在斑疹，色红鲜明，压之即退，松之即显，巩膜及全身出现轻度黄疸，神情抑郁。大便三日未解，小便量少色黄，舌红无苔，脉洪大滑数。

先生分析病情，西医所谓之斑疹伤寒，为立克次体传染病，属于中医天行时疫中之伤寒发斑病。伤寒发斑，见《三因极一病证方论》。症见胸腹部发斑，色红赤，身热口渴，苔薄腻或黄腻，脉象洪数。甚则烦躁谵语，咽喉闭痛，多由外感伤寒热病，汗下失宜，不当下而下之，则热邪乘虚入胃；当下而失下，则胃热不得泄；或不当汗而汗，汗后津亏火旺；当汗而不汗，邪热不得越。此汗下失宜皆能发斑。《医宗金鉴·伤寒心法要诀》注："伤寒发斑疹痧，皆因汗下失宜，外邪覆郁，内热泛出而成也。"治宜清凉化斑，滋阴解毒，用人参化斑汤、犀角元参汤或元参升麻汤加减。

中医对此病又分阳毒发斑和阴毒发斑两种。

阳毒发斑：见《医学入门》。症见肌肤燥热，面赤锦斑，咽痒，或吐利脓血，鼻如煤烟，妄言狂走，舌焦，六脉洪数。多由伤寒阳毒结热，入迫血分所致。有初病伤寒一二日，或误用吐下而成。《三因极一病证方论·阳毒证治》其论阳毒为病，由于"内外结热。……多因肠胃燥热，阳气独盛，阴气暴绝，妄服燥药热食所致。"治宜清热解毒。方用阳毒升麻汤、消斑青黛饮加减。火炽者宜三黄石膏汤加减。

阴证发斑：以发斑并多兼见手足逆冷、下利清谷等阴寒内伤证候为特点，属虚寒证；也有因肾阴枯涸，虚火浮游所致的。阴斑名见《丹溪心法》，《通俗伤寒论》称虚斑，《医

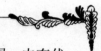

学入门》称内伤发斑。其病因病机多由素体虚弱，内有伏寒，阴寒内盛，逼其无根之火浮散于外；或内伤生冷，外感阴邪，邪从阴化；或本非阳证，误进寒凉，以致阴寒不解，伤及营气所致。《丹溪心法·斑疹》云："此无根失守之火，聚于胸中，上犯熏肺，传于皮肤而为斑点。"《医门补要·阴斑阳斑宜辨》："阴寒内伏，逼其浮火外散。"《伤寒约编·续》卷一："少火气衰，生阳不振，阴邪郁遏，伤营气而亦令发斑，是为阴斑。"《医宗金鉴·伤寒心法要诀》注："邪从阴化，或过服冷药所致。"阴毒发斑临床上所见不多，但亦应引起注意。此若诊断不清，一阴一阳，治若冰炭之反，临证应慎重治疗观察。

先生观其脉证，认为其进入途径不外皮肤创伤或呼吸道侵入成病。此与由中医学传统的皮肤经络受邪之说及明末温病学家吴又可"邪自口鼻而入"之观点相符合。吴氏还指出疫病的发生，是"由于邪之所着，有受天，有传染，所感虽殊，其病则一。"疫邪入里损及血脉，肝不藏血，血热妄行，溢于脉外，故见瘀血样血斑；肝失血养，胆道不畅，胆汁外溢，故现黄疸。本病所见之斑疹色红鲜明，舌绛无苔，脉洪大而数，小便黄少，大便不通，为阳毒发斑证。治应大清气血之邪热，退热消斑。若治不及时，将热极化燥，燥极化火，则热扰神明，出现神昏谵妄，血斑弥漫，黄疸加重之危证。先生选用清瘟败毒饮加茵陈、生大黄：

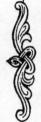

犀角 10.5 克　生地 35 克　赤芍 17.5 克　丹皮 17.5 克生石膏 70 克　知母 28 克　黄连 10.5 克　黄芩 10.5 克　焦栀 14 克　连翘 17.5 克　玄参 35 克　桔梗 10.5 克　竹叶10.5 克　甘草 17.5 克　茵陈 35 克　生大黄 10.5 克

本方清热解毒，养阴清营，凉血散血，利胆通便，以达

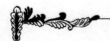

保津液、阻其发展之目的。待诸证消失后，可服竹叶石膏汤以清余热。日进大小米粥以生津和胃。患者服药3剂，热退，诸证基本消失，后随访痊愈出院。

4. 外伤血瘀中毒流注高热耗阴证（外伤骨折并发败血症）

文某，女，49岁，西安市人，家庭妇女。因车撞后高热不退，住陕西省中医研究所骨科。入院后经检查诊为股骨骨折并发败血症。经用金霉素等抗生素及中药治疗，高热不退，急请先生协助诊治（该科主治医师张超然陪同）。

症见高热不退，时而寒战，干呕，口渴欲饮，烦躁不安，右大腿部疼痛不止，无红肿，舌绛唇干，脉洪大滑数。

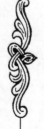

先生观其脉证，诊为外伤血瘀中毒流注病。认为患者受车撞伤而致骨折，局部必导致经脉瘀血，皮外未见红肿，为血瘀于内，血气不通，故疼痛不止。此即"通则不痛，痛则不通"之意。血瘀不散，则化热成毒，热毒流注某处，某处即现病灶。若热毒流注五脏，则见危证。此为热毒侵入营血中毒之证。治宜清营解毒，凉血散血。急用清瘟败毒饮除血毒所致之发热，局部涂如意金黄散散瘀解毒，配服云南白药止痛活血，促使骨伤愈合。若疼痛加剧不止，可服梅花点舌丹，1次嚼服5粒，用大葱白叶包，日服2～3次。

经服清瘟败毒饮2剂，高热即退，诸证大减。后由该科处理，给服朱兴恭医师自制之接骨丹3个月余，股骨骨折痊愈出院。

5. 瘟毒发斑夹肾虚尿闭证（流行性出血热少尿期纠正方药剂量不足例）

李某，男，45岁，干部。于1968年春患发烧待查住户县惠安化工厂职工医院，入院后经检查，诊断为流行性出血

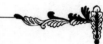

热少尿期。经用中西药治疗无效，邀先生会诊协助治疗，时有省防疫站苏子毅医师陪同。

患者症见高热烦躁，颜面浮肿，全身遍布搔抓样血斑，舌质绛，苔黄干，脉洪滑数，尿闭3日，大便未解。先生观其脉证，问中医治疗用何方药？该院医师谓用清瘟败毒饮。先生阅病历记录无误，惟方药剂量皆小，其中生石膏用量3钱（9克），无济于事。

本病瘟毒发斑夹肾虚尿闭证，多由瘟毒侵入营血，阳明胃热化燥，导致三焦相火亢极，耗伤肾阴，肾司二阴，津亏燥甚，故见大小便闭。法当清营解毒，凉血散血，大清燥热，通泻二便，泻火救阴。方药用量调整如下：其中生石膏必用70克，并加生大黄、木通，犀角10.5克，生地35克，赤芍17.5克，丹皮17.5克，生石膏70克，知母20克，甘草17.5克，黄连10.5克，黄芩10.5克，焦栀14克，连翘17.5克，元参35克，桔梗10.5克，生大黄10.5克，竹叶10.5克，木通10.5克。仍守此方服用2剂，以观后效。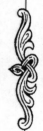

3日后，又请先生会诊，该院医师谓，经服先生调整剂量之方药1剂，高热即退，二便即通。继服2剂，诸证皆减，尿量日渐增多，提示将转入多尿期，该用何方？先生谓宜滋补肾阴，生津敛阴，方用麦味地黄汤：麦冬35克，五味子10克，生地35克，山药14克，山萸肉14克，丹皮14克，茯苓14克，泽泻14克。日服1剂，6剂即可。若余热未尽，可用竹叶石膏汤益气生津，清热和胃。食以小米加赤小豆之类煮粥调理，后随访该病已愈。

6. 瘟毒发斑夹肾虚病并毒邪侵伤脑神证（流行性出血热并发脑水肿）

陈某，男，40岁，农民。时于1969年冬季，兴平流行

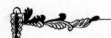

性出血热大流行，先生前往参加防治。一日深夜，县防疫站急邀先生为庄头医院一住院患流行性出血热并发脑水肿的危重病人会诊抢救，陪同有防疫站吴某医师、省中医研究所阎亚莉医师。

患者症见高热昏迷，全身血斑弥漫，双目瞳孔大小不等已2天余。用压舌板开口察舌，舌苔干燥焦黑如煤，手指摸之无津，脉洪滑细数，大便2日未解。经该院用西药治疗未见好转。先生观其脉证，诊为瘟毒发斑夹肾虚病并发毒邪侵伤脑神证。机理乃毒邪侵伤营血，阳明燥极化火，损伤脉络，迫血妄行，三焦相火亢极，通调水道功能失调，上而侵伤脑神，故见昏迷；肾阴过耗，则两目瞳孔失衡，大小不等；肾司二阴，阴液亏损，水道障碍，故二便不通；舌苔干燥，黑如煤色，乃热极化火，津液大伤之危证。法为清营解毒，凉血散血，大清气热，泄火救阴，通调水道。方用清瘟败毒饮加生大黄、木通：

犀角10.5克　生地35克　赤芍17.5克　丹皮17.5克生石膏70克　知母28克　甘草17.5克　连翘17.5克　桔梗10.5克　黄连10.5克　黄芩10.5克　焦栀14克　元参35克　竹叶10.5克　生大黄17.5克　木通17.5克

日服1剂，煎出400毫升，1日夜分4次鼻饲，徐徐灌服。服1剂病情无恶化，继服2剂，并配服安宫牛黄丸，每次1粒，以观后效。

翌晨先生回县，3日后医院电告，患者病情好转，先生又同阎亚莉医师前往，见患者神识清醒，既能说话，亦能进食，二便通畅，高热已退，血斑渐敛，舌上黑苔已退。先生谓：舌苔干燥色黑如煤，手指摸之无津者，尚属首次，嘱其递减，继服本方2剂。若余热未尽，改用竹叶石膏汤生津养

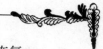

阴，益气和胃。并以大、小米粥饮食调理，以冀恢复。

7. 类中风迫厥证（蛛网膜下腔出血）

李某，女，54岁，家庭妇女，山西省人。于1978年经西安市红会医院诊为蛛网膜下腔出血，住院治疗数日无效，急邀先生会诊，协助治疗。

症见高热神昏，不醒人事，不能言语，肢体瘫痪，用压舌板开口察舌，舌质红绛，苔干黑，脉洪滑数。先生依据其脉证，诊为中医类中风病之迫厥证。其机理多由忿怒抑郁，情志过激，加之过度疲劳，迫使气血上行，脉络破裂，血瘀于脑，致伤元神，故见神识不清，语言失灵。因脑为元神之府，心为神气之舍，心主血脉，血失神守则气血逆乱，不能顺其生理正常运行，故现厥证。且血生于脾，藏于肝，主于心，布于肺，施化于肾，全身血液循环皆赖心脑之神气主宰。一旦经脉神气失养，则肢体瘫痪，故知觉运动障碍，不能自主。本病出现之厥证，有寒与热之辨、闭与脱之别，患者舌苔干黑，为大量耗伤肝肾阴液之证。脉象洪滑而数，高热不退，乃血瘀化毒，三焦相火亢极，血毒进展之势，为血瘀于脑，热厥危证之闭证。治宜清热解毒，凉血散血，泄火救阴，安神息风。本病名为类中风，乃类似中风病之证，实为肝气抑郁过极化火，导致脏腑功能失调，肝风内动，心火上炎，风火相煽而成病，故曰类中风，古有"治风先治血，血行风自灭"之说。据本病机理，先生用清瘟败毒饮方：

犀角10.5克　生地35克　赤芍17.5克　丹皮17.5克　生石膏70克　知母28克　黄连10.5克　黄芩10.5克　焦栀14克　甘草17.5克　连翘17.5克　桔梗10.5克　玄参17.5克　竹叶10.5克

每日1剂，加水煎2次，共量800毫升，每服200毫

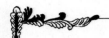

升，每6小时1次，鼻饲或灌服。配服安宫牛黄丸，每次1粒，每日1～2次。服药后若病情无大恶化，继服2剂，严密观察。

2日后，患者家属转告先生，病情好转，神识清醒，高热消退，亦能张口、伸舌、答语，约先生再去会诊。察患者二便亦通，舌苔有津，黑色略减，脉象洪数较前略和，右下肢稍能屈伸，且有知觉，此乃好转之象，先生嘱继服上方3剂。

3日后又约先生再诊，患者病情日见好转，能进饮食，二便通利。先生嘱服竹叶石膏汤以清余热，日进淡味饮食，以大米粥调理。月余后患者家属告先生，病人且出院回家疗养，已下床扶杖行走，以期恢复。

8. 烧伤血瘀中毒高热耗阴证（烧伤并发败血症）

李某，男，46岁，干部。于1978年因烧伤继发感染，住陕西省中医研究所外科病房，经治数日，高热不退，该科李景霞医师邀先生会诊，协助治疗。

患者卧床，高热不退，呻吟不已，烦躁不安，皮肤烧伤有手掌大数处，伤处涂抹药膏（不详），唇干口渴，舌苔黄燥，质红绛，脉洪滑弦数，小便少，大便3日未解。先生分析其病情，认为高热数日不退，乃皮肤灼伤，热毒内攻，侵入营血，热盛伤阴之故，法当内外皆治。内服清热解毒、凉血散血、泄火救阴之清瘟败毒饮加生大黄1剂：

犀角10.5克　生地35克　赤芍17.5克　丹皮17.5克生石膏70克　知母28克　黄连10.5克　黄芩10.5克　焦栀14克　连翘17.5克　玄参35克　桔梗10.5克　竹叶10.5克　甘草17.5克　生大黄10.5克

加水煎3次，共量800毫升，每服200毫升，6小时1

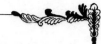

次，以观后效。外用先生自制之黄瓜液涂烧伤部位，以愈为度（现无此药，可暂用生肌玉红膏外涂，以愈为度，注意预防感染）。

2 日后，李景霞医师告先生，病人服药 1 剂，高热即退，并赞说："看来还是老人家有经验。高热我们几天都退不下，米老一剂药热就退了。中药还是好。"

9. 瘟毒发斑呕血延误病机死亡例（流行性出血热吐血延误病机抢救无效例）

王某，男，34 岁，干部。1969 年秋患流行性出血热病，因病情急剧，发现已晚，未及时送往医院，夜半该院来人请先生及西安市传染病院医师张某急往会诊抢救。

症见患者颜面浮肿，全身弥漫性血斑。据该院医生谓患者发病急剧，高热数日不退，身痛尿少，全身出现弥漫性血斑，诊断为流行性出血热。本应即时住院，但怕出危险，又怕传染别人，拖延不及住院，经中西医治疗无效，出现危证。先生至床前欲诊脉，不料患者骤然喷吐鲜血于先生身上，张医师急测血压，血压已测不出，经用西药静脉滴注，中药用清瘟败毒饮未及服用病人即死亡。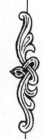

先生甚感痛心，反复考虑此病为何与 1963 年以前在西安医学院第二附属医院急诊室抢救而死亡之流行性出血热一样。认为凡病发展至此严重阶段，皆因未能早发现、早治疗，或因误诊、抢救不及时、长途搬运之故。

有鉴于此，先生对该病发热期用银翘散加参芍葛麻预防低血压期的出现，用当归四逆汤预防厥证的出现等，都是三早思想的体现。这一病例不及用药而亡，先生非常痛心！流行性出血热不是一个简单的疾患，不宜轻视，必须严格贯彻三早一防，才能降低其发病率，减少死亡。否则，在医疗上

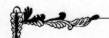

仍是打被动仗。若不从预防研究着手，疫情扩延，后果不堪设想，依据先生多年防治本病所见，本病死亡者多系中青年人，临证务必慎审。

本例患者系清瘟败毒饮证，若能早用，患者生命或可挽救。先生告诫学生说：清瘟败毒饮虽是背水一战之方剂，若辨证明确，用之得当，不失时机，即可转危为安；否则，可使病情恶化而致死亡。故医生临证必须谨慎。若能悉知病情恶化之程度，及采用治疗与预防变化同治之法，乃医生高明之处也。

二、临床体会

米伯让先生运用余师愚清瘟败毒饮治疗各种不同病因所致急危重证，经实践证明，该方用之得当，效如桴鼓，确有提高存活率、降低死亡率的奇效。学生通过学习，试将先生用清瘟败毒饮方的经验初探如下：

（一）深究一方治多病之机理辨证论治

方是理、法、方、药中的一个环节，必须在辨证立法的基础上才能正确使用，一般来说，"有法则有方，有方则有法"，"方从法立，以法统方"。在临床辨证论治过程中，方是从属于治法的，审证立法是运用古方或创造新方的依据，一方何以能治多病，关键在于掌握好异病同治的法则。

所谓异病同治，就是指不同的疾病，若促使发病的病机相同，可用同一种方法治疗。如前人对脾虚泄泻、脱肛、子宫下垂等不同的疾病，通过辨证，如果俱属中气下陷的就都可用补中益气的方法治疗。

先生诊治的九种不同疾病，主症表现相同，发病机理相

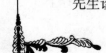

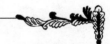

同，皆为热毒侵入营血化燥，三焦相火亢极所致，同用清热解毒、凉血救阴之清瘟败毒饮方治疗而愈。说明了一方治多病，关键在辨证。如余氏创制之清瘟败毒饮，为专治瘟疫火斥三焦而设，经后世医家临床验证疗效确切。但由于受当时历史条件的限制，古人无法对温疫的含义、清瘟败毒饮方的药理作用进行微观的分析，仅是一些宏观的认识。如巢氏《诸病源候论·疫疠病候》中云："其病与时气、温热等病相类，皆由一岁之内，节气不和，寒暑乖候，或有暴风疾雨，雾露不散，则民多疾疫，病无长少，率皆相似。"吴又可在《温疫论》中又指出："杂者，方土之气也，盖其气从地而起，有是气必有是病。"又云："气者物之变也，物者气之化也"，说明了气是物质反映的现象，认为本病是由杂气流行所致。我国第一部临证专著《伤寒杂病论》云："是以一岁之中长幼之病，多相似者，此则时行之气也。……更遇温气，变为温疫。"说明温气或称疫气、杂气。但此病源学说，对每一具体的热性病来说，则失之过于笼统。清瘟败毒饮方的创制者，余师愚氏辨证遣药的特色，是"非石膏不足以治热疫"。今从先生的病案中，就明显地揭示了中医所讲之瘟疫，属于现代医学热病范畴，包括各种急性传染病和其他疾病。如文中所载西医之病名：流行性出血热、流行性乙型脑炎、急性黄色肝萎缩并发胆囊炎、斑疹伤寒、流行性出血热并发脑水肿、蛛网膜下腔出血、烧伤继发败血症等病，其致病因素各不同，但先生用清瘟败毒饮皆获效。究其原因，一是先生临证紧握患者共同出现高热、神昏谵语、斑疹、唇燥、舌绛苔黄或干黑如煤，脉沉细而实或大而数的主要症状；二是先生深究这些病症的共同病因和机理是疫毒侵入营血化燥，三焦相火亢极，气血两燔之病机；三是先生审证求因，确立

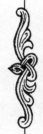

上述各病应设清热解毒、凉血散血之同一治疗方法；四是充分认识急危重证发展的共同规律，发挥中医"异病同治"的特长，和"急则治其标，缓则治其本"的法则。因此，先生用清瘟败毒饮治疗西医不同病因而致病名不同的疾病，多获良效。

（二）紧握方剂量味和随症应变加减之规律

方剂是治疗的主要手段，一般是按君、臣、佐、使的配伍组成的。其临床运用是指方剂的功效、主治、随症加减、煎服方法以及古方新用、使用注意事项等内容。临证应灵活化裁，随症应变，加减运用，这是常规的处理方法。归纳先生用清瘟败毒饮方之经验，除把握主证用方外尚可再分以下6个方面略述。

1. 强调用量

先生认为，余氏之方，组成合理，量味严谨，毋须添足，若要加减，定要有度，因本方皆用于抢救急危重病患者，一旦加减不当，其后果不堪设想。一方之功效，用量是关键，根据先生多年临证之经验，方剂用量皆取余氏原方的中剂量，先生认为，中剂即可药到病除。因余氏方中之药，多为清热泻火、清热凉血、清热燥湿、清热解毒之类，性味皆苦寒，若用大剂量，一旦病机掌握不当，即可造成过寒而损伤人体之阳气，导致病情极度恶化，甚至无法救治。纵观先生病案 9 则方剂之用量，生石膏皆为 70 克，犀角皆用10.5克（与余氏中剂量相同），生地皆为 35 克（与余氏大剂量相同），不同之处是玄参35 克，赤芍 17.5 克，甘草 17.5 克。并告诫学生，若低于以上用量，临证则难以取效。究其原因，学生认为，凡用本方所治之病，其标为

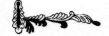

火热之证，其本为阴亏之证，先生用大元参量，与生地配合可达增水行舟、凉血救阴之目的；用大赤芍与甘草量可酸甘化阴，以代西洋参凉补之作用。以上数药即"壮水之主，以制阳光"之意。如案中例5李某，观其脉证，当为清瘟败毒饮证，但医者已用该方而无效。先生分析其无效之原因，发现方中生石膏用量仅为9克，无济于事，嘱将生石膏加至70克，服1剂即效，2剂即诸证大减。此乃先生临证用药加量不加味经验体现，符合余氏"非石膏不足以治热疫"之论点。

2. 加减有度

先生尊古而不泥古，多年运用古方，一般不轻易加味，若需加味，亦不过二味。常道前人之方是从无数患者生命中总结而组成的，若要予以肯定或否定，务必通过自己的再实践，临症加味或减味，均应慎重考虑，切勿因加味不当而影响治疗效果。如上述的病案中，凡症现小便不利者加木通一味。中医学认为：木通苦寒，入心与小肠、膀胱经，有清热利尿之功效。《药性论》云：木通主治五淋，利小便，开关格。现代实验证明，木通含有木通甲素、鞣质、钾盐、脂肪油和钙质等成分，对革兰氏阳性菌、痢疾杆菌、伤寒杆菌以及多种皮肤真菌均有抑制作用。木通甲素还有抑制肿瘤细胞生长的作用。动物实验对心脏有兴奋作用，其作用与洋地黄相类似，揭示了中药木通的利尿机理。大便不通加大黄一味。中医学认为：大黄苦寒，入脾、胃、小肠、肝、心包经，有攻积导滞、泻火凉血、活血祛瘀之功效。现代实验证明，大黄含有大黄素、大黄酸、芦荟大黄素、大黄酚、葡萄糖、蒽醌甙等诸成分，对多种致病球菌、杆菌、真菌均有抑制作用，其中大黄酸、大黄素、芦荟大黄素的抗菌作用较

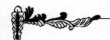

强。药中所含的蒽醌甙是致泻主要成分，服后能刺激结肠，使其蠕动增加而致泻。此外，还有利胆、止血、解痉、降血压和胆固醇等作用，揭示了中药大黄泻下的机理。全身发黄加茵陈一味。茵陈苦寒，入脾、胃、肝、胆经，有清热利湿、利胆退黄之功效。《医学衷中参西录》云：茵陈善清肝胆之热，兼理肝胆之郁，热清郁开，胆汁入小肠之路毫无阻隔也。现代实验证明茵陈煎剂对人型结核杆菌有完全抑制作用。其中利胆作用显著，在增加胆汁分泌的同时，也增加胆汁中固体物、胆酸和胆红素的排出量。揭示了中药茵陈退黄的机理。运用上述药物均获良效，反映了先生通过一方加减变化对待复杂病变的应变能力和疗效，足以说明先生临证用方加味不加量的严谨性。

3. 注重煎服法

先生认为，方药的煎服方法正确与否，是直接影响临床疗效的主要因素之一。依据先生的实践经验，本方每剂加水不得少于800毫升，并必先煎犀角、生石膏20分钟，再入诸药慢火煎煮40分钟，过滤出300毫升，连煎3次，除去沉淀药渣，共量为800毫升，每6小时取200毫升，1日夜分4次服完，以维持药物有效成分在人体血液内的浓度而达抗病之作用。只有这样，才能取得显著疗效。否则，不说明煎服方法，别人重复实践则难以取效。如张仲景《伤寒论》桂枝汤的方后语，就是一个很好的规范。它是中医逐步向标准化、规范化、科学化发展的研究课题。先生临证对每一患者均详嘱其煎服方法，不仅体现先生对患者认真负责，而且反映了先生对煎服法不掉以轻心，以求最佳疗效。只有深刻理解方药、功效，才能讲究其煎服法。

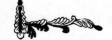

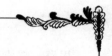

4. 活用递减法

灵活使用递减法，是先生多年运用清瘟败毒饮方总结的经验之一，常道古方只有通过会用、活用，才能在临证遣方用药时有所创新，提高疗效。先生使用递减法，就是对凡服用清瘟败毒饮之后，症现热退神清者，方中即可减去犀角一味（一是中病即止，二是由于犀角短缺，三是减少患者的经济负担），继服2剂后，再减去黄连等苦寒败胃之药，以达祛邪而不伤胃之目的，此即中病即止，"无不过，无太及"之义。

5. 注意补后天

注意补后天是先生治疗急危重证后期恢复而采用的有力措施，亦是扶正祛邪的一种辅助疗法。因脾为后天之本，胃为水谷之海，脾胃乃气血生化之源，脾胃虚弱则化源不足，机体无力抗邪外出；又急危重症患者后期皆出现严重的津液亏损，元气大衰，此若调理不当，易致死灰复燃，其后果不堪设想。正如吴又可所云："时疫愈后，调理之剂投之不当，莫如静养节饮食为第一"。若邪去正虚，余症不除，不得已乃药之。综观先生所治病例，善后治疗气阴两虚，余热未尽，予益气养阴之竹叶石膏汤、生脉散、麦味地黄汤；脾胃虚弱，予健脾养胃之六君子汤及大、小米粥之类调理，均获痊愈。反映了先生临证始终贯穿"存津液，保胃气"和"扶正祛邪"这一治疗中心思想。

6. 试图替代

使用清瘟败毒饮治疗危急重症，方中之犀角是主要药物，但由于该药价格昂贵和极为短缺，往往给医生抢救病人时带来许多困难。过去犀角未被列为禁用药品，米老以余师原方犀角用之。考虑今后犀角来源已绝，建议学生今后开阔

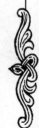

思路，探索以水牛角或其他药物替代犀角，以求不减此方之功效，学生当与同道共同探求这个问题。近年来医疗上常用价廉的水牛角以代犀角，其用量必须是犀角的 10 倍，因此促进了对于二药成分的研究。两种药都含胆固醇、丙氨酸、精氨酸等多种氨基酸、蛋白质成分。药理实验证明，水牛角对心血管系统、血液循环的作用，及解热凉血、抑菌等作用与犀角的作用基本相似。这就说明了先生用水牛角替代犀角用于急危重症的可行性，同时开阔了广大医务人员临证用药的思路，又减轻了患者的经济负担和购药难的现象。

（三）古方治今病，实践作验证

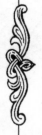

先生用古方治疗今病，就是用古人创制之方法治今西医所命名之病。根据上述病案表明，古方不仅能治今病，而且疗效显著。如先生清瘟败毒饮治疗的流行性出血热、流行性乙型脑炎、急性黄色肝萎缩并发胆囊炎、斑疹伤寒、败血症、蛛网膜下腔出血等病所表现的热毒侵入营血化燥，三焦相火亢极之证，皆是在用西药治疗无效的情况下诊治的。这些不同的疾病，不同的致病因素，先生皆以余氏清瘟败毒饮一方治愈。近年来对体外抑菌实验和药理研究结果表明，清瘟败毒饮方中的 14 味药物，对常见的痢疾杆菌、伤寒杆菌、副伤寒杆菌、大肠杆菌、霍乱杆菌、变形杆菌、绿脓杆菌、百日咳杆菌、结核杆菌、链球菌、肺炎双球菌、金黄色葡萄球菌、脑膜炎双球菌、皮肤真菌、流感病毒抑制作用较强，提示了抗菌及抗病毒作用是该方的主要特点。其次犀角、石膏退热，生地、玄参、知母以消除症状，进一步证明了清瘟败毒饮可以广泛治疗不同疾病在热毒侵入营血化燥，三焦相火亢极时的共同症状。验证了先生多年提倡的用现代科学手

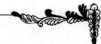

段研究探索古方，是我国医学发展的必由之路的设想。

（四）关于先生对案中某些病名的己见

先生案中之中医病名，是在借鉴前人经验的基础上，通过自己的临床实验，结合病因、病位、病性及其发展规律而命名的。有些病名与目前中医病名相同，有些不同。学生认为，不同正是先生之特色。此仅以先生提出流行性出血热的中医病名拟为"温毒发斑夹肾虚病"为例，略述先生对命名中医病名之思路。

流行性出血热这一病名，中医学文献中虽无记载，但通过先生所治病例的体会，以及参考古籍，认为它是属于中医学"温病时疫"范畴的"温毒发斑夹肾虚病"，其发病为新感引动伏邪。

关于类似本病临床症状和体征的记载，早在东汉张仲景《伤寒杂病论》中指出："温病有三，曰春温，曰秋温，曰冬温，此皆发于伏气"。论中"阴阳毒病证"的描述，如"阳毒之为病，面赤斑斑如锦纹，咽喉痛，唾脓血，五日可治，七日不可治；阴毒之为病，面目青，身痛如被杖，咽喉痛，五日可治，七日不可治。"颇与本病相似。隋·巢元方所著《诸病源候论》在"伤寒""热病""时气"诸候中理详其义。东晋·葛洪《肘后方》有温毒发斑之诊治，唐·王焘《外台秘要》亦有不少类似本病的描述和诊治记录，尤其自明、清以来，温病各家论著中阐述更为翔实，诊治经验亦极为丰富。

出血热，顾名思义，当属热病。其病候诊治之法，何以求之"伤寒""温病""时气""温疫"诸论著中？以本病为急性流行性传染病。中医学所谓之"伤寒""瘟病""热

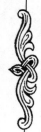

病""时气""温疫",为历代医家对诊治流行性传染病经验总结之著述。《素问·热论》指出:"夫热病者,皆伤寒之类也。""凡病伤寒而成温者,先夏至日者为病温,后夏至日者为病暑。"本段经文之古义说明伤寒与温病不是对立的,而是互有联系的。《诸病源候论·热病候》说:"热病者,伤寒之类也。冬伤于寒,至春变为温病,夏变为暑病,暑病者,热重于温也。"清·沈金鳌《杂病源流犀烛》:"温热俱作暑者,以热病当暑而发,故即言暑,非中暑、伤暑之暑病,其实夏热也。"又说:"夫温与热偶感天地之气而病者轻,因不藏精者其病重,此为自伤。若再感风土之异气,此三气相合而成温疫也。温热利害,只在一人。温疫移害,祸延邻里。"《诸病源候论·时气候》说:"夫时气病者,此皆因岁时不和,温凉失节,人感乖戾之气而生病者,多相染易,故予服药及为方法以防之。"由此可见,古代医家所谓"伤寒""温病""热病""时气",乃属温病范畴的疾患。其命名依据为致病因子结合季时,而非单纯以致病因子为依据。如欲进一步探讨上述诸病之致病因子,当于风土之"异气"、岁时之"戾气"、方土之"杂气"、流行之"疫气"、"山岚瘴气"、"毒气"诸气中求之。

追溯温病记载,源始于《内经》《难经》《伤寒杂病论》广义伤寒中之一类,为流行性传染性疾患中一大证候概括。其早期病候,除有一般外感证候外,以恶寒轻,迅即化热,口渴,脉浮滑数有力为其特征。凡外感病呈现此特征者,则以温病治法治之。另一类则为狭义伤寒,则按狭义伤寒治法治之。

温病之"温"字,含义有二:①温作暖热解,温病即相当于热病。推测温病流行,最早见于春季,以春气温和而见

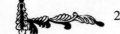

此证，遂取名曰春温。《索问·热论》所说："凡病伤寒而成温者，先夏至日者为病温，后夏至日者为病暑。"即是此意。由于历代对温病知识的不断积累和发展，进而发现温病不仅春季有，而且四季皆有流行，故除春温之病名外，又有暑温、秋温、冬温等病名。②含有"疫"、"疠"之意。《索问·六元正纪大论》说："司天之气，气温草荣，温疠大作，远近咸苦。""疫气""疠气"，也称"温气"。《伤寒杂病论·伤寒例》中说："更遇温气，变为温疫。"此即明·吴又可著《温疫论》之张本。吴又可说："温者热之始，热者温之终，温热首尾一体，故又为热病，即瘟病也。又名疫者，以其延门阖户，又如徭役之役，众人均等之谓也。今省文作'殳'加病为疫。又为时气者，因其感时行'戾气'所发也。"由此可见，古人所说"温""瘟"实为一病。温者病之征象，疫者言其流行，其致病因子实为时行"戾气"。急性传染病在我国宋代以前，由于伤寒学说的盛行，皆以伤寒之名概括之；明、清以来，随着温病学说的发展，又皆以温病之名概括之。实皆为急性传染病之总称，已非狭义伤寒与狭义温病之古意。所谓寒疫者，亦是依其症状之表现与当时气候寒冷反常结合成病之认识。我认为古代医学家虽不能窥其致病因子之形态，但根据中医学理论体系、整体观念、辨证论治，制胜机体反映的六淫偏胜之气，能获得清除致病因子毒害之疗效，实为中医学独特之处，诚为可贵！

关于毒气的概念，2000多年前，中医学就曾提出。如《索问·刺法论》说："五疫之至，皆相染易，无问大小，病状相似。不施救疗，如何可得不相移易者？不相染者，正气存内，邪不可干，避其毒气。"所谓毒者，物之能害人者皆曰毒，如毒药、毒物之类皆是。又所谓毒气者，凡物性暴

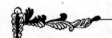

烈杀疠之气致病伤人为最者曰毒气，如中医病因学说中所谓"寒毒""湿毒""热毒""风毒""燥毒""火毒""时毒""疫毒"等皆是。蕴于山溪水源者曰"水毒"或"溪毒"，蕴于风土中之微小植物含毒伤人致病最疠者曰"苛毒"。上面列举各种毒气可能均系生物性致病因子。关于毒气之认识，惜古代医家无显微镜以窥各种毒气之形态，并揭示其致病之本质，故依据疾病临床症状之凶险、流行之暴烈，推测其必有含毒之异物。所谓"温毒"是温热时毒的总称。清·吴鞠通在《温病条辨》中说："温毒者，诸温夹毒，秽浊太甚也。"凡因感受温毒之邪，除具有一般外感见证外，并出现局部红、肿、热、痛，或发斑疹，或溃烂等症的，皆可称为温毒。观察出血热即具有上述特征，如体征的"三红"（颜面潮红、球结膜充血发红、颈胸潮红）与球结膜的水肿，自觉症状的"三痛"（头痛、全身痛、腰痛）与恶寒发热。病在卫分或气分，旋即兼见营分证候，如斑疹隐隐；营血证候则见出血斑、衄血、吐血、尿血、痉厥等。本病病程中，触目的特征之一是肾脏损害。清·戴麟郊在《广温疫论·夹肾虚》中详列证治，颇多阐发。本病流行虽然四季皆有散在发生，而各地流行高峰与季时变化、气候反常关系至密。综上所述，故先生认为本病是属于中医学"温病时疫"范畴的"温毒发斑夹肾虚病"。

　　以上是先生提出流行性出血热的中医病名拟为温毒发斑夹肾虚病的认识依据，对中医病名如何统一有其重要的参考价值。学生认为，中医病名不统一，已是千百年来的遗留问题，要解决这一问题，必须理清思路，确定原则。

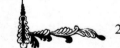

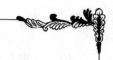

（五）试探异病同治的研究思路

总结先生运用余师愚氏清瘟败毒饮方的经验，可归为"异"与"同"二字。所谓"异"，即是经现代医学检查诊断的各种不同病名的疾病，如案中列举的流行性出血热、流行性乙型脑炎、败血症、斑疹伤寒等病。所谓"同"，即是不同疾病在发展传变过程中出现共同的症状，如高热、神昏、谵语、斑疹、唇燥、舌绛、苔黄甚或干黑如煤等。在这些相同或相类似的症状里反映的共同病理机制，即热毒侵入营血化燥，三焦相火亢极，气血两燔。再用同一方剂——清瘟败毒饮，针对以上病证病机进行治疗，而达清热解毒、凉血救阴之功效。

通过先生用清瘟败毒饮方治疗多种疾病的经验，给学生提出了如何探索"异病同治""同病异治"之规律及其免疫机理这一课题。先生认为，若要开展此项研究，必须以中医临证系统总结的经验材料为依据，再结合现代科学研究手段，仿造出各种病证的模型，进行分析研究，探索其有效规律及其免疫机理，再与临床验证相结合，寻找出理论方面与实践应用的"同"与"异"，确切有效地指导临床治疗实践，以体现中医学的独有特色。如先生多年来用中医药对钩端螺旋体病、流行性出血热、流行性乙型脑炎、克山病、大骨节病、传染性肝炎等病的防治研究，正是为探索中医"异病同治"，深入研究其规律性而努力。学生认为，若能坚持中医传统理论与现代科学手段相结合、单味与复方研究相结合的原则，从抗菌作用方面去研究先生临证效验之方，如防治流行性出血热发热期和预防出现休克期的银翘散加参、芍、葛、麻方，不同疾病出现的热毒侵入营血化燥、三焦相火亢

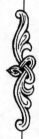

极、气血两燔证用的清瘟败毒饮方，亦可从一个侧面反映其特点。若能在剂型上改变，以静脉给药之途径，将对抢救危急重症患者起到巨大的作用，同时更有利于进一步探索"异病同治"的规律与特点。

先生清瘟败毒饮屡用屡验，一是首立治病救人之志；二是具有丰富的临证经验；三是坚信中医能治愈急危重症之信条；四是善于借鉴前人经验，勇于实践，不断探索古方今用之思路；五是严守"辨证求因，审因立法，分清主次，依法选方，加减有度"的治疗原则。

通过先生用清瘟败毒饮治疗 9 例不同的疾病，对我们研究病与证、证与病机的关系，研究辨证论治，颇有启发。同时为吾侪如何在临床运用前人之方提示了诸多借鉴之处，亦反映了先生"异病同治"思想之一斑。

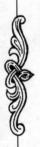

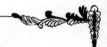

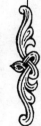

米伯让，原名锡礼，字和享，晚号石斋。祖籍陕西省泾阳县蒋路乡徐家岩村。1919 年 4 月 5 日（民国八年农历二月二十二日）生于甘肃省张掖县。其父秉贞公业商。

1925 年（6 岁）：

在张掖陕西会馆私塾读书。

1928 年（9 岁）：

考入张掖高等小学校。因甘肃地震及回汉军阀混战而停课。嗣后，局势平静又复课。

1930 年（11 岁）：

母丧。回汉军阀混乱而辍学，随秉贞公避难于武威，在武威私塾读书两月，后又返张掖回校复课。不久，军阀重新开战，再次辍学。

1932 年（13 岁）：

在甘肃张掖医学宫读书 2 年。受业于曹学禹、李逢源、陈守忠等老师。

1934 年（15 岁）：

因对习商无兴趣，立志在家自学读书（自额书室"凌云书屋"）。目睹当时社会腐败，吸食鸦片成风，造成严重的社会问题，便加入理善劝戒烟酒会，为会员。

1936 年（17 岁）：

随父搬运亡母灵柩回陕西故里。母葬后，当年因求学投考未遂，欲有所为，独自出游上海、南京、安徽、河南等地，自谋生业，并以广见闻。后困于郑州，遂寄居于理善劝戒烟酒理事会作勤杂工。

1937 年（18 岁）：

父病，迁居三原县医病，因多方求医服药无效，他以厨刀砍断左手食指入药，赤背跪拜三昼夜，祈祷神灵保佑，均无效，父殁。遂发愤学医，立志济世，受业于三原李新甫先生，并随师应诊。

购买大量木材作棺材多口，广施苦穷无力安葬者，并出资聘请医生在三原善堂免费为穷苦人诊病，施舍药物。

1939 年（20 岁）：

因继母病，又迁居西安求医，同时仍自修中医，开始应诊。

遵秉贞公遗嘱，倡议修甘肃省定西县王公桥，捐款 2000 元（占修桥费用 2/5），并上书甘肃省政府，请求敦促当地县政府尽快完成修桥之事。甘肃省政府主席谷正伦寄亲笔题写"乐善好施"四个大字的褒奖状及信函。王公桥竣工后，定西县派地方绅士骆子政先生持县政府褒奖来西安致谢，并云已在桥头树碑刻石，以永志捐资修桥之事。

1940 年（21 岁）：

赴泾阳到清麓正谊书院，师事张果斋、赵玉玺诸先生，

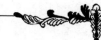

攻读经史。一日，果斋先生讲解《大学·礼运》："大道之行也，天下为公"及"泰伯让国"之事，他心有所悟，夜间辗转思考，翌日告假回故里，将祖田、祖业分送给穷苦人家，并更名伯让，以明心志。

1941 年（22 岁）：

在西安、泾阳一带行医。

在西安书肆见黄竹斋先生所著《伤寒杂病论集注》一书，思慕其人，经友人陈子怡先生（著名古学家）引荐，赴长安拜竹斋先生为师，致力于伤寒、针灸的研究。

1943 年（24 岁）：

参加陕西省卫生处组织的中医考试，获及格证书。后卫生处呈国民党考试院审核，该院发给合格证及国民党卫生部颁发的中医师证书（编者：据《西京日报》载，当时西安参考者 60 人，仅米氏与成友仁二人获此证书）。

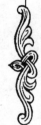

加入西安红十字会。为了抢救抗日的伤病员，向西安红十字会捐款 500 元。

向西安慈善团体捐款 500 元，以救济从沦陷区逃来的难民。

向泾阳县冶峪乡下河村首建完全小学捐款 200 元。

为向难民施舍小米，给西安理善劝戒烟酒会捐款 200 元。

1944 年（25 岁）：

为了致力于中医学的研究和不满腐败的社会现实，毅然变卖了西安家产，随黄竹斋先生去长安少陵原筑窑洞隐居。协助竹斋先生整理校印了《伤寒杂病论会通》《难经会通》《周易会通》《道德经会通》《孙真人传》《医学源流歌》等著作。

编写了《针灸经穴治疗歌诀汇编》《白喉证治辑要》《痢

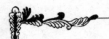

疾证治辑要》《湿温证治辑要》《鼠疫证治辑要》《本经药物研究类编》（此书未完稿）等书。

应聘为长安县第一中学校医兼生理卫生课教员。

1946年（27岁）：

同竹斋先生一起赴秦岭太白山等地，考察中药资源，采集标本，并访太白山孙思邈遗迹。

1947年（28岁）：

陕西中医界和社会各界公推黄竹斋先生同他筹办陕西中医专科学校（黄氏任校长，米任理事），自筹资金，自印教材。虽获社会各方人士支持，终因政府当局排斥中医，中途夭折。

1950年（31岁）：

应邀在泾阳县云阳镇行医，时值抗美援朝开始，国家号召医务人员以实际行动支援前线。他第一个报名响应，并带头将每月初一、十五两日诊费收入捐献抗美援朝，此举受到当地政府芦景侠区长在动员大会上的表扬。

1953年（34岁）：

中央卫生部经西北军政委员会卫生部委托黄竹斋先生审阅《中华药典》，竹斋先生嘱托米完成此项任务。二人共同认为这部书名为《中华药典》，但收入中药甚少，名实不符，并将他们的意见呈上。

1954年（35岁）：

与竹斋先生一起应聘在西北医学院工作，并创建了该校的中医科，任主治医师、讲师。这是我国中医首批被聘入西医院校承担教学和医疗工作。《陕西日报》头版登载了这条消息。

为供针灸教学，设计经络针灸人体大型模型一具，由西

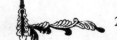

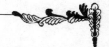

北医学院教材供应科阎文斗同志制造。

年底，组织上要为他提一级工资，得知后，他主动找领导说："论贡献应该给我的老师黄竹斋先生提一级工资，而我的贡献太小了。"他终于说服了领导。

1955 年（36 岁）：

患肝硬化病在家疗养，其间撰写了《古琴传习录》三卷（已佚），《气功疗养汇编》一卷。

1956 年（37 岁）：

组织上又要给他提一级工资，他再一次推辞让给工资低的同志。

1958 年（39 岁）：

在校党委领导下，首次举办西医脱产学习中医班，并任专职指导教师，负责教学工作，为培养我国第一代西医学习中医骨干师资力量作出了贡献。

荣获西北医学院先进工作者称号。

1959 年（40 岁）：

黄龙、黄陵等地克山病流行，他请求组织批准，深入疫区，运用中医药防治克山病，撰写《中医对克山病的认识和防治建议》一文，提出了克山病之病因是由于饮食劳倦，不服水土以及内伤脾胃，中气不足，进而累及心脏，结合疫区独特的外因所构成的一种地区性的慢性虚衰疾患，属于中医虚劳内伤病范畴。创造性地用大炷艾灸疗法和姜黄汤、硫黄散、正阳散治疗急型克山病合并休克，其疗效肯定，为本病抢救工作提供了一个重要的辅助疗法。（后又在多年实践的基础上总结经验，撰成《中医对克山病的认识和防治》一文，曾在全国第一次克山病会议上宣读交流。）

应邀赴耀县、永寿、延安等地，向当地医务工作者作有

关克山病专题报告。

为供中医诊断学教学之需，设计研究中医舌诊模型一套，由西北医学院教材供应科阎文斗同志制造。

任西北医学院附属医院中医教研室主任。

荣获西北医学院先进工作者称号。

在西北医学院附属医院内科设病床20张，与现西安医科大学二附院内科教授王世臣、丁汉伦合作观察泌尿、消化系统疾病，疗效显著。通过分析研究，撰写《中医对肾炎辨证论治的简介》等论文。

应邀为陈毅副总理诊病，由西北医学院李广涛书记陪同。在场陪同的某副厅长指示米所开的处方中必须加人参一味，他依据病情，坚决反对，决不屈从，尽到一个医生应尽的职责。陈副总理病愈后，设便宴招待，有姬鹏飞、廖承志副外长、陕西省李启明省长作陪。席间，陈毅赞扬了中国医药神妙，鼓励继承发扬，为世界人民造福，并嘱给他再多开几副中药，以便带到国外去服。还交谈了中西医结合等问题。

1960年（41岁）：

被推选为全国教育和文化、卫生、体育、新闻等方面社会主义先进工作者代表。应周恩来总理之邀在人民大会堂参加宴会。

荣获西安医学院先进工作者称号。

出席省文教群英会，陕西省人民委员会授予文教卫生先进工作者称号。

陕西省人民委员会授予红旗手称号。

为培养西安医学院中医教研组师资骨干力量，制定了学习中医六年计划书。

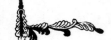

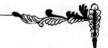

1961 年（42 岁）：

再次应邀为陈毅副总理诊病，由陕西省委书记张德生、卫生厅厅长李经纶、西安医学院书记王维琪陪同，蔡兰卿医师随诊。

组织上要晋升他为副教授，并送来晋升表让他填写，对此他以才学浅、贡献小为由，婉言谢绝（现陕西省卫生厅雷自申副厅长当时办理此事）。

亲往临潼县南陈村调查秦越人扁鹊墓遗址。后向省委书记赵守一、卫生厅李经纶厅长汇报，建议维修该墓，以供后人纪念瞻仰这位伟大的医学家。

1962 年（43 岁）：

带领西安医学院三期西医脱产学习中医班学员赴江苏、浙江两省参观学习，并在南京应邀会诊。

任西安医学院学术委员会委员。

为《辞海》一书有关中医条目部分审稿。

1963 年（44 岁）：

为了给中医治疗急性传染病闯出一条路子，当闻知汉中地区钩体病疫情严重时，他坚决请求组织批准，带领医学院医疗队深入疫区，克服重重人为的阻力，运用中医中药防治，疗效显著。首次提出钩端螺旋体病分为伏暑、湿温、温燥、温黄、温毒、暑痉六种证型，并认为本病具有热淫所胜，伤津耗阴之特点。在治疗中他始终把握"存津液、保胃气"和扶正祛邪这一中心环节，使高烧多日的患者不需输液，而临床无脱水现象。他综合运用六经、三焦、卫气营血诸辨证纲领，提出了一整套完整有效的辨证论治规律，卓有成效地指导着临床实践，打破了世俗认为中医不能治疗急性传染病的偏见。这件事在全国反响很大，受到卫生部领导的

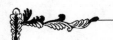

重视和表彰，《光明日报》《健康报》《人民日报》等报社记者纷纷采访，并予以报道。同时，他还为汉中地区制定了《中医防治钩体病方案》。还应汉中地区邀请，举办中医防治钩体病的学习班，为当地培养防治人员。后经 6 年反复实践，系统地进行总结，撰写出《中医对钩端螺旋体病的认识和防治》一文。其后在中华全国中医学会成立大会上交流与宣读。1986 年由人民卫生出版社汇编出版。

参加在北京召开的全国医院工作会议。在会上他提出了"加强和改进对中医工作的十三条建议"，引起了强烈的反响。

应南京市委之邀请，去南京为该市领导诊病月余。

荣获西安医学院社会主义建设先进工作者称号。

中共陕西省委员会、陕西省人民委员会授予先进工作者称号。

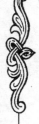

请求参加了社会主义公学读书会的学习，认真通读了《毛泽东选集》三卷。

1964 年（45 岁）：

陕西周至县终南地区流行性出血热疫情严重，他请求组织批准，带领医疗队深入疫区，运用中医中药进行防治，取得了显著疗效。

应邀在周至、兴平、武功等县作关于流行性出血热的专题报告。

被聘任为国家科委中医中药组成员。据有关资料记载，聘书由聂荣臻元帅签署，北方十余省市，仅北京、天津、辽宁、陕西四省有专家被聘，陕西仅米氏一人被聘为该组组员。

应邀在北京科学会堂作《中医对钩端螺旋体病的防治》

学术报告，同时又受中国农业科学院的邀请，再一次作有关该病的报告。与会代表称赞中医治疗钩体病是受群众欢迎的普、简、验、廉的好方法。

卫生部郭子化副部长、中医司林司长来西安召开中医工作座谈会，他在会上深刻的发言，受到领导和与会代表的称赞。

亲往南阳再拜谒医圣张仲景祠墓，进行实地考察，拍摄庙祠正门、张仲景墓、张仲景故里碑等照片8张，并与当地名老中医、卫生局领导同志就黄竹斋先生发现的张仲景《伤寒杂病论》第十二稿的经过进行了座谈，同时还为当地民办靳岗中医学校作了学术报告。

1965年（46岁）：

卫生部郭子化副部长再次来陕，与陕西省委书记赵守一、省文卫办主任魏明中、省卫生厅厅长李经纶一同召见米老，征询对陕西中医事业发展和建立西北五省中医科研基地的意见。

当选为中华医学会陕西分会常务理事。

撰写《中医对94例钩体病的防治》，发表于《中医杂志》1965年第8期，并将所得稿酬100余元全部捐献灾区。

1966年（47岁）：

被选为陕西省医学科学委员会委员。

年初调入陕西省中医研究所任所长。

赴陕北米脂县了解疫情和中医研究所医疗队的工作情况。

赴永寿地区组织医疗队防治克山病、大骨节病，撰写了《中医对大骨节病的认识和防治意见》《中医常见病治疗歌诀》。

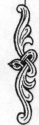

　　组织带领医疗队赴陕南勉县防治钩体病与流行性乙型脑炎，撰写了《中医对流行性乙型脑炎的防治》。

　　赴户县防治调查疰夏病，撰写了《中医对疰夏病的防治》。

　　赴岐山五二三厂防治调查传染性肝炎流行情况，后撰写了《中医对传染性肝炎、肝硬化的认识和防治》。

　　1967年（48岁）：

　　先后接待了瑞士医学代表团、法国医生马丁及夫人一行、老挝医学代表团、西德医学代表团、朝鲜医学代表团，与外宾就中医的应用和发展进行了广泛的学术交流。

　　提出在山楂酊中提取有效成分以代替洋地黄，用于防治克山病。提出将银翘散制成冲剂作临床疗效观察。

　　1968年（49岁）：

　　被扣上了"反动学术权威""黑所长"帽子。由于他刚刚到任，时间短，侧重业务而少于人事，故后又被安排作一般医生的工作。自此复职期间，进行了大量的门诊、病房、会诊、下乡、讲学、答复患者来信等一线工作，收到了许多患者的感谢信和表扬信。

　　1971年（52岁）：

　　被派去负责本所内科工作。其间一直坚持每周写工作总结材料，并在每周一晨会上宣读。

　　1973年（54岁）：

　　组织上要为他提升一级工资，他写报告，坚决请求转让给工资低的同志享受。

　　1974年（55岁）：

　　加入中国共产党。

　　应西安市卫生局邀请，任西安市西医离职学习中医班的指导教师，并作了有关的学术讲座。他在讲授"病机十九

条"时，推崇刘完素补入的"诸涩枯涸，干劲皴竭，皆属于燥"一条，指出刘氏开拓了《内经》病机学说之范畴。他强调不应再沿习十九条之旧说，应改称为"病机二十条"。

1970 年、1973 年、1974 年先后荣获本单位先进工作者称号。

1975 年（56 岁）：

先后接待了朝鲜针麻考察团、日本医学代表团来访，就中医、针灸方面的问题进行了交流。

数学家华罗庚来陕传授优选法期间，华罗庚请他诊病，两人共同探讨中医学的优选法。他提出中医的优选法是"辨证求因、审因立法、分清主次、依法定方"16 字，华非常赞同。

赴凤翔石落务大队防治末梢神经炎。

赴兴平地区防治流行性出血热。

1976 年（57 岁）：

被选为中国人民对外友好协会理事。

为陕西省军区举办的西学中班、第四军医大学举办的中医提高班作专题学术讲座。

1977 年（58 岁）：

被选举为全国医药卫生科学大会代表，应邀入主席台就坐。我省代表团仅米氏与侯宗濂教授二人应邀入主席台就坐。

被选为陕西省科学大会代表。

被选为陕西省医药卫生科学大会代表。

荣获陕西省中医研究所先进工作者称号。

针对国家计量改革，他向卫生部中医司及国家计量局呈书，认为 1 钱换算为 3 克，是不符合中药计量历史沿革的实

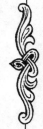

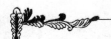
际情况。据他考证，1 钱应换算为 3.73125 克，为简便使用，一钱应换算为 3.5 克。国家计量局复函中医司，认为他的意见应该重视和研究。

1979 年（60 岁）：

当选为中华全国中医学会第一届常务理事。

当选为中华全国中医学会陕西分会副会长。

被聘为陕西省科委顾问组顾问。

恢复陕西省中医研究所所长职务。

被聘为陕西省医学科研基地建设协调委员会顾问。

被聘为《陕西新医药》杂志副总编辑。

受卫生部特邀，参加"中西医结合问题座谈会"，就中医政策、医疗、教学、科研、古籍文献整理及中西医结合等方面提出 13 条建议，作为大会发言，引起了强烈的反响。大会秘书处将其发言整理成专题《简报》（第 14 期）印行分发。

被评为陕西省卫生局先进个人标兵。

为中国科学院张稼夫诊病（由卫生厅李经纶厅长陪同）。张病愈后回山西，托中国科学院陕西分院崔哲同志表示感谢，并说病已痊愈。

1980 年（61 岁）：

再次被聘为国家科委中医专业组成员。

出席中国科协第二次全国代表大会，并当选为委员。

被聘为《中医辞典》顾问。

被聘为陕西省卫生局医药卫生科学技术顾问。

任《陕西中医》杂志副总编辑。

受卫生部特邀，参加"全国中医、中西医结合工作会议"，作了"关于中医政策问题的意见"的大会发言，大会

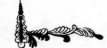

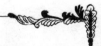

秘书处将发言稿作为专题《简报》（第 7 期）印行分发。

主持重印白云阁藏本、木刻板《伤寒杂病论》第十二稿及黄竹斋先生《医事丛刊》共 200 部，分发赠送给全国各地医学院图书馆、医疗及科研单位和一些国外学术团体。日本一些汉医专家对此书颇为珍视。

被聘为中国中西医结合研究会陕西分会顾问。

接待以矢数道明先生为首的日本东洋医学代表团，并进行了学术交流。

被陕西省出版事业管理局聘为"医学书籍评奖委员会"委员。

参加云南全国中医理论整理规划会议，其间，与 10 位老中医提倡发起成立"全国仲景学说研究会"。

应邀参加卫生部在泰安召开的中医古籍整理出版会议，被聘为出版委员会顾问。

为将陕西省中医研究所扩建为陕西省中医药研究院，同何愆同志（中研所党委书记）赴北京与卫生部领导共商事宜。（具体与季宗权副部长、吕炳奎等有关司长进行商谈，得到吕司长的大力支持协助，一起去找国家经委基建处王鸿处长商谈，王处长表示支持扩建，并说："只要批一个，首先就考虑陕西。"同时考虑到国家困难，暂以 500 万元指标陆续下达，此项工程为地方项目，指标以外款项由地方解决。）

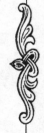

主持校刊重印黄竹斋先生所撰《伤寒杂病论会通》十六卷、《难经会通》、白云阁藏本《难经》及《三阴三阳提纲》《医圣张仲景传》《孙思邈传》。撰写了《〈伤寒杂病论〉分合隐现之简介》《浅谈中医治疗急性病之我见》《中医剂量沿革与中药剂改之我见》《浅谈二十八脉的主病与说明》《简介经

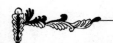

络学说的概念和认识》《〈素问〉病机十九条初探》《十二经气血多少之探讨》等论文。

省科委召集顾问组成员，讨论陕西省委《关于加强科学技术工作若干问题的决议》的文件。他指出："中西医药防病治病关键问题的研究"应列入决议中，及"提高科技人员待遇、科技干部管理、培训和科研基地建设"等问题的建议。

1981 年（62 岁）：

被聘为国家卫生部医学科学委员会委员。

被任命为陕西省中医药研究院临时领导小组组长和临时党委委员、院学术委员会主任委员等职务。

再次向省委呈请要求维修临潼县东周伟大医学科学家秦越人扁鹊墓及纪念馆的报告。

复中央卫生部中医局调查提纲书。

应日本藤田六郎、矢数道明先生邀请，为日本汉医界在金泽市给《皇汉医学》作者汤本求真先生立显彰碑而撰写纪念文章，并赋诗一首。见日本《汤本求真显彰集》。

被推选为陕西省科协第二届委员会常务委员。

为了推动仲景学说的研究工作，20 多年来，他将其师交给的《伤寒杂病论》第十二稿木刻版两箱、《医事丛刊》木刻板一箱辗转保存，但其在"文革"期间，不幸遗失三页书版，他自付 250 元，补刻齐全。他认为这三页木版是他负责完成其师嘱托过程中丢失的，理应由他付款补刻。遵其师遗嘱，同年十二月，将刻板完整无缺地送往南阳医圣祠珍藏，受到河南省市领导的热烈欢迎，隆重举行接版仪式，并赠他一面锦旗，以示表彰。中央新闻电影制片厂为此录制电影，进行公映。当地电台、《人民日报》等多家报刊对此进行广

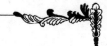

泛报道。

应邀参加张仲景研究会成立暨首届学术交流会。会上作了《关于〈伤寒论〉分合隐现》的学术报告。会议期间，曾手书黄竹斋先生《祝告医圣文》，并题辞"仁术教泽，功被万世"，均被刻之碑石，立于仲景祠内。同时被聘为南阳张仲景研究会名誉会长。

在陕西省长宁宫疗养治病，仍担任院内部分工作和大量社会活动及学术研究任务。在此期间，卫生部崔月犁部长来陕后到疗养院探望，并交谈了陕西中医药工作的发展问题。卫生部计财司刘美亭司长去长宁宫疗养院探望，并与他交谈中研院科研经费问题。陕西省委书记马文瑞去看望他，并交谈了陕西省中医药研究院的建院方向等一系列问题。期间为我省的法国友人里珊代女士诊治哮喘病，效果良好。

被聘为《中国医学百科全书》编委会委员。同时参加该编委会在武昌召开的第一次会议。

1982年（63岁）：

陕西省人民政府授予劳动模范称号。

被选为中国科协自然科学专门委员会委员。

参加在长春召开的第二届全国中医理论整理研究会，并被推选为该会委员。

应邀参加新疆中医学会、民族医学会、中西医结合学会年会，并受赠维吾尔族花帽一顶。同时受到乌鲁木齐中医医院、学校、医学院中医科的热烈欢迎，并应邀作了学术报告。

3月，被陕西省卫生局聘为陕西省卫生技术干部职称评定委员会委员。

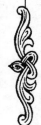

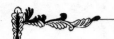

　　7 月，被陕西省卫生局聘为陕西省卫生技术干部职称评定委员会中医内、妇、儿专业考核组组长。

　　应邀赴日讲学，因日本文部省为其侵华罪行翻案，把"侵略"我国说成"进入"。他出于义愤，拒绝赴日讲学。

　　被省人民政府聘任为陕西省地方志编纂委员会委员。不久，省委陈元方书记来家交谈编纂《陕西省地方志》的有关问题。

　　被陕西省卫生局聘为《陕西中药志》编辑委员会主任委员，并提出对编纂《陕西中药志》的几点建议。

　　带病赴北京卫生部与季宗权副部长、吕炳奎司长商谈陕西省中医药研究院基建经费应带帽下达问题。

　　与省计委主任张斌、科教部部长赵长河在京西宾馆商谈陕西省中医药研究院基建经费问题，同时又去中央经委商谈，经委同意本年度给拨款 150 万元。

　　与何愆同志一起向省委章泽书记汇报在京商谈省中医药研究院基建经费情况，请求省委重视支持。当时章泽书记说："你（米伯让）去北京能将钱要回，这是很难得的。你这次去很有收获，关于地方项目的建设问题，我们可以研究。"

　　向院党委呈"辞职让贤，辞去院临时领导小组组长职务，以利工作"的报告。

　　向中华全国中医学会呈"辞去常务理事"的报告。

　　向中华全国中医学会陕西分会呈"辞去副会长"的报告。

　　被推选为中华医史学会陕西分会名誉主任委员。

　　1983 年（64 岁）：

　　应聘参加广西电子计算机中医诊疗程序鉴定会，并被选

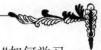

为领导小组副组长。又应广西中医学院聘请，作"如何学习中医"的报告。路经湖南，应湖南中医研究所邀请，作"学医为何？为何学医？"的报告。

应日本矢数道明先生之嘱托，为纪念大冢敬节先生逝世1周年写悼词和挽联。挽联云："念君昔未参与侵华活动是为善行我方敬挽；仰尊尚有志钻研汉医继承炎黄芳名可嘉。"

陕西省中医药研究院东大楼基建三层，缺乏经费。同院临时党委副书记王志义、何悠去见张斌副省长，请求补发经费，完成东大楼基建任务。省政府旋即拨款150万元。

应邀参加陕西省直卫生系统从医40年以上的医药卫生人员纪念会。

1984年（65岁）：

向省委呈"求维修眉县唐代伟大医学科学家王焘墓及纪念馆"报告。

被任命为陕西省中医药研究院名誉院长、院学术委员会名誉主任委员。

应省委、省政府、市委、市政府之邀，参加西安各界庆祝中华人民共和国成立35周年大会。

1985年（66岁）：

被聘为中国国际文化交流中心陕西分会理事。

被推选为中华全国中医学会第二届理事。

被推选为光明中医函授大学顾问。

被聘为张仲景国医大学名誉教授、顾问。

被聘为中华药王孙思邈研究社学术顾问委员会副主任委员。

被聘为西京中医药科技开发委员会顾问。

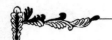

被聘为陕西省保健工作者协会筹备委员会顾问。

被聘为《陕西省名老中医经验荟萃》编委会主任委员。

被聘为陕西省政协医药组成员。

抱病参加陕西省振兴中医大会。

被聘为光明中医函授大学陕西分校顾问。

再次当选为中华全国中医学会陕西分会副会长。

1986年（67岁）：

呈陕西省委书记白纪年同志《关于开展如何振兴陕西中医，加强中医药研究院工作的建议书》（万余言）。

面对社会上医德出现滑坡的趋势，向铜川市政协捐款，建议在药王山为孙思邈立医德纪念碑，并建议召开孙思邈医德学术思想研讨会。

被聘为《陕西卫生志》编委会顾问。

任省科协第二届常务委员届满，省科协授予荣誉证书，表彰其所作的贡献。

省政协医药卫生组、西京医药开发研究会授予义诊荣誉证书。

应省对外友协之邀，在西安市副市长陪同下，与葡萄牙公爵交谈中医药问题。

同陕西省部分科技界人士在陕西宾馆受到彭真委员长的接见。

河南张仲景国医大学校长赵清理来陕，征询关于创办张仲景国医大学的意见。

抱病同省中医药研究院新领导班子成员（韩纪宗、张庚午副院长）去北京向卫生部汇报工作，同时与崔月犁部长、胡熙明副部长、吕炳奎司长核实原下达给陕西省中医药研究院基建经费数字。又应光明中医函大邀请，参加开学典

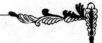

礼。又专访劳动人事部赵守一部长，赵部长对陕西省中医药研究院的工作作了建议，并表示将向卫生部呼吁，给予大力支持。

省中医药研究院经费困难，又同韩纪宗、赵建础院长见张斌副省长，商谈解决经费事宜，并请求增加中医药研究院科研经费。张副省长即拨款 60 万元暂度目前困难，增加科研经费之事待中研院编制确定后再予下拨。

1987 年（68 岁）：

应邀参加全国第二次张仲景学说研讨会，并被选为该届大会主任委员。

任卫生部科学委员会委员届满，卫生部授予荣誉证书，表彰在这期间所作的贡献。

考察西安市盲哑学校教育情况，事后向西安市委、市政府呈《请求解决西安市盲哑学校盲童教学组有关教育培养盲童成才的呼吁报告》。

崔月犁部长来陕，与他交谈了对陕西中医工作的意见。

撰写和整理有《华佗遗著考识》《对马王堆医书整理的几点建议》《用中医药防治钩体病的回顾》《就〈周易〉有关问题致罗德扬同志》《就〈史记·扁鹊仓公列传〉有关问题答武伯纶同志书》《黄竹斋先生传略》《黄竹斋先生佚文集》数十种。

1988 年（69 岁）：

应邀参加陕西省地方志编纂工作会议。

被聘为《陕西中医》编委会顾问。

应邀参加省科协为我省有贡献的老科学家举办首次集体祝寿活动，并颁发荣誉证书。

在米伯让研究员故乡泾阳县，由当地县委、县政府举办

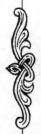

了"米伯让研究员学术思想研讨会"。来自陕西各地共50余
名代表共聚一堂，热烈讨论米伯让医学思想的内涵、渊源
及其发展过程和成就。会议将代表的论文汇编成《米伯让研
究员学术思想研究论文集》，同时陕西省中医药研究院编成
《米伯让医事文辑》一册。

被西安医科大学聘为《现代中医》杂志编委会编委。

被《中医研究》杂志编委会聘为首届编委。

被聘为孙思邈中医院顾问。

1989年（70岁）：

为了力匡时弊，宏扬唐代伟大医学家孙思邈的医德思
想，为耀县药王山撰文并手书"唐代伟大医药科学家孙思邈
医德纪念碑"。

孙思邈医德纪念碑落成典礼暨医德思想研讨于6月在
耀县召开，来自全国的与会代表共400人，米老任这次会议
的名誉主任委员。

为故乡泾阳县蒋路乡办学捐资100元，乡人民政府赠予
捐资纪念册一本。

与本省23位著名中医药专家向上级有关部门呈"尽快
组建陕西省中医药管理局的建议"（见《中国中医药报》）。

1990年（71岁）：

在铜川市召开"医德宗师孙思邈学说研讨会"成立大
会，被该会特邀为名誉会长兼学术顾问，与会全体代表敬赠
他"苍生大医"匾额一块。《陕西日报》《陕西卫生志》曾刊
登此消息。

参加陕西省召开纪念毛主席"救死扶伤，实行革命人道
主义精神"题辞49周年大会。

参加中华医学会陕西分会及中华全国中医学会陕西分会

召开的"鸦片战争150周年座谈会"，并在会上以自己亲身经历作了深刻的发言。

被聘为孙思邈国医自修大学教授。

被陕西省中医药管理局评为陕西省中医药科研有显著成绩的科技工作者。

赴北京参加全国继承名老中医经验拜师大会。被国家二部一局指定为带徒弟的名老中医。

1991年（72岁）：

安徽等省特大水灾，他闻知后立即直接向安徽省人大李广涛副主任汇款100元，请代转捐给省救灾办公室。又通过陕西省中医药研究院办公室向灾区再次捐款100元。

米老的家乡泾阳县蒋路乡人民政府派人送来"捐资兴学，留芳故里"的锦旗，以表彰他在47年前对家乡教育的贡献。

为临潼县扁鹊墓撰文并篆额"东周伟大医药科学家秦越人扁鹊医德纪念碑序"。

应邀赴成都参加国务院批准的国家级项目《中华大典·医学分典》论证会，并任副主任委员。

应邀出席"第四届全国针麻与针刺镇痛学术会"的开幕式。

被聘为中华全国中医学会陕西分会名誉会长。

应邀赴重庆参加著名中医学家吴棹仙先生诞辰100周年学术研讨会。

向东周伟大医学科学家临潼扁鹊纪念馆捐款200元。

荣获国务院津贴证书。

按照二部一局规定，为学术继承人传授临证经验。

1992年（73岁）：

参加故友著名戏剧作家范紫东先生诞辰114周年纪念

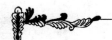

会。陕西省文化厅为范紫东先生墓树碑立石，碑文中有范先生与"宋伯鲁、于右任论书法，与著名中医学家黄竹斋、米伯让论医"等语。

参加首届扁鹊学术研讨会，并在开幕式上作了深刻发言。

为陕西中医提高班讲授"病机十九条研究"的专题学术报告。

陕西省科委授予"陕西科技精英"称号。

确定为享受国务院特殊津贴专家。将每月发给的 100 元津贴，从发给之日起到他去世，全部捐献给家乡泾阳县蒋路乡徐家岩小学。

1993 年（74 岁）：

被英国国际名人中心载入《世界名人录》。

用自己生活节俭存款购买《辞源》《辞海》各一套，送往泾阳县蒋路中学资料室，供学生使用。

著《四病证治辑要》。卫生部崔月犁部长为该书作序。

1994 年（75 岁）：

向灾区捐款 200 元。

闻知维修黄帝陵，捐款 200 元。

春节将临，将自己积蓄的生活费 1200 元送至西安市民政局，捐献给西安市儿童福利院。

省中医局确定他作为老师代表赴北京参加全国师带徒出师大会，因身体状况未能出席。

1995 年（76 岁）：

向咸阳市敬老院捐款 5000 元。

向榆林市盲哑学校捐款 1000 元。

《健康报》以"杏林老枝发新华"为题专载了他热心公

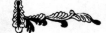

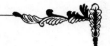

益事业的实际行动。

《西安晚报》以"圣心"为题传记了他为国为民的业绩。

《女友》杂志以"平民慈善家"为题记述了他半个世纪从未间断地为社会公益事业奉献的责任。

著《气功疗养汇编》。陕西省政协副主席李经纶为该书作序。

1996年（77岁）：

被聘任为陕西慈善协会理事。

整理自己多年的临证经验。

著《中医防治十病纪实》。卫生部中医司原司长吕炳奎为该书作序。

1997年（78岁）：

荣获陕西省政府卫生贡献奖。

1998年（79岁）：

闻知全国特大水灾，立即向西安市民政局捐款1000元。（见《陕西日报》）

撰写《近代关中名人史略》一书。

被聘任为陕西延安精神研究会理事。

1999年（80岁）：

陕西省中医药研究院召开米伯让研究员从医60周年学术研讨会。

陕西省中医药研究院向米伯让研究员颁发从医60周年荣誉证书。

2000年（81岁）：

2月8日在西安逝世。

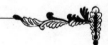

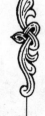

主编简介

　　米烈汉，男，49 岁。中医内科主任医师、教授，享受国务院特殊津贴专家，全国著名中医学家米伯让研究员学术继承人。现任陕西省中医药研究院附属医院副院长、陕西省政协委员、九三学社陕西省常务委员、中国中医药学会内科肺系病专业委员会委员、陕西省中医药学会内科学会副主任委员、陕西省药理学会临床药理专业委员会副主任委员、陕西省医学会医院管理学会常务委员、陕西体育科技专家委员会委员、陕西省人口学会常务理事、《中国传统医学与酒文化丛书》编委会副总编。在搞好学术继承和医、教、研、管理工作的同时，先后主编、参编医学专著 15 部，发表学术论文 50 篇，负责承担省级科研课题 6 项，获省、市、厅局级科技进步奖 7 项。1995 年被评为中

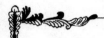

国百名杰出青年中医，1996年被确定为陕西省跨世纪人才，1998年获全国医药界精英奖，2000年获陕西省白求恩精神奖。名列《中国当代医药界名人录》《陕西人物年鉴》《中国青年》《辉煌的历程》等书刊。

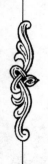